SCORPIO

ULRICH WARNKE

DIE GEHEIME MACHT DER PSYCHE

Quantenphilosophie:
Die Renaissance der Urmedizin

SCORPIO

Das vorliegende Buch erschien unter dem gleichen Titel erstmals 1998 in der Popular Academic Verlags-Gesellschaft, Saarbrücken.

FSC
www.fsc.org
MIX
Papier | Fördert gute Waldnutzung
FSC® C014889

Überarbeitete Neuausgabe 2022

Umschlaggestaltung: Guter Punkt, München
Umschlagmotiv: ©vdovichenkodenis/iStock/Getty Imgaes Plus
Illustrationen im Innenteil, soweit nicht anders angegeben: Ulrich Warnke
Satz: BuchHaus Robert Gigler, München
Gesetzt aus der Sabon
Druck und Bindung: Pustet, Regensburg
ISBN 978-3-95803-535-5

www.scorpio-verlag.de

Inhalt

Vorwort

zur überarbeiteten Neuausgabe

Wir schreiben das Jahr 2022. Der Scorpio-Verlag entschied, das vorliegende Buch erneut aufzulegen: 24 Jahre nach der Erstveröffentlichung.

Ist der Inhalt nicht längst vollkommen veraltet? Nein – ist er nicht. Ich brauchte nur wenig zu aktualisieren, denn alles, was Sie jetzt hier im Folgenden lesen, gilt nach wie vor, ohne jeden Abstrich. Die philosophischen und die physiologischen Aussagen im Buch sind weiterhin hochaktuell und bieten Hilfe für die eigene Lebensführung.

Ulrich Warnke
August 2022

Vorwort

zur unveränderten 4. Auflage

Dieses Buch ist der 4. Band von insgesamt fünf Bänden in der früheren Reihe »Der archaische Zivilisationsmensch«. Die Erstveröffentlichung war im Jahr 1998. Bis zum Jahr 2004 war das Buch mit insgesamt drei Auflagen auf dem Buchmarkt zu erwerben. Danach wurde der Verlag wegen Ruhestand der Verlegerin geschlossen und das Buch offiziell nicht mehr angeboten.

Aber die Nachfrage blieb in den folgenden zehn Jahren bis heute auf relativ hohem Level stabil. Deshalb wurde das Buch – genauso wie das Buch *Gehirn-Magie* – zu horrenden Preisen von privat an privat gehandelt, oftmals zu mehreren hundert Euro. Immer wieder erhielt ich Anfragen, ob ich nicht noch irgendwoher ein Exemplar auftreiben könne. Nun ist es so weit: Der Scorpio Verlag legt das Manuskript nach exakt zehn Jahren in Originalversion als Taschenbuch erneut auf; es ist somit die 4. unveränderte Auflage, die über den Buchhandel wieder zu vollkommen normalen Preisen zu kaufen ist. Nur die Rechtschreibung wurde an die heutigen Regeln angepasst. Ich bin erstaunt, wie aktuell der Inhalt der beiden Bücher (3. und 4. Band der Reihe) geblieben ist. Die inhaltliche Darstellung hat sich einerseits innerhalb der vergangenen 16 Jahre gefestigt. Andererseits ist der Fortschritt, der sich eigentlich aus dem Inhalt erzielen ließe, aus heutiger Sicht immer noch minimal geblieben. Die geforderte Psychohygiene ist auch heute noch nicht allgemein verbreitet. Die Statistiken der Krankheiten haben sich noch weiter ins schlechtere Feld verschoben. Das Burn-out-Syndrom, damals schon eines der Hauptthemen in meinem Buch, erlebte bis heute eine geradezu unheimliche Zunahme.

Erstmals habe ich damals die Mechanismen mit dem Fachgebiet der Quantenphilosophie erklärt; dies ist heute so aktuell wie damals vor 16 Jahren, als ich das Buch geschrieben habe. Meine beiden neueren Bücher *Quantenphilosophie und Spiritualität* und *Quantenphilosophie und Interwelt* greifen diese Grundlagen wieder auf und führen tiefer in die praktische Anwendung. Allerdings war die fünfte Urkraft, die in der Dunklen Materie steckt, im Jahr 1998 noch weitgehend unbekannt.

Meine Aussagen zu Geist und Bewusstsein im Mittelteil des Buches sind wie aus einem Skizzenblock entnommen. Das Manuskript wurde damals von mir bei großer Arbeitsbelastung als Dozent der Universität innerhalb von zwei Wochen zwischen den Vorbereitungen zu meinen Vorlesungen geschrieben – so, wie die Gedanken gerade zu dem Thema kamen. Zu ausgefeilten Formulierungen fehlte die Zeit. Wir haben das Original absichtlich so gelassen – diese vorwiegend intuitive Aufzeichnung vermischt mit Weisheiten aus Traditionen ergibt ein besonders authentisches Dokument.

Der zweite Teil des Buches ist auch heute noch vollkommen praxistauglich: Es geht um die Beseitigung von Funktionsstörungen und Angstzuständen, die wie eine Seuche immer mehr Menschen erfassen und die klassische Medizin völlig überfordern.

Das Buch war auch deshalb so gefragt, weil die Betroffenen darin eine wirksame Hilfe fanden. Diese Hilfestellung kann sich jetzt wohltuend bei noch mehr wissenden Menschen fortsetzen.

Ulrich Warnke
März 2014

Sukkhe bhavantu
Mögen Sie glücklich sein!

Teil I

Theorien

Hypothesen

Spekulationen

Alte Weisheiten

Ich bin, was ich wahrnehme
Sein ist, weil es sich weiß
»The it from the bit«

Anfangsprobleme: Wo beginnt die Psyche?

Die Gedanken, die in diesem Buch wiedergegeben sind, erscheinen mir aus drei Gründen wichtig:

1. **Die moderne Medizin ist zu weit entfernt von einer Menschlichkeit.** Die Medizin darf nicht in einen durch Interessen gesteuerten Automatismus absinken. Der Mensch kann nicht allein durch objektive wissenschaftliche Erkenntnisse geheilt werden, da der Mensch selbst nicht allein aufgrund objektiver wissenschaftlicher Kriterien, sondern mit vordergründig subjektiven Momenten funktioniert. Verbleiben wir stur in der rein wissenschaftlichen Behandlung des Menschen, dann bleibt ein wichtiger Kanal zur Heilung ungenutzt.
2. Unsere Gesellschaft geht offensichtlich mit der Sichtweise konform, dass der Mensch fast ausschließlich als Motor für das eigene und allgemeine Wirtschaftswachstum herhalten sollte. »Ein Jahr war dann gut, wenn eine Steigerungsrate des Wachstums zu verzeichnen war.« Diese Sichtweise ist für die zukünftige Ent-

wicklung des Menschen und für unseren Lebensraum unangemessen. **Unser Leben hat mehr zu bieten, als Pflichten abzuarbeiten.**

3. Die allgemein verbreitete Meinung, wir würden immer älter, stimmt nicht ganz. Bei dieser Aussage ist immer die *mittlere* oder *durchschnittliche* Lebenserwartung zugrunde gelegt. Also einbezogen sind auch die Neugeborenen und Kleinstkinder. Sterben in dieser Gruppe unserer Gesellschaft weniger – was in den letzten Jahrzehnten durch medizinische und hygienische Maßnahmen eindeutig der Fall war –, dann steigt die *mittlere* Lebenserwartung ganz rapide an. Das heißt aber nicht, dass das absolute Alter angestiegen ist. Hinzu kommt, dass das Alter heute eher mit bestimmten Krankheiten besetzt ist als früher.

   Es gibt Zahlen dazu von der Weltgesundheitsorganisation WHO: **Um 1890 war die Lebenserwartung eines Menschen in Deutschland, der erst einmal das 5. Lebensjahr erreicht hatte, um 4 Jahre höher als heutzutage.**

   Seit 1920 gibt es in Europa einen **Anstieg der Zivilisationskrankheiten** in folgendem Umfang:
   Herz-Kreislauf-Erkrankungen um das 14-fache,
   Degenerative Erkrankungen (u.a. rheumatischer Formenkreis) um das 17-fache,
   Krebs um das 20-fache (heute besser diagnostizierbar),
   Fettsucht um das 35-fache,
   Diabetes um das 56-fache,
   Multiple Sklerose um das 59-fache,
   Allergien um das 70-fache,
   Alzheimer um das 89-fache.

Laut Bericht des AOK Bundesverbandes haben in den letzten Jahren Krankheiten des Skeletts, der Muskeln, des Bindegewebes sowie die psychiatrischen Erkrankungen erheblich zugenommen.

Aus weiteren Quellen ist bekannt, dass außerdem folgende Krankheiten in den letzten Jahren Steigerungsraten verzeichnen:
Parkinson (in den letzten 35 Jahren mehr als 50 Prozent),
Leukämie (immer jüngere Menschen sind befallen),
Bronchialkrankheiten (in den letzten 10 Jahren mehr als 100 Prozent),
Aids,
Chronisches Erschöpfungssyndrom CFS,
EM-Hypersensibilitätssyndrom,
Hauterkrankungen (Sklerodermie),
Panic disorder (ängstlich gespannte starke Unruhe),
Salmonellose (bei gesunkener Infektionsrate der Lebensmittel).

Die großen Krankheiten nehmen weltweit zu, die Hälfte der Menschen in unserem Raum fühlen sich laut Umfrage nicht wohl oder fühlen sich sogar krank.

Dennoch: den meisten Menschen bei uns geht es materiell so gut wie nie zuvor, aber sie sind nicht wirklich glücklich. In unserem Lebenswandel läuft etwas falsch.

Viele der oben genannten Krankheiten sind mit Immunaktivitätsstörungen verbunden. **Diese Störungen**

sind gleichermaßen der Umwelt wie auch der Psyche, also unserem Verhalten, zuzuschreiben.
Aufgrund meiner Fernsehsendungen (Teleakademie, SWF, und regionales Fernsehen, SR) und meiner Rundfunksendungen (Fragen an den Autor, SR) bin ich Anlaufstelle für die Diskussion von Gesundheitsstörungen vieler Menschen geworden. Bei der Analyse der Ursachen aus der Sicht der Betroffenen wurde deutlich, dass es sich letztlich häufig um **psychische Probleme** handelte, die schließlich **körperlich eine große Belastung** darstellten. Das Thema wird in Teil II dieses Buches dargestellt.

Deutlich ist schon jetzt: Diese Krankheiten und ihre Heilung sind kaum mehr bezahlbar.

Hier steht im Vordergrund, dass der einzelne Mensch lernen muss, für seine Gesundheit selbst die Verantwortung zu übernehmen. Am Anfang der Krankheit steht oft genug eine Funktionsstörung, ausgelöst fast immer durch psychisches Fehlverhalten. Deshalb muss man bereits die anfänglichen Funktionsstörungen verhindern, um die organischen Krankheiten gar nicht erst ausbrechen zu lassen.
Der Mensch muss dies akzeptieren und durch eine konsequente Psychohygiene dagegensteuern. Um das Prinzip der Steuerung der Körperfunktionen durch die Psyche besser verstehen zu können, sind die folgenden Gedanken und Modelle hier im Buch zusammengestellt worden.

Heilungswunder

Heilungswunder gab es immer schon und wird es immer wieder geben. Deshalb befanden sich ursprünglich Medizin und Religion in einer wechselseitigen Verbindung und Abhängigkeit; Priester waren in alten Kulturen die Heiler.

Nur weiß bis heute niemand, wie Wunderheilung funktioniert.

Der altgediente Heidelberger Ordinarius Hans Schäfer (mehr als 700 wissenschaftliche Veröffentlichungen auf dem Gebiet der Physiologie) gibt Beispiele in seiner Abhandlung mit dem Thema »Dein Glaube hat dich gesund gemacht. Religion und Medizin im Wechselspiel«. Er berichtet von folgendem Versuch:

Ein Chefarzt aus Hamburg hörte von einem Fernheiler aus München, dem es gelang, über die Entfernungen hinweg Kranke gesund zu machen. Der Chefarzt suchte den Fernheiler auf und bat um die Heilung von vier Patienten in seiner Klinik. Niemand außer den beiden sollte etwas von der Übereinkunft erfahren. In den kommenden vielen Wochen geschah nichts Nennenswertes. Der Arzt kündigte darauf seinen Vertrag mit dem Fernheiler und erzählte nun seinen vier ausgewählten Patienten etwas, das der Wahrheit nicht ganz entsprach, nämlich ab sofort würde ein Fernheiler Heilströme senden, die sie, die Patienten, gesund machen könnten, wie es schon öfter passiert sei. **Das »Wunder« geschah** umgehend, alle Patienten genasen, nur eine starb nach vorübergehender Heilung später doch noch an ihrem ursprünglichen Krebsleiden.

Die Heilkunde unterliegt nicht nur wissenschaftlichen Kriterien, sondern auch glaubensmäßigen. Es gibt die »Droge Arzt« und die »Droge Medizin«, womit gemeint ist, dass allein Bewusstseinsänderungen den Körper Richtung Heilung dirigieren. Bewusstsein ist mit einer Kraft verbunden, die in ihrer Auswirkung auf den Körper genauso messbar ist wie eine physikalische Kraft.

Wir alle erliegen laufend Suggestionen unserer Gesellschaft.

Das Wort Suggestion bedeutet bereits, dass ihre Wirkung eine Bewusstseinsänderung ist. Ich wage die spekulative Aussage, dass 90 Prozent unseres Verhaltens fremdgesteuert ist. Wir werden in Teil II darauf zurückkommen.

In Experimenten und Filmdokumenten sind überraschende Ergebnisse der Suggestion aufgezeichnet; zum Beispiel kann man einem Menschen suggerieren, dass man ihm einen sehr heißen Gegenstand in die Hand gibt. Obwohl dieser Gegenstand nur ein Kugelschreiber ist, entstehen für die betroffenen Person nicht nur starke Schmerzen, sondern an der Innenhandfläche treten Rötungen und bei einigen Personen sogar Brandblasen auf (Paul, 1963).

Das Phänomen »Konnersreuth« mit psychisch aufgrund des Glaubens und der Vorstellung hervorgerufenen, allerdings falsch platzierten Wundmalen Jesu gehört in die gleiche Rubrik.

Genauso sind die Heilungen in Lourdes oder an anderen »heiligen Orten« einzuordnen.

Suggerierte Erwartungen werden auf der somatischen Ebene offensichtlich mithilfe des Bewusstseins zur Realität. Erwartungen und Hoffnungen sind Gefühle und damit Teile des Glaubens. Glauben ist ein Für-wahr-Halten. Erwartung ist gleichzusetzen mit Gewisssein, während Hoffnung ein Türchen des Zweifels offen lässt. Deshalb ist allein die Hoffnung nicht ganz so erfolgreich im »Wunderhervorbringen«, also in der Realitätsbildung der Heilung, wie die Gewissheit.

Physiologen aus Indien und Großbritannien haben längst wissenschaftlich einwandfrei die für uns wundersamen Leistungen der Fakire dokumentiert. Auch die Möglichkeit eines psychogenen Todes beim Menschen ist unleugbare Tatsache und wird auch heute noch bei Völkern mit lebendigen alten Traditionen praktiziert.

Die Psyche ist mit gleicher Kraftintensität Heilungsfaktor oder Krankheitsauslöser, je nachdem, ob wir in unserem Leben vordergründig positive Hoffnung, Erwartung, Glauben, Gewissheit pflegen oder ob wir permanent der Angst und dem »Losigkeitssyndrom« (Hoffnungslosigkeit, Aussichtslosigkeit, Lustlosigkeit, Sinnlosigkeit) nachhängen.

Immer und immer wieder wird der Placeboeffekt nachgewiesen. Wir brauchen oftmals kein Originalpräparat eines Pharmastoffes, sondern werden auch geheilt, wenn wir glauben, wir nähmen das Original.

Mein Heil liegt in meinem Glauben.

Wir leben in einer Welt, die sich als Kampfplatz aller gegen alle präsentiert. Diese Kampfarena erzeugt Angst und Unsicherheit, die sich als Krankheit niederschlagen. Es gibt kein Organ und Gewebe in uns, das davon unbeeinflusst bleibt.

Schäfer stellt in seiner Abhandlung deshalb ein »medico-theologisches Modell einer sozio-psycho-somatischen Wertigkeit« vor und kommt damit den Erfordernissen sehr nahe.

Paracelsus: »*Medicus curat – natura sanat*«, der Arzt hilft, die Natur heilt.

Auch heute wird in der Medizin wieder der Begriff geläufig von der Heilkraft der Natur *(vis medicatrix naturae)*, von einer Kraft, die Gesundheit herstellt: der Hygiogenese. In diesem Bewusstsein kann der Einzelne seine Gesundheit selbst in die Hand nehmen, der Patient ist nicht länger der passiv Leidende (Helft mir doch!), sondern aktiv Heilender. **Das Bemühen um ein inneres Heil wird zur Heilung.**

Wir werden aber erst dann erfolgreich sein, wenn wir erkannt haben, wie die Mechanismen der Psycho-Heilung funktionieren.

Weichenstellung von geistig zu materiell

Es ist schon eigenartig: wir vollbringen andauernd und immer wieder völlig unerklärliche Leistungen, indem eindeutig unser Wille oder unsere Gefühle Materie beeinflussen – wir heben den Arm, wir laufen herum, wir lachen und können weinen –, aber wir empfinden das alles als so selbstverständlich, dass sich keiner von uns ausreichend Gedanken darüber macht, was eigentlich dahintersteht und wie das alles funktioniert.

Die weitaus meisten Handlungen, die unser Verhalten ausmachen, sind von der Psyche gesteuert. Wir sind motiviert, morgens aus dem Bett zu steigen, uns mithilfe von ordnenden Gedanken für die Anforderungen des Tages geistig fit zu machen, unserem gedanklichen Ziel entsprechend ins Auto zu steigen, durch das Verkehrslabyrinth zu navigieren. Wir verändern durch unsere immer wieder wechselnden Gefühle unentwegt das aktuelle Hormonmosaik, den Kreislauf und die Durchblutung, den Muskeltonus und unendlich viel mehr – **die Psyche ist zweifellos eine der wichtigsten Steuerinstanzen zur Modulation unserer Körperfunktionen.**

Aber haben wir wirklich eine Erklärung dafür, was Psyche ist und wie sie ihre Aufgaben erledigt? Wir kennen ihre Wirkungen, aber nicht ihre Identität und nicht ihren primären Wirkungsmechanismus. Und sofort drängt sich eine weitere Frage auf:

Wo beginnt das Phänomen Psyche innerhalb der Handlungen in unserem Körper?

Wo ist der Anfang der jeweiligen psychischen Beeinflussung unserer Körperfunktion?

Diese durchaus wichtigen Fragen erkunden nichts anderes als den Ort und die Zeit der Weichenstellung vom philosophischen zum naturwissenschaftlichen Lebensbereich. Genau genommen ist nach den Mechanismen für die Wirkung des Geistes auf die Materie gefragt. Denn die Psyche hängt unzweifelhaft irgendwie mit dem Geist zusammen.

Aber was ist nun wieder Geist?

Die Begriffe Psyche und Geist und auch der dritte Begriff im Verbund, die Seele, müssen direkte Verbindung mit energetischen Prinzipien haben, denn es müssen sich irgendwie irgendwelche Kräfte entwickelt haben, wenn körperliche Materie beeinflusst wird.

Huhn oder Ei

Substanzen wie Neurotransmitter übertragen genetisch fixiert Information und sind eindeutig psychogen wirksam.

Aber: Irgendwo muss es immer wieder einen Anfang geben.

Ein geistiger Prozess, eine Gefühlsmodalität, ein Glaubensmoment, ein Wille, ein Einfall bewirkt Ausschüttung der Informationsüberträger.

Umgekehrt entstehen nach Ausschüttung der Neurotransmitter nun zweifellos veränderte Stimmungen, Handlungen, Verhalten, Funktionen, gesteuert von den Wirkungen der Informationsüberträger. Eins fließt ins andere.

Wo ist nun das »Huhn«, und wo ist das »Ei«? Wo ist der Ursprung des Geschehens?

Man hat sich den Mechanismus in der zweiten Reihe folgendermaßen vorzustellen:

Information wird als codierte Energie, das ist gepulste elektromagnetische Schwingung, die als Kraftüberträger Quanten verwendet, auf einen Rezeptor – im Bild der Physik auf eine Antenne – übertragen. Die Folgen davon liegen genau fest: Die Durchlässigkeit von Membranen wird geändert, Enzyme werden aktiviert oder gehemmt, Proteine werden phosphoryliert (energetisiert) mithilfe des Zellenergieträgers Adenosintriphosphat (ATP) und vieles mehr.

Das alles erklärt aber nicht, dass ich plötzlich und spontan ohne jede äußere Energiezufuhr, also ohne jede Reiz-Reaktions-Kaskade, nur aufgrund eines plötzlichen Einfalls, meinen Arm hebe, Schritte setze, Intuition entfalte, Vorstellungen erlebe.

Was passiert am Ursprung aller geistigen Prozesse? In Teil I dieses Buches versuche ich eine plausible Antwort zu finden.

Energie erhält sich selbst

Wir sprechen gerne von psychischer Energie, wissen aber nichts über ihre physikalische Einordnung. Wir müssen uns darüber Gedanken machen.

Die Menschen tendieren dazu, die Vielfalt der Erscheinungen und Geschehnisse dieser Welt einem einheitlichen Konzept unterzuordnen. In der wissenschaftlichen Kultur der Neuzeit spielt der Begriff der Energie die Rolle eines derart vereinheitlichenden Konzeptes, in dessen Rahmen die Welt interpretiert wird.

Wenn sich in der Natur etwas verändert, spricht man von einem Prozess, und diesen Prozess versucht der Naturwissenschaftler dadurch in den Griff zu bekommen, dass er ihn mit bestimmten Größen beschreibt. Eine der wichtigsten Größen ist die Energie.

Geht man an das Thema heran, dann fragt man sich erst einmal: Was ist Energie und wie äußert sie sich?

Physikalische Begriffe (wie die Energie) lassen sich nicht durch Definitionen fassen, also nicht dadurch, dass man sie auf andere Begriffe zurückführt. Der Begriff Energie wird nur dadurch deutlich, dass man klarstellt, welche verschiedenen Phänomene durch ihn zusammengefasst werden können. So werden Gemeinsamkeiten und Regeln sichtbar.

Daraus ergeben sich die nächsten Fragen: Wie äußert sich Energie? Welche Phänomene fasst sie zusammen? Wie lauten die Regeln, die dabei wirksam sind?

Die Phänomene, die durch den Begriff Energie in Physik, Medizin und Psychologie jeweils beschrieben werden, sind auf der einen Seite zu zahlreich, um sie einzeln aufzählen zu können; auf der anderen Seite kann man aber deutlich Phänomengruppen und Ordnungen in den einzelnen Fachdisziplinen aufstellen.

Die Energie ist quasi ein Band, das eine Korrelation zu allen Naturerscheinungen einschließlich uns Menschen erkennen lässt. Die Fachdisziplinen besetzen, entsprechend ihrer Kompetenz, bestimmte Abschnitte auf diesem Band.

Wie könnte man eine Ordnung innerhalb der Fachdisziplinen vornehmen?

Energie ist eine Größe, die sich selbst erhält. Wir wissen: Energie kann weder erzeugt noch vernichtet werden.

Die Physiker sagen, Erhaltung von Energie ist eine Folge der Symmetrie des Raumes und der Zeit.

Die Prozesse in der Welt müssen durch eine Bilanzierung geordnet werden.

Von der »heißen Sonne« zur »kalten Erde« wird die Energie unentwegt transformiert. In der Vielfalt dieser Transformation entsteht die biologische Wirklichkeit unserer Welt.

Jeder Gegenstand in der Natur, ob tot oder lebendig, enthält eine bestimmte Menge Energie (innere Energie). Man definiert sich ein System dieses Gegenstandes und kann dann über seine Energie sprechen.

Die innere Energie eines Systems ist – nach klassischer Auffassung bei gegebener Temperatur und gegebenem Druck – das Resultat der Bindungskräfte, die seine Teile (Kerne, Atome, Ionen, Moleküle) zusammenhalten.

Die Energiedifferenz zwischen dem Anfangs- und Endzustand des Systems setzt sich aus einem Betrag an freier und an gebundener Energie zusammen.

Der freie Anteil der Energie kann vollständig in Arbeit verwandelt werden, während der gebundene Anteil vom System absorbiert wird und für die Verrichtung von Arbeit nicht zur Verfügung steht.

Die Menge an Energie kann sich von Augenblick zu Augenblick ändern.

Die Menge der Energie in einem System richtig anzugeben ist Aufgabe der **Physik.** Dagegen beruft sich sowohl die **Medizin** als auch die **Psychologie** auf die biologische Basis der Zellenergie als unbedingte Voraussetzung der Funktion des Menschen. Der Zellenergielevel jeder Zelle ist aktuell nicht messbar. In der Medizin wird der adäquate Energiezustand deshalb mit der Physiologie, also mit der natürlichen nichtpathologischen Funktion, korreliert.

Aber wir Menschen sind auch über Stimmungen und Gefühle sensible Indikatoren für die vorhandene Energiemenge in uns. Dieser Teil des Themas wird von der Fachdisziplin **Psychologie** untersucht. Ist es uns Menschen möglich, die aktuelle Energiemenge in uns anzugeben, indem etwa unsere aktuellen Gefühle konsultiert werden oder das soeben noch vorhandene Gefühl mit allen seinen emotionalen Facetten analysiert wird? Oder funktioniert die intellektuelle Eigenanalyse der Gefühle überhaupt nicht, weil Intellekt und Gefühl sich gegenseitig ausschließen? Worauf beruhen dann unsere subjektiven Aussagen über unsere Energie? Welche Rolle spielen Suggestionen im sozialen Umfeld? Wie hängt die Therapeut-Patient-Beziehung hinsichtlich der Energie zusammen?

Das sind faszinierende Fragen, die auch aus dem kritischen Studium populärwissenschaftlicher Bücher teilweise beantwortet werden können, da hier Erfahrungen und ihre Interpretationen, wie »das Volk« sie erlebt, im Vordergrund stehen.

Ein weiterer Aspekt:

Jede unserer Tätigkeiten ist, wie jeder andere Prozess, mit Energieübertragung und Energietransformation verbunden. Man sagt allgemein, der Prozess koste Energie. Alle Lebensprozesse mit ihren unzähligen Erscheinungen kosten Energie, oder richtiger gesagt: sind an der Energieumwandlung beteiligt. Energien werden also nur zwischen einzelnen Systemen hin- und hergeschoben. Die Energie kommt von irgendwo her, und »verbrauchen« heißt, man gibt sie irgendwo wieder hin.

Alle Energie, die der Mensch über Nahrung und Atmung aufnimmt, wird in anderer Form wieder abgegeben, als Muskeltätigkeit, Wärme oder auch als Energie mit der ausgeatmeten Luft und anderen Ausscheidungen.

Austausch von Energie geschieht also häufig durch Umwandlung in eine andere Energieform (in der Umgangssprache belegt man Energie mit Attributen: elektrische, Wärme-, mechanische, Atom-, Licht-, Bewegungsenergie).

Es wäre nun interessant zu erfahren, ob bestimmte Energietransformationen in unseren Körper hinein das subjektive Erleben des Energiereichtums oder auch der Energielosigkeit vermitteln.

Ein sinnvoller Begriff ist auch der Energiestrom, also diejenige Energiemenge, die während eines betrachteten Zeitintervalls von einem System aufgenommen oder abgegeben wird. (Die Energie pro Zeit heißt Leistung.) Also vielleicht wäre der Energiestrom mit dem subjektiven Erleben bestimmter umschriebener Gefühle korrelierbar.

Die Evolution konstruierte uns mit vorhandenen Energien

Die Evolution wurde und wird bestimmt von den an der Erdoberfläche vorhandenen Energien und Materiebausteinen.

Der Mensch muss betrachtet werden im Zusammenhang mit seinen Entstehungsbedingungen, den Kräften, die ihn aufbauen und erhalten, der Welt, in der er sich bewegt und von der er seine Aufbaustoffe nimmt, kurz, in seiner Beziehung zum Ganzen, in seiner universellen Integration.

Das System Mensch war in jeder Phase seiner Entstehung abhängig von den in seiner Umgebung wirkenden Energien und Kraftfeldern. Wenn Kraftfelder wirken, dann sind sie unter allen Umständen kompatibel mit den Energien und Kraftfeldern des Systems, auf das sie wirken. Kraftfelder, die den Menschen aufbauen, sind deshalb identisch mit Kraftfeldern, die an der Erdoberfläche wirken.

Das System Mensch verwendet Energien, von außen kommend, zum optimalen Aufbau, zur optimalen Funktion und für eine Regulierung der Homöostase. Wären das nicht die Prämissen, dann hätte die Evolution uns nicht so konstruiert, wie wir sind.

Welche Energien waren und sind heute noch vorhanden?

1. Energien in der Nahrung (Außenenergien, die als Innenenergien übernommen werden) sind vorrangig Bindungsenergien der Moleküle und individuelle Energien der Elektronen; beide sind primär durch Sonnenlicht in Pflanzen gebunden worden.
2. Neuformierung von Bindungsenergien (Innenenergien) zwischen Atomen und Molekülen, die von der DNA als Bauplan des Organismus vorgegeben werden.
3. Energien aus dem Kosmos und von der Erde (Außenenergien, die vorteilhaft über Rezeptoren perzipiert werden).

Welche Energien sind als Strahlung auf der Erdoberfläche wirksam?
Diese Frage beantwortet **Bild 1.**
Es sind:

1. Erde-Ionosphäre-Resonanz-Schwingungen
2. Atmosphärenfenster-Durchlass von
   2.1 Sonnenlicht
   2.2 Hochfrequenzstrahlung aus dem Kosmos
3. Atmosphärische Gegenstrahlung (Erde regt Luftmoleküle an)
4. Erdstrahlung (im Spektrum außerhalb 3.)

Zweifellos waren die Außenenergien innerhalb der Evolution für unsere Konstruktion herangezogen worden.

Was heißt: »unsere Konstruktion«? Die Matrix (das zugrunde liegende Raster) und die Form wurden nach funktionellen Gesichtspunkten festgelegt. Dabei ging der »Ingenieur« hochintelligent vor. Atom- und Molekülaggregate wurden an ganz bestimmten Stellen unseres Körperraumes positioniert. Wozu? Diese Aggregate korrespondieren untereinander, um Kräfte aufzubauen (auch Informationen sind Kräfte) und auszutauschen. Diese Kräfte sind notwendig, um Realitäten (die für uns wirkliche Welt) entstehen zu lassen. Die einfachste Form der Kraftwirkung ist Resonanz. (Prinzip: Gleiches erkennt Gleiches.)

Insgesamt existiert auf diese Weise mein Körper.

Das Körpersystem tauscht Energien zwecks Kommunikation (Informationsaustausch) mit der Umgebung aus (z.B. Aufbau der Sinne). In der natürlichen Umwelt dient die Kommunikation unter anderem der Orientierung und dem Zielhandeln (z.B. Nahrungssuche und -aufnahme).

In der Sozietät werden zur Kommunikation Mimik, Düfte und Pheromone, also Informationssignale des Körpers, nach außen eingesetzt.

Die »automatische« Verfestigung der Atome und der Moleküle untereinander zur Matrix – eingeprägt durch die DNA – wirkt auch bei Bewusstlosigkeit, Koma, Tiefschlaf und ist verantwortlich für die Aufrechterhaltung aller vitalen Funktionen.

Bild 1 *Die Erdatmosphäre lässt nur bestimmte elektromagnetische Schwingungsbereiche durch. Der Bereich 10 MHz bis 100 GHz kommt direkt aus dem Kosmos. Alle Schwingungsbereiche an der Erdoberfläche sind mitbestimmend in der Evolution und in der Funktion des Menschen.*

Auf den Menschen einwirkendes Strahlungs-Spektrum

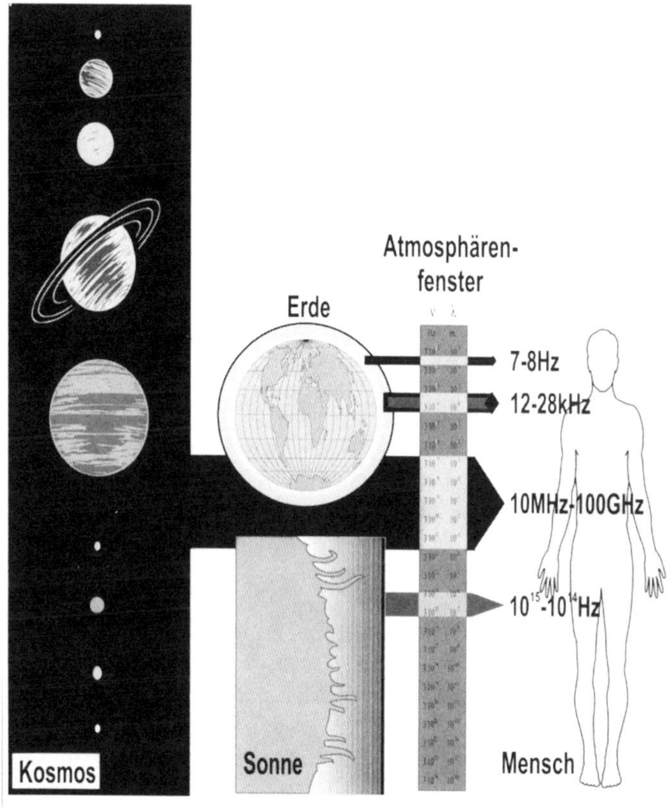

Während Körperfunktionen festgelegt sind bezüglich Schwingungen der Elektronen und Atomkerne durch Vorgabe (Gedächtnis? Bewusstsein?) der DNA, der Centriolen, Centrosomen und Mikrotubuli (vgl. Kapitel »Die Bewusstseinsstruktur der Zelle«), ist die geistige Funktion nur in ihren Auswirkungen beschreibbar.

Die weitgehende Modulation der »Automatikfunktion« erfolgt durch Weichenstellungen im Funktionsgeschehen mithilfe von Gefühlen, Willen (beides mündet im alltäglichen Glauben als Gewissheit) und Feedback (Bild 37).

Letzteres ist besonders wirksam durch die bewusste Konzentration auf einen zu erwartenden Effekt über eine Beziehung. Bewusstsein ist der Weichensteller in körpereigene Parallelwelten hinein (**Bild 30**). Der Erfolg dieser Weichenstellung ist davon abhängig, wie viele Atome und Moleküle gleichzeitig in gleicher Weise beeinflusst werden; also ob gleichsam nur ein Wassertropfen wirkt oder ob sehr viele Wassertropfen sich zu einem Fluss zusammentun. Erst der Fluss bewirkt die eher makroskopisch effektive Kraft.

Bild 2 *Alle dunkel gezeichneten Flächen kennzeichnen die absorbierten elektromagnetischen Schwingungen in der Erdatmosphäre. Nur die hellen Bereiche der Schwingungen sind biologisch ausreichend aktiv.*

Elektromagnetisches Schwingungsspektrum in Abhängigkeit von der Entfernung zur Erdoberfläche

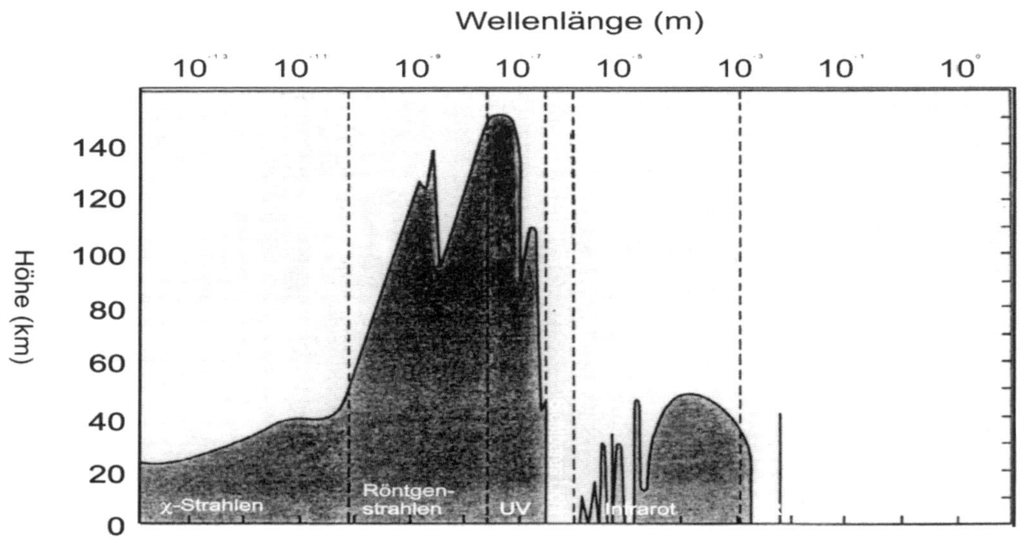

Meteorologische Einflüsse

Eine Rolle bei dem Vorgang der Einflussnahme äußerer Energien spielen auch sogenannte Spherics; das sind elektromagnetische Schwingungen, die durch Blitze und stille Entladungen zwischen elektrisch aufgeladenen Wolken als elektromagnetische Schwingungen entstehen und die eng mit der Wetterfühligkeit der Tiere und des Menschen verbunden sind.

Die Haut mit ihren bestimmten Eigenschaften ist wahrscheinlich die Antenne für diese Wellen im Very-Low-Frequency-(VLF)-Bereich.

Die in der Atmosphäre am stärksten mit Energie belegte Frequenz ist etwa 10^4 Hz. In 1 mm Tiefe unter der Hautoberfläche ist die Leistungsdichte (die Leistung auf eine umschriebene Fläche bezogen) dieser Schwingung je nach Feldänderung immerhin noch 10^{-5} bis 10^{-10} W/cm². Verglichen mit der Grenzenergiedichte für eine Lichtempfindung, die bei 4×10^{-17} W/cm² liegt, ist die Energie dieser atmosphärischen Wellen hoch.

Es ist bekannt, dass unter dem Einfluss bestimmter meteorologischer Ereignisse, insbesondere bei Warmfrontdurchgängen und Tiefdruck-Wetterlagen, allergische Reaktionen bereits durch Applizieren einer sonst unterschwelligen Allergendosis ausgelöst werden können.

Die Wetterabhängigkeit des Asthma bronchiale ist in größeren Beobachtungsreihen untersucht und bestätigt worden.

Nach Auffassung einiger Autoren soll für die Auslösung von Asthmaanfällen die Reizung des vegetativen Nervensystems bei bestimmten Wetterlagen eine größere

Rolle spielen als der Sporen- und Pollengehalt der Luft (Meteorotropie).

Asthmatiker vertragen Schwüle besonders schlecht. Autoren sprechen von asthmaähnlichen und präasthmatischen Zuständen und fanden bei 67 Prozent von untersuchten gesunden Versuchspersonen eine Senkung der Vitalkapazität an schwülen Tagen.

Was ist schwüle Luft?
Innerhalb des langwelligen elektromagnetischen Strahlungsbereichs, den wir als Wärme bezeichnen, emittieren und absorbieren Wasserdampf, Kohlensäure und Ozon. (Die weiteren Luftgase Sauerstoff und Stickstoff absorbieren und emittieren Strahlung im Bereich ultravioletter und optischer Strahlung.)

Deshalb sind Wolken aus Wassermolekülen intensiv strahlende Massen im thermischen infraroten Schwingungsbereich (**Bild 2**).

Wird dieser Strahlungsanteil, der automatisch mit hoher Feuchtedichte gekoppelt ist, von oben in hoher Dosis auf die Körperoberfläche gestrahlt, kommt es zu den beschriebenen Leistungseinbrüchen. Der Wirkungsmechanismus muss noch durchdacht werden. Eine Rolle spielt wohl auch, dass O_2 nur bei trockener Luft ein Sättigungsmaximum erreicht (evtl. gibt es einen Zusammenhang mit dem in der Traditionellen Chinesischen Medizin [TCM] postulierten bioklimatischen Faktor für Lunge: die Trockenheit).

Zusammenfassend lässt sich sagen, dass eine Vielzahl subtil einwirkender Energien über ihre Kanalisierung und Verbreitung im Organismus quantenphysikalische Wirkungen ausüben. **Diese Energien besitzen zweifellos eine Schlüsselrolle beim Evolutionsgeschehen und sind heute völlig unzureichend erkannt und verwendet.**

Die Konstruktion Mensch als Energiesammler

Das Thema ist letztlich eine Interpretation der TCM mit quantenphysikalischen Begriffen und Bedeutungen. Dabei wird erkennbar, dass sich tatsächlich vieles von dem bewahrheitet, was alte Traditionen als Erfahrungen mit den ihnen gebräuchlichen Worten beschrieben haben. Dennoch: viele der folgenden Interpretationen sind zwar plausibel, aber keineswegs bewiesen.

Energietransfer

Das Leben ist mithilfe terrestrischer und kosmischer Kräfte entstanden. Das ist schlicht ein Wunder. Warum sollte es nicht weitere wunderbare Beziehungen zwischen Leben und Kosmos geben?

Haut, Lunge, Dickdarm sind in unserem Organismus die drei großen Energiesammler in spezifischen Quantenbereichen. Keines dieser Energiesammelorgane stellt diese Energie in nennenswerter Weise selbst her. Alle bedienen sich direkt oder indirekt der Außenenergiequellen und transferieren sie zur allgemeinen Verfügung des Organismus.

Die von allen drei Organsystemen aufgenommenen Quantenenergien liegen in einem breiten Spektrum: vom optischen Bereich über die typische Infrarotstrahlung (Wärme), weiter über die extreme Infrarotstrahlung und den anschließenden Mikrowellenbereich bis zu Radiofrequenzenergien. Radiofrequenzen können aufgrund der großen Wellenlängen nicht mehr als Energiepakete vom Organismus absorbiert werden, sondern müssen über andere Mechanismen wie Ankopplung an Zeitkonstanten wirken. (Mit Zeitkonstante ist z.B. die Lebensdauer von freien Radikalen gemeint. Wenn die Zeit der Lebensdauer mit der Zeitdauer der Halbwelle einer elektromagnetischen Schwingung übereinstimmt, dann kann das freie Radikal Energie aus der Schwingung ziehen.)

Der Austausch spielt insofern eine Rolle, als jedes Energiesammelorgan (Haut, Lunge, Dickdarm) spezifische Quantenenergien aufweist, die von den jeweils anderen Organen nicht gesammelt und aufgebracht werden können, die aber allen Organen zugutekommen können (**Bild 3**).

Der Transfer der Energie, also die Energieweitergabe, verläuft nach drei Prinzipien:

1. Als Radiation

Voraussetzung für die Radiation über größere Strecken ist die Konservierung der Energie als elektromagnetische Schwingung. D.h. es dürfen keine Resonanzgebilde im Bereich der Schwingung liegen, da ansonsten die Welle kollabiert und mithilfe der nun entstehenden Quanten Kräfte übertragen werden, was einer Konduktion entspricht.

2. Als Konduktion

Die Energie wird in Form von Quanten auf ein Nachbargebilde (z.B. ein Molekül) übertragen. Dieses wird da-

Bild 3

Energiesammelzentren des Organismus

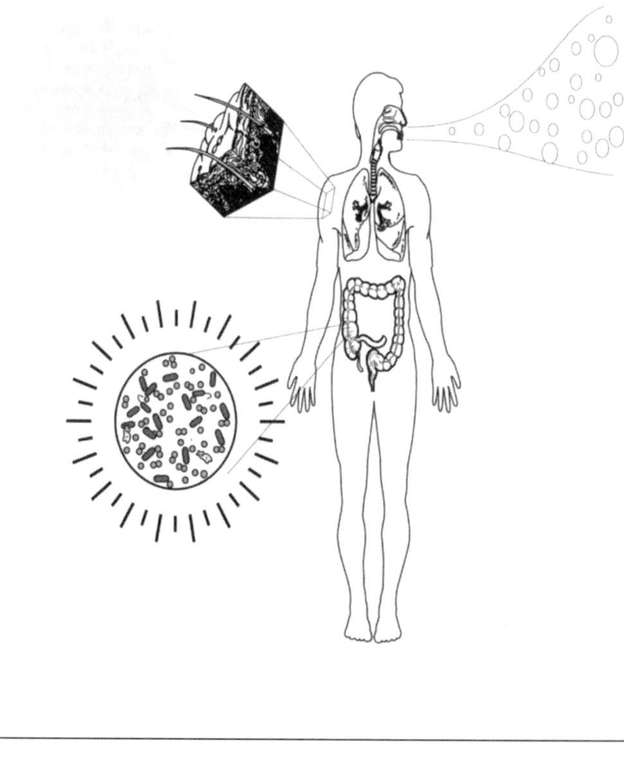

durch angeregt und überträgt die Energie wiederum auf ein Nachbargebilde, falls Resonanz vorliegt. So kann in einem Milieu gleichartiger Moleküle eine Resonanzkette über größere Entfernung existieren, zum Beispiel im Blut.

3. Als Konvektion

Mit einer Strömung (bevorzugt Lymph- und Blutströmung) werden energetisch angeregte Moleküle mitgezogen.

Absorber der Energien innerhalb des Organismus sind vor allem Proteine, insbesondere Enzyme. Funktionell wichtig sind die Proteine in Membranen, die als Pumpen, Kanalelemente und Antennenelemente arbeiten und die die Permeabilität des Materietransports in das Cytosol hinein regeln.

Wichtig in dem Geschehen ist Folgendes: **Im Organismus kommt es bei der Kommunikation der Reaktionspartner nicht auf die Leistungsdichte der Quantenstrahlung eines Moleküls an** (Leistungsdichte W/cm^2 ist ein Ausdruck für die Anzahl der Quanten pro Fläche). So reichen 5 Photonen aus, um der Retina Information zukommen zu lassen. Auch Hormon-Rezeptor-Partner so wie die Partner Enzym–Substrat und Antigen–Antikörper arbeiten mit wenigen Quanten. Verstärkt wird die Funktion erst als Folge dieser Kraftbindungen in entsprechend aktivierten Kaskaden.

Die für spezielle Aufgaben notwendigen Konformations-Fluktuationen von Proteinmolekülen variieren mit Frequenzen zwischen 10^{-5} Hz und 10^{12} Hz und können durch entsprechende Quantenenergien (Frequenz einer elektromagnetischen Schwingung ist analog zu Quantenenergie) resonant induziert werden. Bekannt ist auch, dass zum Beispiel einige polykristalline Aminosäuren und Hydrogenbindungen von Proteinen wie Hämoglobin, Lysozym, Keratin, Poly-L-Alanin spezifische Frequenzen im Bereich der Mikrowelle und des extremen Infrarot (10^{11} – 10^{12} Hz) absorbieren und emittieren können.

Wir halten also fest: Enzyme setzen für ihre Tätigkeiten spezifische Quantenenergien ein und lassen sich durch resonante Energien anregen, auch durch von außen eingekoppelte Mikrowellen.

Einen weiteren Quantenenergie-Resonanzbereich finden wir bei Enzymen im sogenannten Temperaturoptimum, entsprechend 33 bis 37 °C. Dieser Bereich ist bereits gut beschrieben.

Die Haut als Energiesammler

Sie verwendet hauptsächlich die Strahlungsenergie von den Evolutionskräften des Kosmos, der Sonne, der Atmosphäre, der Erde und leitet einen großen Teil an andere Organe weiter.

Die Zustrahlung der Energie zur Körperoberfläche schwankt. Gut bekannt, da weitgehend sichtbar, sind die Schwankungen der Sonnenstrahlung und ihrer korrelierten meteorologischen Parameter. Aber zum Beispiel auch die **hautrelevante kosmische Strahlungsintensität schwankt.** Sie nimmt mit steigendem Luftdruck ab, da die Strahlung dann eine größere Luftmasse durchsetzen muss; ebenso nimmt sie mit steigender Temperatur ab. Das dürfte Auswirkungen auf den Organismus haben, ist aber meines Wissens noch nicht untersucht.

Interessanterweise **haben fast alle Strahlungsquellen**

Rhythmen mit festen Phasenbeziehungen. So liegt das Maximum der kosmischen Strahlung am frühen Nachmittag und das Minimum kurz nach Mitternacht. Daran sind wir per Evolution angepasst. Die Rhythmen werden aber im täglichen Leben missachtet.

Ein Beispiel für die positive Wirkung der optischen Strahlung:

Die Haut ist besonders reich an Sulfhydrylkörpern (im Stratum germinativum). Diese SH-Körper bilden mit ihren Oxidationsstufen reversible Redoxsysteme. Sie sind an der Gewebeatmung beteiligt und aktivieren verschiedene Enzyme. Insbesondere »entgiften« reduzierte SH-Körper den Organismus durch Neutralisierung schädlicher freier Radikale.

Durch UV- und Blaulicht wird die reduzierende Wirkung von SH-Gruppen stark beschleunigt.

Wir fanden zusätzlich heraus, dass Licht im nahen Infrarot relativ tief ins Körperabschlussgewebe eindringt und Flavinenzyme aktiviert. Im Fall der Mitochondrien wird – verglichen mit abgeschatteten Bereichen – dadurch deutlich mehr ATP aufgebaut. Beide Mechanismen zusammen, einerseits anabole Wirkung (Reduzierung von Peptiden), andererseits katabole Wirkung (Flavinenzyme werden aktiviert), ergeben eine natürliche Zellharmonisierung für die Regeneration.

Im Bereich der kosmischen Strahlung gilt grob die Regel: Je höher die Frequenz der einwirkenden elektromagnetischen Schwingung, desto geringer die Eindringtiefe. (Eine elektromagnetische Schwingung von 24 GHz hat eine Eindringtiefe bei einer Abschwächung von 1/e [1/2,7] von nur noch 0,07 cm.) Der Grund dafür liegt in der hohen Absorption dieses Energiebereichs durch Wasser. Vorteile bringt dies für den Energietransport durch Konduktion (z.B. auch für die Wärmeleitfähigkeit). Wird eine trockene, verhornte Oberhaut durchfeuchtet, so steigt der Energietransfer um mehrere hundert Prozent. Nachteile bringt das Prinzip dadurch, dass die Energie nicht kanalisiert werden kann, sondern im allgemeinen Feuchtepool versinkt.

Ist die Hornhaut nicht durchfeuchtet, kann die Energie über spezielle Empfangsareale eingekoppelt werden. Dieses Prinzip der speziellen Einkopplung macht eine selektive Verwendung der Energie möglich.

Tatsächlich lässt sich ein Modell konstruieren, das eine Differenzierung und Kanalisierung der einstrahlenden Quantenenergie ermöglicht.

Zuerst einmal wird natürlicherweise über die relativ scharf begrenzte Flächenausdehnung einer lokalen Hautleitfähigkeit, die bekanntlich Schweißdrüsenausgänge auszeichnet (an Fingerkuppen identisch mit Akupunkturpunkten [**Bild 4**]), eine spezifische Antennenfunktion für von außen kommende elektromagnetische Wellenlängen aufgebaut.

Das einstrahlende elektromagnetische Feld wird an Flächen erhöhter Leitfähigkeit zum Körperelektrolyten (als

Bild 4 *Alle topografisch kleinen »Löcher« sind momentan aktive Schweißdrüsen. Um den Nagelfalz herum sind sie an den gleichen Stellen zu finden wie die postulierten Akupunkturpunkte.*

Bild 4

Sichtbarmachung aktiver Schweißdrüsenausgänge in der Fingerkuppe

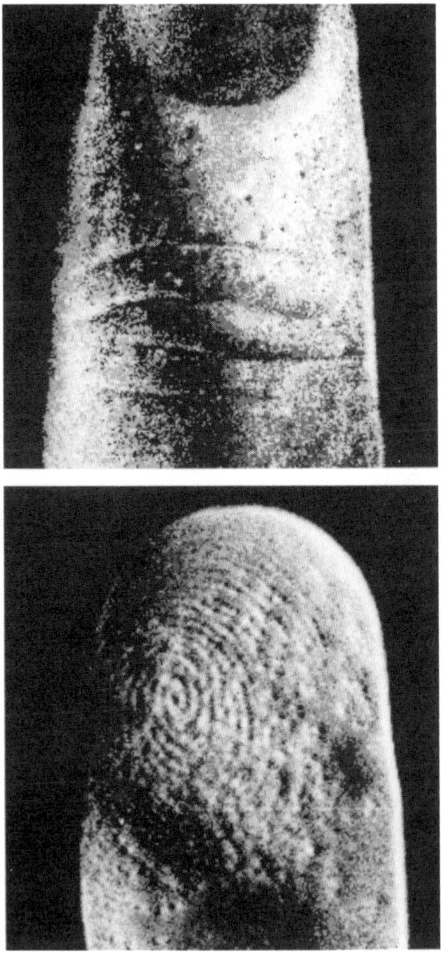

größere Kapazität) fokussiert. Dieses Prinzip erinnert an die Seitenlinienorgane von bestimmten Fischen.

Wie kann man sich aber die Erhöhung der Leitfähigkeit bestimmter Hautoberflächen außerhalb der Schweißdrüsenausgänge erklären?

Hypothese: Die Ausdehnung der Leitfähigkeit der Hautpunkte an Stellen ohne Schweißdrüsen dürfte eine Funktion der körpereigenen Mikrowellenstrahlung sein, ausgehend von den die Faszie durchbrechenden Blut-Nerven-Konglomeraten und weiteren Neuronen- beziehungsweise Rezeptorkomplexen (Pacinische Körperchen laut Heine). Diese Mikrowellenstrahlung, ausgehend von depolarisierten Nervenmembranen, stabilisiert aufgrund adäquat passender Zeitkonstanten die freien Radikale, insbesondere das aus dem Blutkreislauf austretende NO-Radikal im Umkreis um das Konglomerat. Davon betroffen sind auch die freien Radikale der Hautoberfläche. Die auf diese Weise »gepumpten« freien Radikale können verstärkt die Lipidstruktur der Membranen attackieren und wohldosiert die Permeabilität vergrößern, wobei schließlich die erhöhte Feuchte im Umkreis der Kapillaren durch Serumaustritt eine verstärkende Rolle bei der Energieverbreitung spielt.

Verknüpfungen

Hautgefäße, Herzgefäße und Gefäße von Lunge, Darm und Niere können sich gegenseitig beeinflussen (Morat-Dastresche Regel).

Auch bei diesem Prinzip sind zweifellos Energietransferierungen ursächlich.

Die (reflexartige) Fernwirkung von lokal wirkenden elektromagnetischen Schwingungen innerhalb des Organismus ist schon sehr lange bekannt.

So führen Kältereize zur Verengung nicht nur der Kapillaren, sondern auch der tiefer gelegenen Arteriolen und Arterien. Auch weit entfernte Schleimhautgebiete können durch Kältereize in der Perfusion gestört werden. So können etwa kalte Füße die Durchblutung des Nasen-Rachen-Raumes, besonders der Nasenschleimhaut, herabsetzen.

Kältereize haben quantenphysiologisch zwei verschiedene Ursachen:

Einmal kann die Amplitude (Leistungsdichte) der elektromagnetischen Strahlung im typischen infraroten Bereich (5 – 12 µm) verringert werden, was gleichbedeutend mit einer Verringerung der Anzahl der wirksamen Quanten ist, zum anderen kann die Quantenenergie herabgesetzt werden, was gleichbedeutend mit einer Verringerung der Frequenz einer Schwingung ist. Für beide Prinzipien sind Neurone empfänglich.

Es ist zu erwarten, dass diese Prinzipien in anderen Schwingungs- und Quantenbereichen, also außerhalb des thermischen Bereichs, genauso verlaufen.

Innerhalb der Akupunkturphilosophie hat der Lungenmeridian seinen Ursprung auf der Hautoberfläche und berührt den Dickdarmmeridian. Daraus ist zu schließen, dass von der Hautoberfläche ausgehend über die entsprechenden Leitbahnen ein Austausch adäquater Quantenenergien zwischen Lunge und Dickdarm gewährleistet ist.

Eine direkte Energiewirkung, ausgehend von der Haut und mündend in der Lungenfunktion, finden wir tatsächlich bei Neuronenfasern, die empfindlich für elektromagnetische Schwingungen im Infrarotbereich sind (Thermorezeptoren). Sie steuern unter anderem das Atemzentrum. Das ist für jeden gut spürbar, wenn er einer kalten Dusche ausgesetzt ist: der Einatmungsreflex wird sehr stark aktiviert.

Die äußere Haut und das gesamte Nervensystem sowie die Sinnesorgane entstehen aus dem gleichen Keimblatt, dem Ektoderm. Dieses Keimblatt liefert auch Vorder- und Enddarm. Daher ist eine Verbindung von äußerer Haut, Schleimhäuten, Enddarm und vegetativem Nervensystem zu erwarten.

Wir gehen davon aus, dass ein Mangel oder eine zu hohe Dosis meteorotroper oder kosmischer Energie (Reiz) an Hautoberflächen, an Schleimhäuten, an Alveolen oder an Sinnesorganen, beeinflusst über Energieleitbahnen, auch den Tonus des Vegetativums (Synzytium vegetativer Fasern) mitbestimmt.

Die Lunge als Energiesammler

Die Lunge ist kein eigenständiger Energiegenerator im hier diskutierten Bereich, da keine ausgeprägten Neuronengeflechte, keine hochkonzentrierten Muskelfaserzellen, keine große Bakterienflora vorhanden ist.

Die Lunge verarbeitet (mithilfe der Konvektion) die Energie der Luftbestandteile (Gasmoleküle, freie Elektronen, Ionen, Aerosole) und leitet den größten Teil an andere Organe weiter.

Damit ergibt sich über die Atmung, neben der oben angedeuteten Meridianaktivität, eine weitere Möglichkeit, der Lunge spezifische Quantenenergie zuzuführen. Mit der Atmung werden pro Liter konvektiv eingezogener Luft Mengen von Teilchen (mehr als 10^{22} Moleküle bei 0,5 l Einatmungsluftvolumen) einschließlich einer ungeheuer großen Anzahl Elektronen (10^{18}/mm^3) den Lungengebilden präsentiert. In der großen Oberfläche des Flimmerepithels bleibt ein Teil davon adhäsiv, das heißt mithilfe elektromagnetischer Kräfte, haften. Die kleinsten Teilchen und die Elektronen erreichen die Alveolen (vgl. Kapitel »Die Atmung als psychosomatische Festigung«).

Wir haben ca. 300 Millionen Alveolen in unserer Lunge, wobei eine Fläche von 70 m^2 Kapillare berühren und Energieaustausch ermöglichen (oder Allergenaustausch, wenn das System durchlässig für Makromoleküle wird).

Die Luft enthält unzählige Teilchen, die zugleich Sender elektromagnetischer Schwingungen sind. Dies sind Wirkkomponenten, die noch in unglaublich niedrigen Dichten (Strahlungsamplituden) messbare Effekte auslösen. Das wird deutlich, wenn man bedenkt, dass der Stoff Mercaptan oder auch Vanillin oder Skatol bei einer Konzentration von nur 4×10^{-13} g/l Luft eine Empfindung an der Nasenschleimhaut auslöst. Die Wirkung von Pheromonen, die über die Luft übertragen werden und die in geringster Anzahl oft erstaunliche unbewusste Reaktionen hervorrufen, sind auch für den Menschen inzwischen gut dokumentiert (vgl. mein Buch *Gehirn-Magie*). Die Geruchssensation ist dabei an die Phase der Lungenventilation gekoppelt.

Eine größere Rolle spielt auch die Einatmung geladener Aerosole in Größenordnungen von 0,1 bis 5 µm. Diese

Aerosole gelangen nachweislich bis zu den Alveolen und geben an den Grenzflächen bei der Sedimentation ihre Ladungen ab. Grenzflächenladung und Oberflächenspannung verhalten sich gegensinnig. Eine hohe Grenzflächenspannung ist gleichbedeutend mit einem erhöhten Zellpotenzial. Dies ergibt eine geringere Oberflächenspannung, wodurch nun Phagozytose und Emigration von Granulozyten möglich werden. Gleichzeitig wird ATP gespart, da die ATPasen bei erhöhtem Zellpotenzial weniger pumpen müssen.

Positiv geladene Aerosole haben eine andere Wirkung als negativ geladene. Die jeweilige Wirkung hängt von der Ausgangslage des vegetativen Nervensystems ab. Negativ geladene Aerosole verstärken die Amplituden biologischer Reaktionen (optimale Enzymreaktion), während positiv geladene scheinbar eher dämpfend wirken.

Bei allen Beeinflussungen spielen konstitutionelle und lokalklimatische Faktoren eine Rolle.

So wurden in einer Untersuchung bei 80 Prozent der Asthma- und Bronchitis-Patienten eine Heilung bei negativ geladenen Aerosolen, das heißt bei Elektronenüberschuss der Aerosole, gefunden. Wo dies nicht gelang, klappte es mit positiv geladenen Teilchen.

An der biologischen Wirkung negativ elektrisch geladener Bestandteile der Atemluft ist nicht mehr zu zweifeln.

Als wichtigste Therapieergebnisse der Behandlung mit ionisierter Luft sind laut Literatur aus den 60er-Jahren Verbesserungen und Heilungen zu nennen bei:

Bronchialasthma, Erkältungskrankheiten, Keuchhusten, Emphysem, Heufieber, Verbrennungen, Tuberkulose

(Schließen der Kavernen forciert), Blutdruckherabsetzung und Herabsetzung der Viskosität des Blutes sowie günstige Beeinflussung von Rhinitis und Nebenhöhlenaffekten.

Der Dickdarm als Energiesammler

Der Darm ist im Gegensatz zur Lunge und zur Haut weder der direkten noch der indirekten elektromagnetischen Strahlung der Umwelt ausgesetzt.

Der Darm ist dennoch Zentrum eines sehr leistungsstarken Energiesenders mit breitem Frequenzspektrum, das die anderen Energiequellen ergänzt und verstärkt. Er verwendet die Eigenenergie der ungeheuer reichhaltigen Bakterienflora und die Spaltungsenergie der verbliebenen Nahrungsbestandteile und gibt sie teilweise an andere Organe weiter.

Die Strahlung entsteht aufgrund der Ansammlung von mehr als 10^{12} Bakterien (die Anzahl der Bakterien entspricht fast der Anzahl unserer Körperzellen). Zeitweise wirkt zusätzlich die sehr hohe Muskel-Nervenaktivität (Peristaltik) als Mikrowellenstrahlung.

1 Gramm Kot enthält etwa 15 Milliarden Bakterien. Der Dickdarm ist der Ort der Tätigkeit der Bakterienenzyme, wobei verbliebene Fette und Kohlenhydrate vergoren werden. Außerdem erreicht 15 Prozent des mit der Nahrung aufgenommenen Proteins den Dickdarm und dient den Bakterienaktivitäten.

Die Besiedelung des Dickdarms mit symbiotischen Bakterien ist wichtig. Ein großer Teil der aus dem Dickdarminhalt gewonnenen Spaltungsenergie dient zur Synthese von Substanzen, die vom Wirtsorganismus genutzt werden können.

Bakterien der Koligruppe bilden unter anderem fettlösliches Vitamin K, das als Kofaktor bei der Synthese von Blutgerinnungsenzymen wichtig ist. Die Dickdarmschleimhaut produziert einige Enzyme (Peptidasen, Amylase, Invertase) und große Mengen Schleim (Muzin), der wasserbindende Funktion hat.

Die Quantenenergien liegen hauptsächlich im extrem infraroten und Mikrowellenbereich. Investiert wird die Energie wohl auch rückgekoppelt in die Peristaltik, da hier Resonanz im Mikrowellenbereich besteht.

Aber Bakterien senden auch bei etwa 15 MHz (entsprechend 0.41 K Temperatur und einer Energiedichte von 44 J/m^3 bei der Quantenenergie von 1.2×10^{-15} J). Diese Energie liegt in Resonanz mit einzelnen Enzym-Substrat-Komplexen und makromolekularen Komplexbildungen.

Ein Teil der Energie wird laut Akupunkturlehre über die Meridiane transportiert und kann über den gekoppelten Lungenmeridian weitergeführt werden. Ein Hinweis für diese Funktion kann vielleicht aus folgender Entwicklung abgeleitet werden:

Dickdarm und Lunge sind aus dem gleichen Keimblatt. Das embryonale entodermale Darmrohr gliedert sich in die Luftwege, das Verdauungsrohr und in Teile des Harn- und Geschlechtsapparates.

Es ist hochinteressant, die Keimblatttheorie mit dem quantenphysikalischen Phänomen der »Nichtlokalität« zu korrelieren, was späteren Untersuchungen vorbehalten bleibt.

Rolle im Allergiegeschehen

Lunge, Darm, Haut sind die Organe, wo jeweils die Außenwelt Kontakt zur Innenwelt aufnimmt, was neben dem energetischen Nutzen auch Gefahren mit sich bringt.

Alle drei Organe sind Allergenaufnehmer.

Deshalb sind alle Kontaktstellen der Organgewebe zum Blut durch sogenannte Blutschranken mit Immunkompetenz abgesichert. Das Immunsystem ist sowohl in der Haut (thymusäquivalente Lymphozyten) als auch im Darm (höchste Dichte immunkompetenter Zellen) und in der Lunge (alveolare Makrophagen, Lymphozyten, Plasmazellen, Mastzellen, Immunglobuline aus Schleimhautzellen) besonders hoch präsent mit gleichzeitig hohem Energieverbrauch.

Da Blut viel Wasser enthält und da Wasser ein sehr breites Absorptions- und Emissionsspektrum elektromagnetischer Strahlung besitzt, ist Blut die ideale Antenne und der ideale Sender zur Energietransferierung. Ein Teil der aufgenommenen und per Blutweg verteilten Energie wird in die Bewachung der Schranken durch Enzyme und immunkompetente Systeme investiert. Das Blutschranken-System der Haut, der Lunge, des Darms kann somit selbst die Anregungsenergie zur Enzymaktivierung bereitstellen.

Die aktivierten Enzyme der Blut-Gewebe-Schranken haben zur Vermeidung von Allergien die Aufgabe, Makromoleküle in einzelne Bausteine wie Aminosäuren zu zerlegen, bevor sie den Blutstrom erreichen.

Das Krankheitsbild der Allergie kann in diesem Kontext nun durch drei verschiedene Ursachen erklärt werden:

1. Die Enzyme können aufgrund fehlender Anregungsenergie ihre Aufgabe nicht erledigen und deshalb gelangen in größeren Massen unzerlegte Proteine als Makromoleküle über die Blutschranken in den Blutstrom. Immunreaktionen sind physiologischerweise in Form von Allergien zu erwarten.
2. Eine weitere Ursache ist die Verstellung der Eigenschwingung des Enzyms durch Anlagerung von Schwermetallen, Pestiziden oder anderen Noxen, wodurch die spezifische Resonanz zum Substrat nicht mehr gegeben ist.
3. Eine dritte Ursache schließlich ist die Zerstörung der Blutschranken entweder durch übermäßige Zufuhr freier Radikale (in der Lunge in Verbindung zu Ozon, NO_x, SO_x) oder durch Mangel an Antioxidantien und gekoppelten geringen Enzymaktivitäten (viele Enzyme brauchen für ihre Tätigkeit ein redoxmäßig reduziertes Milieu).
4. Das Immunsystem ist durch die Psyche geschwächt.

Psyche – Motor unseres Verhaltens

Solange wir nicht die Wechselbeziehung zwischen Psyche, Körper und geistigen Kräften verstehen, erscheinen uns die ordnenden, eventuell auch heilenden Kräfte nicht so sehr als Wunder, vielmehr als Selbsttäuschung. Schlimmer noch, solange wir nicht wissen, wie der Mechanismus abläuft, werden wir die Psyche auch nicht systematisch zur Gesundheitserhaltung, Heilung und für ein friedvolles Zusammenleben einsetzen können.

Unser moderner Fortschrittsglaube lässt eine Übernahme bewährter Traditionen kaum mehr zu. Wir entfernen uns zunehmend von der Alten Weisheit. Außerdem fehlt es in unserer Gesellschaft an Nischen, in die wir uns zurückziehen können, um durch reine Empirie unseren Körper in Weisheitsmethoden zu üben.

Haben wir eine Alternative? Können wir in unseren gewohnten intellektuellen Bahnen einen Weg erkennen? Es sieht so aus, als ob dies gelingen könnte.

Wir müssen auf die Quantenphilosophie zurückgreifen, denn – man kann es gar nicht oft genug betonen – **wir sind Quantenkonstruktionen, wie alles, was die Natur betreut. In diesen Konstruktionen liegt das Geheimnis des Lebens.**

25 Jahre dauerte es, bis eine Handvoll Menschen an die Quantenfeldtheorie glaubte. 70 Jahre dauerte es, bis nach Faraday und Maxwell die elektromagnetische Kraft genutzt werden konnte (durch Edison u.a.). Die heutigen Menschen wissen nur jeweils so viel, wie Medien über das Thema aufklären. Auf dem außerordentlich wichtigen Gebiet der Quantenphilosophie wird kaum etwas erklärt. Dabei liegt in der Quantenphilosophie der Schlüssel unserer psychischen Funktionen.

Wie lange wird es dauern, bis wir die Kräfte der Psyche nutzen und expliziert zur Heilung einsetzen, so wie es die Schamanen taten? (Nach Meinung der WHO sind Naturvölker in ihren Heilkünsten fast so erfolgreich wie die westliche Medizin.) Versuchen wir einen Beginn.

Mit folgender Aussage gehen wir wohl alle konform: **Die Psyche ist der Motor unseres Verhaltens, dirigiert von Geist, Gefühl und Bewusstsein.** Anschaulich könnte man sagen: »Ströme psychischer Energie« werden durch verschiedene Bewusstseinszustände hervorgebracht. Kräfte und Fähigkeiten, die in jedem Menschen gegenwärtig sind, werden auf den Weg gebracht, gesammelt, verstärkt und in neue Bahnen gelenkt. Wir nennen das »Erlebnis«. Alle Erlebnisse werden gespeichert als Erfahrung.

Jedes Erlebnis ist eine ergänzende Erfahrung mit Konsequenzen für die aktuelle Lebenslage und alle kommenden. Erfahrungen verändern uns und erweitern unseren geistigen Horizont. Die kontinuierliche Anhäufung neuer Eindrücke prägt die Struktur unserer Psyche in zunehmend komplexeren Schichten. Da ist es dann nicht mehr banal, wenn man sich fragt:

Wo ist der Beginn jeden einzelnen Schrittes des Erlebens und des Erfahrens?

In unserer heutigen Gesellschaft hat die Naturwissenschaft die Dominanz. **Die Naturwissenschaft versuchte schon immer, Psyche, Geist und Seele mit ihrem Wissen über »Biochemie« zu definieren. Das gelang bisher nicht sehr überzeugend.** Dennoch spielt die »Biochemie« irgendwie eine entscheidende Rolle. Sie erklärt aber nicht den Startvorgang jeder psychischen Aktivität.

Was in unserem Körper durch Biochemie geschieht, ist eigentlich angewandte Physik. Wir wollen einen Versuch starten, die Physik als Grundlage unserer psychischen Aktivität zu verwenden.

Wir bestehen aus Sternenstaub

Es gibt etwa 100 verschiedene Arten von Atomen (Elementen), aus denen sich alle Materie, die wir kennen, zusammensetzt. Die Atome unseres Körpers sind in irgendeinem explodierenden Stern entstanden, Milliarden Jahre vor der Geburt unseres Sonnensystems. Wir bestehen aus Sternenstaub, der sich zusammengesetzt hat zu einem System, wie der Mensch es ist, das sich selbst erforschen kann.

Wo ist innerhalb der Ansammlung von Sternenstaub die Weiche zur intelligenten Steuerung eines Systems, das wir mit Leben bezeichnen, gestellt worden?

Die Probleme fangen allerdings noch früher an: Bekannt ist, dass jedes Teilchen des Universums, einschließlich der subatomaren Teilchen wie Atome und Moleküle unseres Körpers, immanent eine Bewegung besitzt, zum Beispiel eine Schwingung, Vibration oder Rotation. Alles, was sich bewegt, muss von etwas angestoßen sein. Das, was anstößt, muss selbst vorher von etwas angestoßen worden sein, sonst könnte es selbst nicht anstoßen. Diesen Prozess kann man nun zurückverfolgen und kommt dann zwangsläufig zur Frage:

Wann und wo ist der erste Anstoß erfolgt? Wie erklärt sich die erste Bewegung?

Wir werden es nicht herausfinden und das brauchen wir auch nicht, solange der Satz von der Erhaltung der Masse und Energie gilt. Dieser grundlegende Erhaltungssatz lässt im Rahmen der Unschärfetheorie (Heisenberg) genügend Spielraum zur Erklärung des Uranfangs. Wir werden darauf zurückkommen.

Alles Schwingende, Oszillierende, Vibrierende baut um sich herum Energiezustände auf, die den Raum ausfüllen.

Die Wellenfunktion von Schrödinger erlaubt, dass potenziell alle möglichen Zustände existieren können.

Dieser »Viele-Möglichkeiten-Zustand« wird durch einen seltsamen Wellenzustand repräsentiert, der insgesamt ein (unbekanntes) Pilotfeld aufbaut. Die dazugehörigen Pilotwellen lassen sich offensichtlich irgendwie projizieren. Genaueres über diesen unmessbaren Zustand ist unbekannt.

> Anton Zeilinger, Universität Innsbruck: »*Die meisten Physiker sind sehr naiv: sie glauben immer noch an wirkliche Wellen und Teilchen.*«

Ein Anteil aller dieser Wellen kann miteinander in bestimmter Weise verbunden sein; dadurch entsteht Kohärenz (Phasenkopplung und Vektorgleichrichtung in Raum und Zeit) und als Folge davon Interferenz. In der Interferenz löscht sich ein Teil der Wellen aus, ein anderer Teil addiert sich.

Die Messung, die Beobachtung legt dann ein Teilchen mit bestimmten Schwingungseigenschaften fest. So ist ein unbeobachtetes radioaktives Atom in einem unwirklichen »Viele-Möglichkeiten-Zustand«: es ist zugleich zerfallen und nicht zerfallen; sein Hüllelektron kann gleichzeitig viele Frequenzen vieler Wellen einnehmen, also gleichzeitig viele Energieniveaus darstellen.

Die Interferenz wird in dem Augenblick zerstört, wenn der Weg einer Welle aus den »Vielen Möglichkeiten« irgendwie festgelegt wird (»Welcher-Weg-Information«) (**Bild 5**).

Die Kohärenz geht dabei nicht verloren, das System wurde nur mit einem hierarchisch (an)gemessenen System »verschränkt«. Da dadurch die Wellenfunktion kollabiert, macht sich die Kohärenz nicht mehr bemerkbar.

Die »Welcher-Weg-Information« kommt immer aus der Umgebung.

Kohärenz kann also durch die Wechselwirkung mit der Umgebung (das ist auch eine Art von Beobachtung) vorübergehend eingeschläfert werden.

Superselektion durch Umgebung

Die Umgebung eines betrachteten Energieraums ist ein System, das aktiv laufend beobachtet und überwacht.

Dies geschieht nach dem Prinzip: Gleiches erkennt Gleiches.

Die beobachtete Wellenfunktion wird dekohärent, weil durch den Einfluss der Umgebung Information festgelegt wird, die dann aus der Wellenfunktion Quanten hervorlockt.

Es wird also ein definierter Zustand aufgebaut, der wiederum als Information der Umgebung mitgeteilt wird.

Die Umgebung diktiert somit, welche der ungeheuer vielen Möglichkeiten einer Wellenfunktion letztlich Wirklichkeit werden (environment-induced-superselection, umgebungsinduzierte Superselektion).

Wir Menschen sind somit das makroskopische Ergebnis nahezu unendlich vieler Wellen-Kollapse aufgrund unserer jeweiligen subatomaren, atomaren, molekularen Umgebung, wobei immer wieder und wieder durch Informationsaustausch Teilchen und neue Kräfte entstehen.

Atome im Verband sind im uns gewohnten Energiebereich bereits kollabierte Wellenzustände. Elektronen im Verband sind ebenfalls kollabierte Wellenzustände.

Bild 5

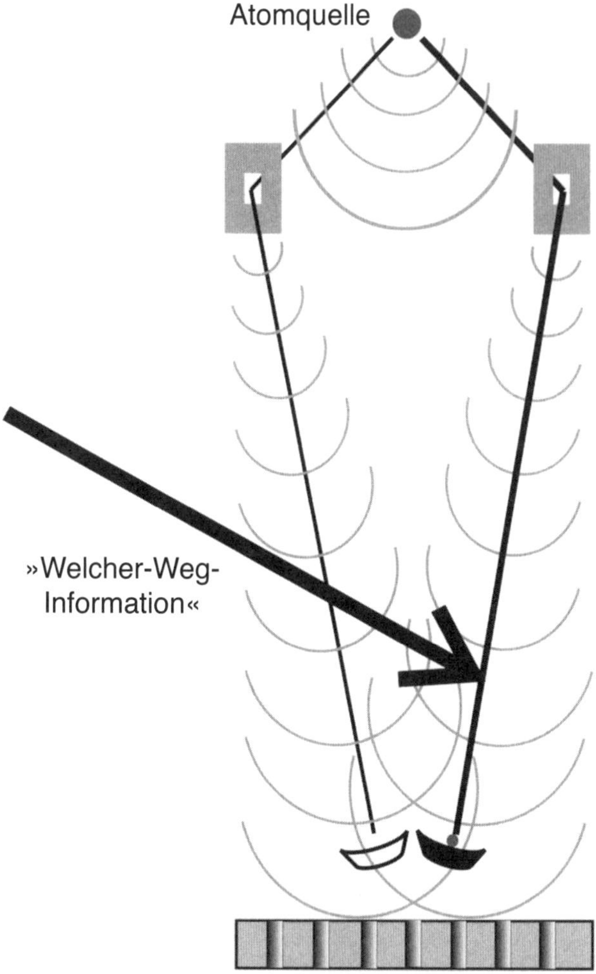

»Welcher-Weg-Information« macht aus Wellen und Interferenzen reale Quanten mit Kraftwirkung

Alle Materie besteht (auch) aus Quarks und Leptonen (dazu gehören die Elektronen). Diese beiden Teilcheneinheiten wechselwirken, indem sie sich verschiedene Quantenarten zuschicken, die alle zusammen den subatomaren Teilchenzoo bilden.

Zurzeit existieren in diesem Zoo mehrere hundert unterschiedliche Teilchen.

Diese undurchschaubare Teilchenvielfalt, die auch uns aufbaut und beherrscht, lässt sich transparent gestalten, wenn wir auf das Wesen der Teilchen eingehen.

Bevor wir uns das Wesen der Teilchen sehr genau ansehen, sollten wir uns in einer kurzen Überschau noch einmal einige wichtige physikalische Meilensteine des Menschseins vergegenwärtigen.

Welche Prinzipien benutzen subatomare Teilchen?

Tatsächlich: Alles in uns (teilweise auch im Bereich des Atomkerns) ist Elektrizität.

Für Elektrizität gilt ein Erhaltungsgesetz wie für Energie und Masse: Elektrische Ladungen können weder erzeugt noch vernichtet werden, sondern sie können nur

Bild 5 *Überlagern sich zwei herausgefilterte Strahlen einer Strahlungsquelle, so ergibt sich ein Interferenzmuster. Wird ein weiterer Strahl mit spezifischer Eigenenergie mit einem der beiden Quellenstrahlen gezielt angesteuert (»Welcher-Weg-Information«), dann kollabiert das Strahlungsmuster (Interferenz), und an seine Stelle tritt eine Quantenmenge*

von einer Stelle an eine andere, von einem Körper auf einen anderen, übertragen werden.

Der Ausgangspunkt und das Angriffsziel der elektrischen Anziehung und Abstoßung werden als elektrische Ladung bezeichnet. Es ist absolut sinnlos, danach zu fragen, warum elektrische Ladungen einander anziehen oder abstoßen; dafür gibt es keine Erklärung, dies ist eine Natureigenschaft.

Nach modernster Theorie müssen wir uns mit folgender Sichtweise vertraut machen:

Elektronen sind eine spezifische Schwingungsmode der Urform der Energie (Membran bzw. String) in Raum und Zeit. Sie verbreiten um sich herum elektromagnetische Energie. Ladungen, zum Beispiel beim Elektron die Einheitsladung, ist wiederum eine andere spezifische Schwingungsmode im gleichen Energiesystem. Die Umgebung wird dabei mit einer anderen Energiequalität angereichert, einem statischen Kraftfeld.

Wir müssen deshalb beim Elektron mit verschiedenen Raumbeeinflussungen rechnen.

Unsere bisherige Sichtweise beruht auf unseren Erfahrungen und ist offensichtlich eine nur sehr plumpe Beschreibung der tatsächlichen Verhältnisse. Diese Tatsache müssen wir in unsere Überlegungen einbeziehen, denn keine Funktion im Organismus läuft ohne Beteiligung der Elektronen ab.

Baustein Nr. 1 in der früheren Sichtweise ist das Proton (griech.: das Erste); Baustein Nr. 2 ist das Elektron. Beide haben ein elektrisches Elementarquantum entgegengesetzter Polarität. Elektrizität kann nur in ganzzahligen Vielfachen dieses elektrischen Elementarquantums auftreten.

Betrachten wir einen besonders festen Stoff. 1 g Eisen enthält 280×10^{21} positive (Protonen) und gleich viele negative Teilchen (Elektronen, 10^{21} Elektronen wiegen nur ca. 10^{-6}g). Würde man die negativen Teilchen alle zusammen hier sammeln und die positiven in einem Kilometer Entfernung ebenso anhäufen, dann würde über diese große Entfernung die enorme Anziehungskraft von 1,8 Milliarden Tonnen wirken. Aber in Wirklichkeit sind die Anhäufungen gleicher Teilchen absolut unmöglich, sie würden mit höchster Explosionskraft auseinanderfliegen.

Wenn im Eisen alles ruhig abläuft, dann liegt das an der Ausgewogenheit der Anordnung jeder einzelnen Ladung im Verband, wobei sich anziehende und abstoßende Kräfte in jedem Raumsegment ausgleichen. Wir spüren dann nur noch den Widerstand, den der Stoff dem Zusammendrücken und dem Auseinanderreißen entgegensetzt.

Jeder Körper, der eine elektrische Ladung präsentiert, hat ungesättigte Teilchen einer Polarität.

Die Urbausteine bauen aus der bisherigen Sicht das ganze Weltall und uns sowie die gesamte Natur mit allen Millionen verschiedener Stoffe einschließlich der Luft auf. Sie sind der Ursprung aller Farben, aller Düfte, aller Eigenschaften. Wie ist das möglich?

Negative und positive Ladungen lassen sich anhäufen.

Für die Trennung der Elektrizitäten muss Energie aufgebracht werden.

Die zwischen positiven und negativen Elektrizitätsteilchen herrschenden Kräfte sind die Ursache des Zusammenhalts aller Stoffe, der Kohäsion und Adhäsion, der chemischen Bindung.

Unser Körper, das Holz, das Wasser, das Metall, das Feuer – alles ist aus identischen positiven und negativen elektrischen Teilchen aufgebaut.

Können wir unseren Finger nicht durch die Wand des Zimmers stoßen, dann liegt das an den Anziehungskräften der Wandladungen, können wir keine Dellen in die Wand stoßen, dann liegt das an den Abstoßungskräften der Wandladungen, die Widerstand hervorbringen.

Es gibt keine wirkliche Berührung in der Welt – auch wenn unsere Sinne Berührungen vortäuschen. Im Submikroskopischen haben wir immer einen Abstand, da sich Elektronen untereinander abstoßen und da es natürlicherweise keine Substanz ohne Elektronen gibt. Was unsere Sinne als Berührung ausgeben, sind Kraftwirkungen hauptsächlich zwischen Elektronen, ausgelöst von Photonen/Quanten (**Bild 6**).

Ladungen rufen elektrische Felder hervor. Die Feldstärke ist als ein Druck vorstellbar, der auf eine Ladung entlang eines bestimmten Wegstücks wirkt; sie wird deshalb in Volt pro cm gemessen. Der »Druckunterschied« zwischen zwei Stellen eines elektrischen Feldes – dies nennt man Spannung – wirkt also auf elektrische Ladungen als eine elektromotorische Kraft.

Jede Kraft hat eine Quelle und ein Ziel. Sie entspringt in einer Ladung und mündet in einer anderen Ladung. Man hat willkürlich festgelegt, dass die Kräfte von positiven Ladungen ausgehen und in negativen enden. Die elektrischen Kraftlinien sind also keinesfalls geschlossen.

Unsere Körperladungen werden auch durch Kräfte beeinflusst, deren Quelle im Unendlichen liegt. Ebenso gehen von uns Kräfte aus, deren Ende im Unendlichen liegt.

Genau entgegengesetzt liegen die Verhältnisse bei magnetischen Feldlinien. Sie haben keine Quelle und kein Ziel, es gibt keine magnetischen Ladungen. Auch wenn es so aussieht, als ob die Kraftlinien von einem Magneten entspringen und im Magneten enden, kann man durch genauere Untersuchungen feststellen, dass die Linien sich im Innern des Magneten bündig schließen. Da es wahrscheinlich keine singulären Magnetpole gibt, sondern immer nur Paare von Magnetquellen, sind alle Magnetkraftlinien geschlossene Kurven.

Das elektrische Feld einer ruhenden Ladung hat keinerlei Wirkung auf ein ruhendes Magnetfeld und umgekehrt hat auch ein ruhendes Magnetfeld keinerlei Interesse an einer ruhenden Ladung. Hier wirken nur die statischen (lat. stativus: ruhend, feststehend) Gesetzmäßigkeiten. Aber sobald sich eine Ladung in Bewegung setzt, ist sie von magnetischen Kraftlinien umgeben, und umgekehrt ist jeder bewegte Magnetpol von elektrischen Kraftlinien umgeben.

Elektrizität in Bewegung erzeugt Magnetismus; Magnetismus in Bewegung erzeugt Elektrizität.

Halten wir fest: Ladungen sind naturgesetzlich vorhanden. Jede Ladungstrennung ist ehemals eine Atomzerlegung in seine Bestandteile. Das geschieht bereits bei engster Nähe, was wir mit Reibung, zum Beispiel durch einen Kamm im Haar, leicht nachvollziehen können.

Felder sind vermascht

Es gibt keine elektrische Ladung ohne Masse; alle Elektrizität ist an Masse und Substanz gebunden. Dies hat sie gemeinsam mit der Schwerkraft.

Massen entstehen durch Gravitation. Folglich sind Ladungen und Elektrizität irgendwie mit Gravitation verbunden. Da Gravitation gleichzusetzen ist mit Raumzeit, müssen Ladungen etwas mit Raumzeit zu tun haben. Da die Gravitation eine Kraft ist, die direkt mit der Energie (der Masse) koppelt, »weiß« die Gravitation, wie viel Energie ein Objekt enthält. Das gilt auch für das Universum als Ganzes.

Elementarteilchen unterliegen Gravitationskräften, das kann gemessen werden. Man kann ein Teilchen abbremsen, bis es sich sehr langsam bewegt, und kann dann feststellen, dass seine Bahn unter dem Einfluss der Erdanziehung gekrümmt wird.

Wenn wir versuchen, einen vernünftigen Wert für das Gravitationsfeld des Elektrons zu berechnen, funktioniert das nicht, solange wir das Elektron als punktförmiges Teilchen annehmen.

Da die Gravitation also mit jeder Form von Energie in Wechselwirkung tritt, wechselwirkt sie auch mit der Vakuumenergie (vgl. mein Buch *Gehirn-Magie*). Das Vakuum besitzt aufgrund seiner Energie ein Gewicht, das dem Massenäquivalent dieser Energie entspricht und somit ein Gravitationsfeld erzeugen müsste. Das tut es aber nicht! Irgendetwas in den heutigen Gravitationstheorien ist nicht in Ordnung (Problem der kosmologischen Konstanten).

Bild 6

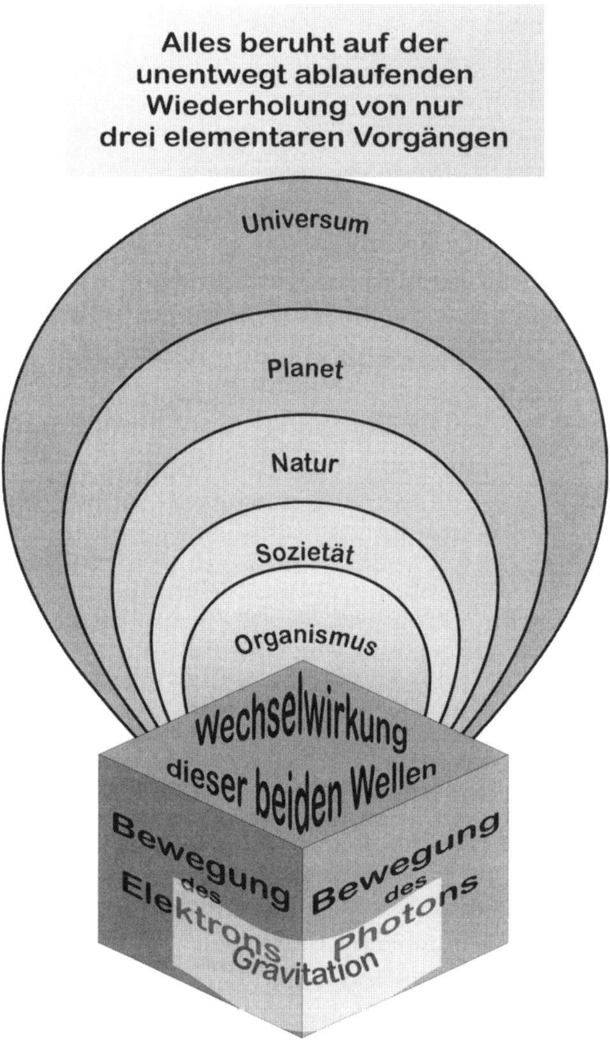
Alles beruht auf der
unentwegt ablaufenden
Wiederholung von nur
drei elementaren Vorgängen
Universum
Planet
Natur
Sozietät
Organismus
Wechselwirkung
dieser beiden Wellen
Bewegung des Elektrons
Bewegung des Photons
Gravitation

Vermittler zwischen Ladungen ist das elektrische Kraftfeld. Vermittler zwischen Massen ist das Schwerkraftfeld. Da Ladungen an Massen gebunden sind, benutzen Schwerkraft und elektrische Kraft den gleichen Raum. Schwerkraft kann Massen bewegen.

Bewegen sich Massen, dann bewegen sich Ladungen und die elektrischen Feldkraftverhältnisse ändern sich; dadurch entsteht eine neue Feldqualität, ein magnetisches Kraftfeld. Folglich ist auch das magnetische Kraftfeld (irgendwie) mit der Wirkung der Gravitation verbunden, also auch mit den Wirkungen der Raumzeit.

Der sehr gut gesicherte Erhaltungssatz der Ladung besagt, dass sich die Differenz aus der positiven und der negativen Ladung niemals ändert. Eine positive Ladungsmenge kann nur so lange erzeugt werden, wie gleichzeitig eine ebenso große negative Ladungsmenge entsteht. Da es auch Teilchen gibt, die keine Ladung besitzen, ist die elektromagnetische Kraft keine universelle Kraft, so wie die Gravitation. Identisch ist bei beiden Kräften aber die Reichweite. Da es positive und negative Ladung und dementsprechend positive und negative Kraftkomponenten gibt, heben sich beide Komponenten tendenziell auf, die Kräfte neutralisieren sich selbst. Obwohl die elektromagnetischen Kräfte sehr viel stärker als die gravitatorischen Kräfte sind (auf atomarer Ebene, also zwischen Proton und Elektron, 40 Größenordnungen stärker), wird der Kosmos aufgrund der elektromagnetischen Kraftneutralisation viel mehr durch die Gravitation als durch die elektromagnetische Kraft bestimmt.

Jedes geladene Teilchen erhält seine Ladungsqualität dadurch, dass es von Energie umgeben ist. Solange mit dieser Energie nichts Nennenswertes passiert, wird sie nicht im Energieerhaltungsprozess eingerechnet – es ist virtuelle Energie (lat. virtus: Tauglichkeit, also potenziell wirksam, ohne tatsächlich [real] vorhanden zu sein).

Heisenberg fand heraus, dass für die beiden Größenpaare Ortsgenauigkeit–Geschwindigkeitsgenauigkeit und Zeitgenauigkeit–Energiegenauigkeit die Unschärfebeziehung besteht:

Große Zeitgenauigkeit existiert bei sehr kurzen Zeitspannen; dabei kann die Energie gleichzeitig völlig ungenau sein. Ein geladenes Teilchen kann daher für kurze Zeit Energie abgeben, ohne dass dieses Abgeben von Energie registrierbar ist. Die Energie muss in kürzester Zeit wieder zurückgegeben werden.

Derartige Energien als Boten der Information für Kräfte des Kernfeldes heißen Pi-Mesonen, und diejenigen des Elektronenfeldes, also des elektromagnetischen Feldes, sind allgemein die Quanten oder speziell Photonen (sichtbarer Bereich).

Sehen wir uns die Verhältnisse beim Elektron an, wie wir sie als außenstehende Beobachter registrieren können.

So wird von jedem Elektron unentwegt Energie wolkengleich ausgesandt und wieder verschluckt. Diese Wolke virtueller Energie entspricht dem elektrischen Feld eines Elektrons. Damit wir dieses Phänomen leichter in unseren Gedankengang einordnen können, verwandeln wir die Energie in virtuelle Quanten.

Ein Quant mit der Energie von 1 eV wiegt ca. 10^{-33} g und hat eine virtuelle Lebensdauer von $6{,}58 \times 10^{-16}$ sec. Dabei überstreicht es einen Aktionsradius von 200 nm.

Je kleiner die Quantenenergie, desto länger lebt das

Quant und desto größer ist sein Aktionsradius. Ein Quant mit 100-mal weniger Energie als 1 eV (0,01 eV) lebt $6{,}58 \times 10^{-14}$ sec und bewegt sich bereits 20 µm weit vom Elektron weg. Und ein 100 000-mal schwächeres Energiequant (10^{-5} eV) lebt $6{,}58 \times 10^{-11}$ sec und gelangt in Entfernungen von 2 cm, falls es freie Bahn hat.

Jedes Mal ist für die Dauer des Lebens auch Masse involviert, allerdings keine Ruhemasse wie beim Elektron selbst. Man muss sich das vorstellen: aus dem Nichts entsteht Masse und verschwindet wieder.

Ein Quant, das sich weit entfernt vom Elektron befindet, ist also immer ein Quant mit geringer Energie und geringer potenzieller Kraft. Das sagt aber über seine Wirkung noch nichts aus, denn die mit der Quantenenergie verbundene Informationssendung braucht keine großen Kräfte. Für jede Information findet sich ein Empfänger.

Der Organismus kann nur dann seine Aufgaben erfüllen, wenn folgende Größen stimmen:

a) die Menge der beeinflussten Quanten (Amplitudenfenster),
b) die Quantenenergie (Resonanz),
c) die Änderungsgeschwindigkeit der Quantenmenge (dA/dt),
d) die Amplituden-Modulation der Quantenmenge,
e) die Überlagerungen mit anderen Quantenfeldern.

Unsere Menschen-Welt äußert sich in einem bestimmten Energiebereich

Die für uns sichtbare, spürbare, allgemein messbare Welt verwendet ganz bestimmte Energien, zum Beispiel chemische Bindungen, die letztlich bestimmte Schwingungen der Elektronen mit Photonenemission kennzeichnen. Die stärksten Bindungen sind kovalente, die schwächeren Van-der-Waals-Kräfte (bei Rezeptoren, Immunfaktoren, Enzymen):

- Kovalenz-Bindung (gemeinsames Molekülorbital einer Elektronenschale) mit Energien von 2,2 – 4,8 eV (entspricht sichtbarem und UV-Licht, 564 – 258 nm), dann
- Komplex-Bindung (Krafteinfluss auf Elektronenbahn),
- Ionen-Bindung (Übertragung eines Elektrons) im Bereich 0,2 eV,
- Hydrogen-Bindung von 0,13 – 0,30 eV,
- Van-der-Waals-Bindung von 0,04 – 0,08 eV (Mikrowelle, 31020 – 15510 nm, das sind 10000 bis 19000 GHz),
- Elektrostatische Wechselwirkungen, milieuabhängig, wie Ion-Ion, Ion-Dipol, Dipol-Dipol, getragen von virtuellen Photonen.

Wenn unsere Natur, einschließlich uns, mit diesen Energien arbeitet, heißt das nicht, dass ausschließlich diese Energien vorhanden sind. Es heißt lediglich, dass die häufigste Kraft- und Realitätsbildung in diesem Energiebereich stattfindet.

Viele Informationsübertragungen verlaufen in einem Bereich von sehr viel niedrigeren bis zu mittleren Quantenenergien. Man darf dabei nicht übersehen, dass in jedem Elementarteilchen (solange noch keine Verfestigung stattgefunden hat) potenziell auch extrem hohe Energie ver-

Bild 7

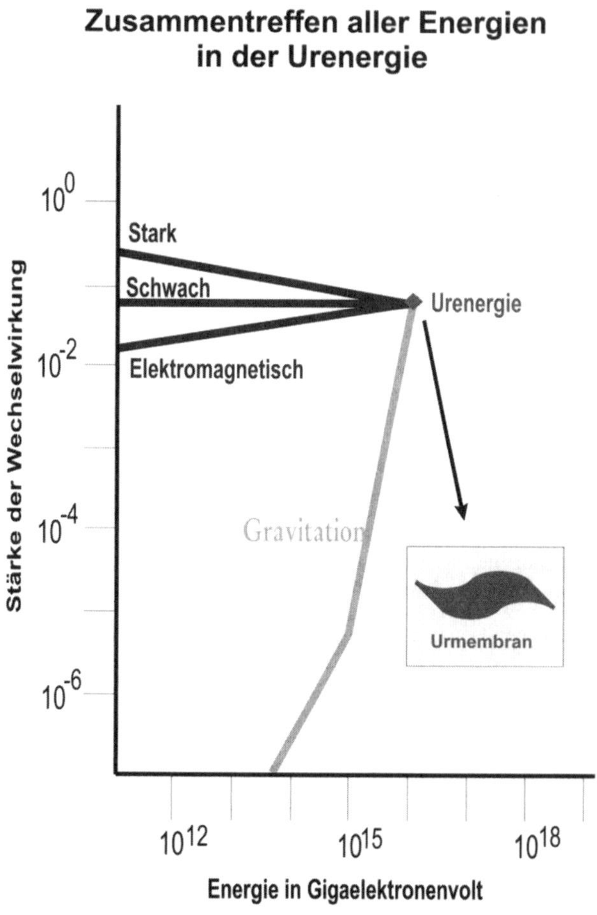

Verändert nach Spektrum der Wissenschaft 4/1998

borgen ist, die möglicherweise durch Merkmale des Lebens rekrutiert werden kann.

Wir haben bereits darauf hingewiesen, dass eine wichtige Größe bei der Beschreibung einer Kraft der Begriff des Feldes ist. Jedes Teilchen ist Quelle von Kraftfeldern, jedes Teilchen ist umgeben von Kraftfeldern. Ein Teilchen, das in dieses Feld eintaucht, erfährt Kräfte.

Alle Wechselwirkungen zwischen Leptonen und Quarks sind im sogenannten Standardmodell durch vier verschiedene Kräfte beschreibbar: schwache und starke Kraft, elektromagnetische Kraft und Gravitation. Das Atom entsteht durch die elektromagnetische Anbindung der Elektronen an den Atomkern. Die Atome untereinander – obwohl elektrisch neutral – wechselwirken über eine elektromagnetische Restkraft und bilden so die Moleküle. Heute geht man nur noch von drei Grundkräften aus, da schwache und elektromagnetische Kraft Ableger der gleichen Manifestation sind, der elektroschwachen Kraft.

Alle Kräfte werden durch bestimmte Informationsboten, durch Quanten, vermittelt. Das Quant der elektromagnetischen Kraft ist das Photon. Nur das Botenteilchen der Gravitation ließ sich bisher nicht eindeutig nachweisen.

Die Physiker gehen davon aus, dass es gelingen wird, alle bisher bekannten Urkräfte in einem Urfeld zu vereinigen (Bild 7).

Bild 7 *Alle bisher bekannten vier Urkräfte (eigentlich sind es nur noch drei Urkräfte) lassen sich laut Theorie in einer Größe zusammenführen. Die Energiegröße, bei der das passiert, liegt bei 10^{16} GeV (10^{25} eV). Die allumfassende Urenergie hat nach der letzten theoretischen Erkenntnis die Form einer Membran, wir nennen sie im Text die Urmembran.*

Wie können sich aus einem Urfeld heraus der Kosmos und unsere Erde mit Natur und Mensch entwickeln?

Stellen wir uns ein Meer vor. Es liegt in einem riesigen Tal einer Bergkette zuerst absolut still und ruhig, nichts bewegt sich, alle Wasserteilchen bleiben an der gleichen Stelle ausgerichtet.

Nun greifen Kräfte an. Diese Kräfte bilden sich aufgrund von Wechselwirkungen zwischen Ladungen – dadurch entsteht Wind oder eine Strömung im Wasser.

Die Kräfte bringen das Wasser und schließlich das ganze Meer in Bewegung; zuerst nur lokal – die Oberfläche kräuselt sich, es bilden sich Wirbel, es schwappt; dann nicht lokal – es bilden sich Wellen, die fernab der Ursache noch Auswirkungen haben.

Felder machen sich erst bemerkbar, wenn man ihnen etwas entgegenstellt, wenn man sie misst, beobachtet, wobei man sie in Resonanz mit etwas bringt.

Die Energie für das Heben eines Gewichts ist allein von der Höhendifferenz abhängig, nicht dagegen vom Weg, der dabei zurückgelegt wird. Auch der Absolutwert der Höhe spielt keine Rolle, nur die Höhendifferenz.

Parallel dazu liegen die Verhältnisse für das elektrische Feld, wobei das elektrische Potenzial der Höhe entspricht. Die Energie, die nötig ist, um eine Ladung von einem Punkt zu einem anderen zu bringen, hängt allein von der Differenz der Potenziale an den jeweiligen Endpunkten des zurückgelegten Weges ab. Wir bewegen uns damit in der gut dokumentierten Raumzeit, aber es gibt noch mehr Dimensionen.

Klein stellte 1926 die These auf, dass wir die Dimensionen, die über die Raumzeit hinausgehen, nicht erkennen können, da sie in außerordentlich kleinen Dimensionen existieren. Nach plausiblen Berechnungen unter Verwendung der Elektronenladung und der Gravitationskraft zwischen elementaren Teilchen ergab sich eine Größenordnung von 10^{-30} cm, der 10^{17}te Teil der Größe eines Atomkernes.

In diesen winzigen Abständen bewegen sich Informationsboten für Kräfte, wie Photonen es sind.

Wir haben bereits erklärt: Je kürzer der Weg eines Photons ist, desto kürzere Zeit ist es natürlich unterwegs. Das bedeutet, die Zeit ist sehr genau festzulegen. Das heißt aber auch, die Energieunschärfe ist groß. Eine Energiestruktur, sagen wir ein Elektron, kann auf diese Weise enorme Energien und ebenso enorme Masse aufweisen.

Alles, was wir bisher hier aufgezeigt haben, deutet darauf hin, dass wir ein vollkommen physikalisches Konstrukt sind. Aber das kann nicht alles sein. **Wer dirigiert die Kräfte? Wo ist die Psyche?**

Gibt eine spezielle Strahlung außerhalb des Körpers?

Gibt es Nachweise für eine besondere Strahlung beim Menschen?

Jeder Körper strahlt ein ganz bestimmtes Spektrum elektromagnetischer Schwingungen aus, allein durch seine Temperatur. Um diese Strahlung brauchen wir uns vorerst nicht zu kümmern, denn auch ein Stein besitzt sie. Wenn wir Strahlung suchen, dann sind hier »aktive« Informa tionsschwingungen außerhalb der »passiven« Strahlung eines Schwarzen Körpers (mit dem die Strahlungseigenschaften des menschlichen Körpers vergleichbar sind) gemeint.

Es geht hier ausschließlich um den sogenannten Mikrowellenbereich (Bereich ca. 1 GHz bis > 10 000 GHz; die unteren Frequenzen des Bereichs haben mit »Mikro«, also µm-Wellenlängen, nichts zu tun). Dieser Bereich ist für kommunikative Information und Molekülschwingungen in unserem Körper entscheidend wichtig, also für Enzyme, Substrate, Hormone, Rezeptoren, Antigene, Antikörper.

Ein Abgreifen von körpereigenen sogenannten Störschwingungen in diesem Mikrowellenbereich mithilfe von gängigen, in den Händen gehaltenen oder aufgeklebten Elektroden ist nicht möglich, obwohl dies von bestimmten Interessengruppen postuliert wird.

Es gab mehrere intensive wissenschaftlich vorgenommene Versuche, die zum Ziel hatten, eine aktive Extrastrahlung in genau diesem Wellenbereich beim Menschen auf der Hautoberfläche aufzuspüren. Dafür wurden notwendigerweise sehr spezielle Antennen und Verstärker verwendet (Hornantennen, Kristall-Detektoren, Hohlraumresonatoren, Wellenleiter mit angepassten Dielektrika, Mikrowellen-Radiometer – entwickelt für die Radioastronomie).

Es gab kein positives Ergebnis: Im Bereich 1 MHz bis 120 GHz war kein Signal zu detektieren, nur TV- und Radiosignale der Fernseh- und Rundfunkstationen und die zu erwartende Black-Body-Emission bei 0,5 K.

Im weiteren Mikrowellenbereich konnte ebenfalls nicht das geringste Infosignal isoliert werden, und selbst die Black-Body-Emission, die auch von einem schwarzen Stein bei gleicher Temperatur abgegeben wird, hatte beim

Menschen bei 1 bis 5 GHz Frequenz den äußerst geringen Leistungswert von 0,00000000000001 W (=10^{-14} W). Bei 3 GHz beträgt die Leistung pro Flächeneinheit, also die Leistungsdichte, sehr geringe 10^{-12} W/cm^2.

Das heißt:

a) Es gibt keine mit heutigen Mitteln detektierbare Extrastrahlung im Bereich der Mikrowelle, also im Hauptinfobereich des Körperfunktionsgeschehens, außerhalb der Strahlung des Schwarzen Körpers (diese Strahlung repräsentiert allein einen Temperaturwert an der Körperoberfläche; ein schwarzer Stein würde bei gleicher Temperatur den gleichen aufweisen).
b) Selbst diese Schwarze-Körper-Strahlung ist im Gigahertzbereich wegen ihrer äußerst schwachen Leistung nur mit Spezialsonden und speziell aufgebauten und extra behandelten Verstärkern erfassbar.

Eine körpereigene Info- oder »Störschwingung«, auch wenn sie noch so kohärent sein sollte, wurde also selbst mit Spezialantennen und Spezialverstärkern nicht gefunden. Wenn die von Fachleuten verwendeten adäquaten Methoden erfolglos waren, dann kann eine normale Handelektrode, angeschlossen an Verstärker, die mit gängigen elektronischen Bauteilen und ungekühlt arbeitet (derartige Geräte sind auf dem Markt), erst recht nichts Verwertbares aufnehmen.

Dagegen beträgt die Leistungsdichte allein bei 10 µm, (entspricht der typischen Temperaturstrahlung) hohe 10 mW/cm^2. Deshalb werden dic Elektroden vom Körper her messbar warm.

Weitere Ergebnisse der wissenschaftlichen Versuche:

Alle elektromagnetischen Schwingungen größer 10 GHz kamen nennenswert nur aus den äußersten Hautschichten, während Schwingungen des Bereichs 1 bis 5 GHz auch nur aus wenigen Zentimetern Tiefe stammten. Die Quanten aus größeren Tiefen bleiben vorher im Gewebe »stecken«. Aus größeren Tiefen sind Schwingungen im Mikrowellenbereich also nicht aufnehmbar, genauso können Mikrowellen nicht tief eindringen.

Die Emission aus dem Körper reagiert deshalb auch sehr schwerfällig auf massive Strahlungsveränderungen. So ergibt die relativ große Temperaturdifferenz von 7 °C lediglich 1 Prozent Änderung der Black-Body-Emission.

Unabhängig von dem hier behandelten Wellenlängenbereich **gibt es eine relativ leistungsstarke Photonenstrahlung im sichtbaren Lichtbereich, ausgehend vor allem von den Händen.** Als Ursache konnte die Oxidation der freien Fettsäuren an der Hautoberfläche und die damit verbundene Entwicklung der freien Radikale gefunden werden.

Steuerung der Materie durch das Bewusstsein

Bereits in meinem Buch *Gehirn-Magie* ist der klassische Versuch erklärt, den **Bild 8** darstellt.

Ein Experimentator versucht die Richtung der Spins von Elementarteilchen relativ zu einer vorher mit einem Magneten festgesetzten Richtung im Raum zu messen. Die

***Bild 8** Erklärung im Text*

Der Geist beherrscht die Materie
(Nach Davies 1990)

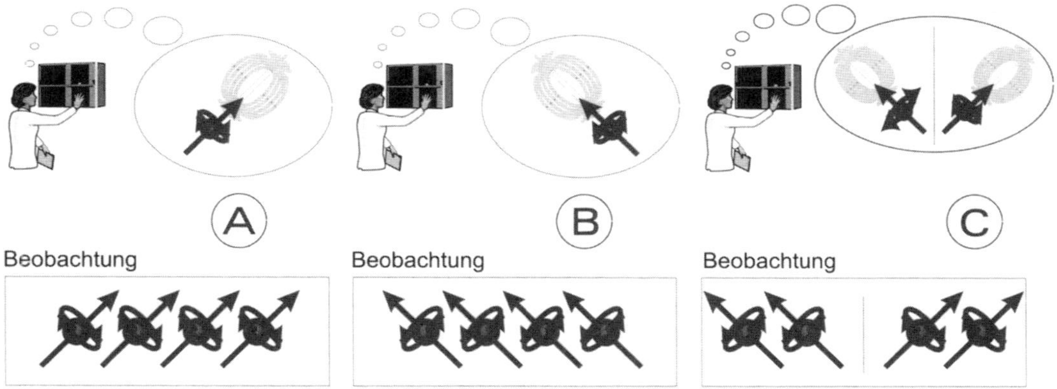

Bild 8

Messung in Versuch A zeigt, dass »zufällig« alle gemessenen Spins mit der vorher festgelegten Eichrichtung übereinstimmen. Im Versuch B wird deshalb eine andere Eichrichtung festgelegt, aber wieder zeigen die gemessenen Spins in die neue Richtung.

Im Versuch C versucht der Experimentator dem Nachahmungsdrang der Spins zu entgehen, indem er zwei Richtungen festlegt und die Mitte der beiden Richtungen festlegt. Das Ergebnis dieses Versuches zeigt, dass seine Spins nun erst die eine der beiden Richtungen einnehmen, dann die andere Richtung bevorzugen, um danach wieder die erste Richtung einzuschlagen und immer so weiter. Als Ergebnis der Versuche wird interpretiert, dass **der Geist des Experimentators außerhalb seines Körpers Bausteine der Materie beeinflussen kann. Das ist absolut phantastisch, da reproduzierbar.**

Die amerikanische Universität Princeton ist traditionell eine Hochburg der Erforschung der Quantenphilosophie. Dort gibt es auch ein wohl einmaliges Institut mit der Bezeichnung PEAR, Princeton Engineering Anomalies Research. Die Mitglieder des Instituts erforschen den Einfluss der Gedanken auf Computeraktivitäten und andere digitale Systeme. Das Team besteht momentan aus Wissenschaftlern der Luftfahrttechnik, der Ingenieurwissenschaften, der theoretischer Physik und der Psychologie.

Seit fast 20 Jahren laufen bereits Tests dieser Art, und PEAR spricht von markanten Ergebnissen. **Demnach ist die Kraft der menschlichen Gedanken oder des Bewusstseins oder der Psyche imstande, digitale Systeme zu lenken. Die Elektronik der binären Kommunikation ist empfänglich für menschliche Regungen** – eine phantastische

Aussage. Eigenartigerweise halten sich die offiziellen wissenschaftlichen Medien in der Berichterstattung zurück, es bestehen Berührungsängste mit dem weitgehend von Scharlatanen besetzten Gebiet.

> Der Leiter der Abteilung, Robert Jahn, sagt als Erklärung der Ergebnisse: »*Haben wir es nur mit dem Austausch elektrischer Impulse im Gehirn zu tun, wie die Mediziner behaupten? Ich glaube nicht daran und tendiere mehr zu den alten Koryphäen der Quantenphysik, die meinten, unser Bewusstsein und unser physisches Umfeld sei ein und dasselbe.*«

Nach Jahn könnten die menschlichen Bewusstseinsebenen in irgendeiner Weise mit der äußeren Welt zusammenhängen. Untersucht wurde deshalb, ob bestimmte Menschentypen oder bestimmte Stimmungen besonders erfolgreich in der Beeinflussung der Elektronik sind. **Prinzipiell sind alle Menschen in der Lage, Einfluss auf die Elektronenfunktion zu nehmen**, allerdings kristallisieren sich doch einige Favoriten heraus. Frauen sind in manchen Aufgabenstellungen erfolgreicher als Männer. Gruppen sind dann erfolgreicher als Einzelpersonen, wenn sie sich gleichzeitig auf eine Sache konzentrieren. Bei zwei Personen zusammen ist die Kombination Frau/Mann erfolgreicher als gleichgeschlechtliche Kollegen. Verliebte sind noch mal erfolgreicher.

Wer oder was dirigiert das Ganze?

Die Nichtlokalität als Erklärung

Wenn zwei Elementarteilchen aus der gleichen Wahrscheinlichkeitswelle hervorgehen, dann sind ihre Eigenschaften weiterhin eng miteinander verbunden; sie sind miteinander verschränkt. Aufgrund des Impulserhaltungsgesetzes weiß man, dass sie unterschiedliche Spins haben. Das hat zur Folge, dass sie in entgegengesetzte Richtungen davonsausen.

Wenn man den Impuls eines Teilchens misst, weiß man augenblicklich, welchen Impuls das andere Teilchen hat, selbst, wenn es sich am Ende des Kosmos befindet. Wird eins der beiden Teilchen irgendwie beeinflusst, etwa durch ein Magnetfeld oder durch eine polarisierende Kraft aus der Bahn gelenkt, dann macht das andere nicht direkt beeinflusste Teilchen diese Veränderung um 180° gedreht mit. Und das Erstaunlichste an den Experimenten ist, dass die Entfernung der Teilchen keinerlei Rolle spielt. **Also unabhängig von Raum und Zeit bleiben die Zwillingsteilchen in Beziehung zueinander**. Was dem einen passiert, geschieht automatisch (aber entgegengesetzt) auch dem anderen. Ein weiteres experimentelles Ergebnis:

Wenn zwei Teilchen miteinander kollidiert sind, dann fliegen sie in unterschiedliche Richtungen auseinander. Auch bei diesen Teilchen besteht die Möglichkeit, dass sie dauerhaft miteinander in Verbindung bleiben. **Alles, was mit einem der Teilchen geschieht, beeinflusst in rätselhafter Weise auch das andere Teilchen**. Dies auch dann, wenn die beiden Teilchen Millionen Lichtjahre voneinander entfernt sind.

Drei oder mehr Teilchen, die aus derselben Quelle

stammen, haben wahrscheinlich noch engere nichtlokale Korrelationen als Zwillinge.

Erst 1981 haben der französische Physiker Alain Aspect und sein Team den Nichtlokalitäts-Effekt experimentell bestätigen können. Seither wurde er immer wieder, besonders in Laboratorien der USA, reproduziert.

Der Physiker Anton Zeilinger, damals noch an der Universität Innsbruck, ging im Jahr 1998 nun noch einen Schritt weiter. **Er brachte Photonen dazu, sich gegenseitig durch den Raum zu transportieren** (**Bild 9**). Dabei werden, wie oben dargestellt, Zwillingsphotonen verwendet. Eins der beiden wird mit einem weiteren Photon konfrontiert. Dieses dritte Photon überträgt seine Schwingung auf das konfrontierte Photon, und – wir hatten es bereits gesagt – was mit dem einen Photon passiert, geschieht auch mit dem anderen. Deshalb nimmt das Zwillingsphoton auch die Schwingung des dritten Photons an, obwohl es nichts mit der Konfrontation zu tun hat. Während die primäre Konfrontation in einem Lichtblitz endet, kann das übrig gebliebene Zwillingsphoton das dritte Photon durch den ganzen Kosmos tragen (Quantenteleportation oder Passagierphoton).

Derartige Effekte sind für unseren Organismus ebenfalls gültig, aber die Auswirkungen davon wurden bisher nicht einmal angedacht. Die Konsequenzen sind kaum fassbar phantastisch.

Auch wir bestehen aus diesen Zwillingen, Drillingen und verschränkten Mehrteilchen. **Sicherlich sind wir Wesen, die aufgrund des Nichtlokalitäts-Effekts uns selbst und die Umgebung beeinflussen.** Aber wie bedeutsam dieser Effekt für das Leben ist, das wissen wir nicht.

Bild 9

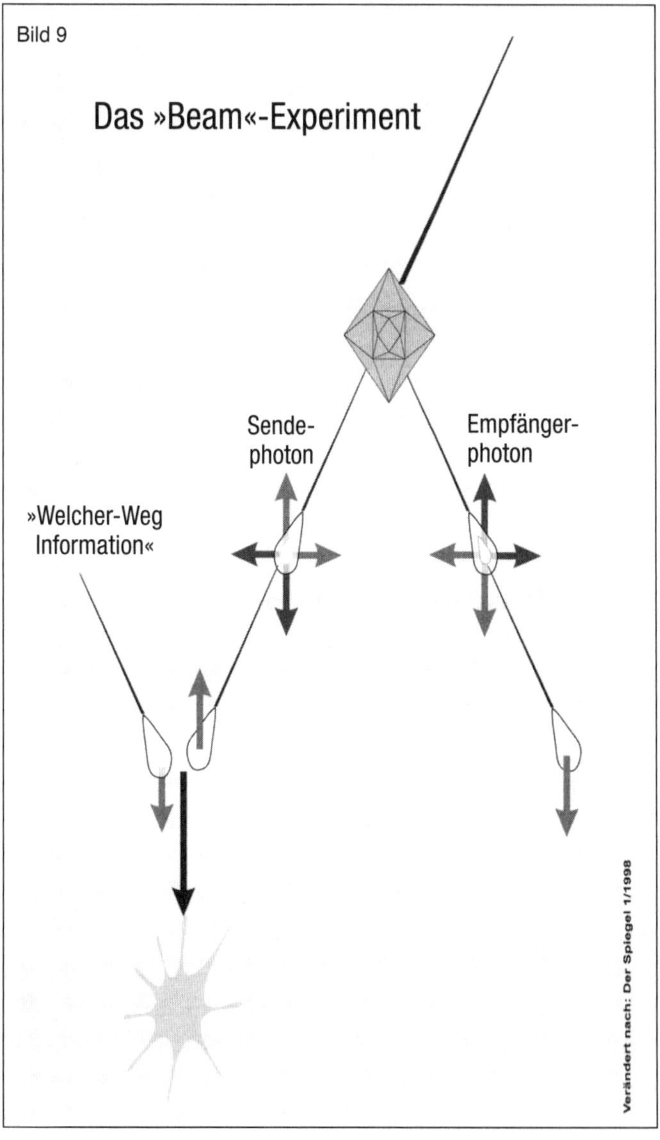
Das »Beam«-Experiment
Sende-
photon
Empfänger-
photon
»Welcher-Weg
Information«
Verändert nach: Der Spiegel 1/1998

Sicher ist, für eine derartige »spukhafte Fernwirkung«, wie Einstein diesen Effekt nannte (er hatte sich dieses Nichtlokalitätsprinzip zusammen mit seinen Kollegen Nathan Rosen und Boris Podolsky 1935 ausgedacht, aber mangels experimentellen Equipments nicht ausführen können) brauchte es keine Extrawellen außerhalb der Strahlung des »Black Body«. Diese sind beim Menschen auch bisher nicht aufspürbar und keinesfalls mit gängiger Elektronik zu verarbeiten. Alle Therapiegeräteehersteller, die Derartiges postulieren, haben die Physik falsch interpretiert.

Geist plus Materie gleich Leben

Materie, Geist, Leben, das sind die Schlagworte, die den Menschen ausmachen; es sind gleichzeitig die drei Säulen unserer Wissenschaftsdisziplinen: Geisteswissenschaft, Naturwissenschaft, Sozialwissenschaft.

Es bahnt sich an, dass das Gemeinsame dieser drei Säulen demnächst offengelegt werden kann. Wenn dies in absehbarer Zeit gelingt, dann wird klar werden, dass das Verdienst dieser grundlegenden Vereinigung nicht der

Bild 9 *Wird eine elektromagnetische Welle gesplittet (das geschieht auch durch bestimmte physikalische Eigenschaften der Gewebe), dann bleiben die zwei (oder mehr) Strahlen untereinander in Kommunikation. Wird einem der Strahlen Information übertragen (hier »Welcher-Weg-Information«), dann kollabiert das System und wird zu Teilchen mit Krafteigenschaften. Das Teilchen, das die Information übernommen hat, verschmilzt mit dem Infoteilchen, während der unberührte Zwilling, wie magisch übertragen, die Information (seitenverkehrt) weiterträgt.*

heutigen Wissenschaft alleine gebührt. Wenn nicht alles täuscht, werden paradoxerweise alte Wissenschaften, eben die Alten Weisheiten, in überwältigendem Ausmaß teilhaben an dieser revolutionären Errungenschaft.

Im Altertum war offensichtlich bekannt, dass es im Menschen eine Kraftquelle gibt, aus der Wissen geschöpft werden kann. Alle wichtigen Überlieferungen, wie das Ägyptische Totenbuch, die Yoga-Sutren des Patanjali, die Upanischaden, das Saundarya Lahari, die Panchastavi, die Puranas und andere altindische Werke, das Tibetische Totenbuch, der Vedanta, weisen auf dieses verborgene Potenzial, das durch spezielle Bewusstseinstransformationen genutzt werden kann.

Die Urform im Raum-Zeit-Bereich (»Magic-, Mystery-, Membran-Theorie«)

In allen alten Überlieferungen gibt es eine Idee, die zeitlos zu sein scheint. Diese Idee liegt dem »Stein der Weisen« zugrunde und wird auch »Elixier des Lebens« genannt. Es geht um die geheimnisumwobene Urform oder auch Ursubstanz, die von Aristoteles auch mit »prima materia« bezeichnet wurde. Was haben die Alten darunter verstanden?
Sie sagen: Alle Materie und alle Elemente dieser Welt und des Universums sind Modifikationen und

Variationen ein und derselben Substanz und Kraft. Die wahre Natur dieser Urkraft zeige sich erst dann, wenn alle Elemente aufgelöst werden und jede Differenzierung von Kräften rückgängig gemacht wird.

Dieses uralte Postulat ist sehr wichtig und wird noch eine zentrale Rolle im weiteren Text spielen, denn es beschreibt auch die Kernaussage der modernen Physik (Duff, 1998).

Die Alten sagen weiterhin: Wem es gelingt, zur Reinheit der undifferenzierten Urform vorzudringen, hat den Schlüssel zum Geheimnis aller Schöpferkraft, die auf der Verwandelbarkeit aller Elemente und Erscheinungsformen beruht. (Govinda, 1991)

Nach heutiger Kenntnis stimmt auch diese Aussage überein mit der derzeit gültigen physikalischen Theorie.

Der bekannte Physiker und Autor Michio Kaku (1995, New York City University) schreibt sinngemäß: **Wer die Naturkräfte auf ihre Urform zurückführen kann, der hat den Schlüssel zur Steuerung des ganzen Weltgeschehens in der Hand.**

Sehen wir uns den letzten Stand der Theorie zur Urform aller Kräfte an.

Wie sieht die Urform aller Energie aus, welche Eigenschaften besitzt sie?
Einer der führenden Wissenschaftler in diesem Bereich ist Edward Witten vom Institute for Advanced Study in Princeton (New Jersey). Er erhielt 1990 die dem Nobelpreis adäquate Fields-Medaille. Er war der erste Forscher, der die neue M-Theorie 1995 in einem bahnbrechenden Vortrag an der Universität von Süd-Kalifornien in Los Angeles vortrug, wobei er selbst bemerkte, dass das M nach Belieben für magic (Zauber), mystery (Wunder) oder schlicht Membran stehen kann. Bereits Paul A. M. Dirac (1902–1984), einer der berühmten Gründer der Quantenmechanik, hatte 1962 ein Membranmodell vorgestellt, das später von der enthusiastisch gefeierten String-Theorie abgelöst wurde. Aber in der String-Theorie passte nicht alles zusammen.

Mit der neuen M-Theorie scheinen alle Widersprüche behoben. In der jetzt präsentierten M-Theorie mit ihrer 11-dimensionalen Raumzeit ist die bisher favorisierte String-Theorie enthalten. Witten, zusammen mit seinem Kollegen Peter Horava, zeichnete folgende Aussichten: Alle bekannten Naturkräfte, wie die starke, die schwache, die elektromagnetische Kraft und auch die Gravitation, treffen sich bei der Energie 10^{16} Gigaelektronenvolt (GeV) in einem gemeinsamen Ursprung; wir haben hier also eine Urform der Energie, aus der alles entsteht (**Bild** 7).

***Bild** 10 Die Urform der Energie hat – wenn sie sich realisiert – die Form einer winzigen Membran. Aus der Entfernung gesehen, wirkt die Membran wie ein Faden, ein String, und entfernt man sich noch weiter, kann man die Membran nur noch als Punkt erkennen.*

Bild 10

Struktur der Punkt-, String-, Membranenergie

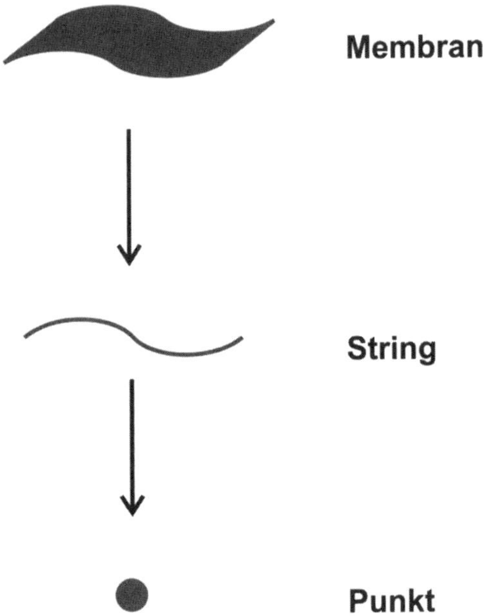

Verändert nach Spektrum der Wissenschaft 4/1998

Das ist deutlich unterhalb des bisher kalkulierten Wertes von 10^{19} GeV, der Planck-Energie. (Zur Planck-Energie gehört die Planck-Länge von 10^{-33} cm und die Planck-Zeit von 10^{-43} sec; zum Vergleich: Atomdurchmesser 10^{-8} cm.)

Alle Teilchen, wie zum Beispiel Quarks der Atomkerne oder Elektronen, lassen sich also aufgrund dieser neuesten Theorie auf eine Urform, auf eine Urform der Energie zurückführen.

Damit Sie als Leser weiter Ihre Aufmerksamkeit in eine bestimmte Richtung lenken können, soll bereits jetzt eine für die Aussage in diesem Buch entscheidende **Hypothese** aufgestellt werden.

Diese Urform der Energie, Quelle aller Kräfte, ist mit dem, was wir Grundlage des »Universellen Geistes« nennen, identisch.

> In jedem menschlichen Wesen ist das *bodhi-citta* als Potenzialität gegenwärtig (*bodhi* heißt Licht, Wahrheit).

Das heißt, mit zunehmender Entfernung ändert sich die Urform zu anderen Gebilden. Diese geänderten Gebilde haben andere Eigenschaften als die ursprünglichen.

Um das plausibel zu erklären, müssen wir etwas ausholen:

Die Urform als Membran hat die Eigenschaft, in fast beliebig vielen Moden zu schwingen. Da gibt es Grundschwingungen, Oberschwingungen von der ganzen Membran oder von Teilen der Membran; komplizierte

Bild 11

Einige Dimensionen der Membran-Theorie

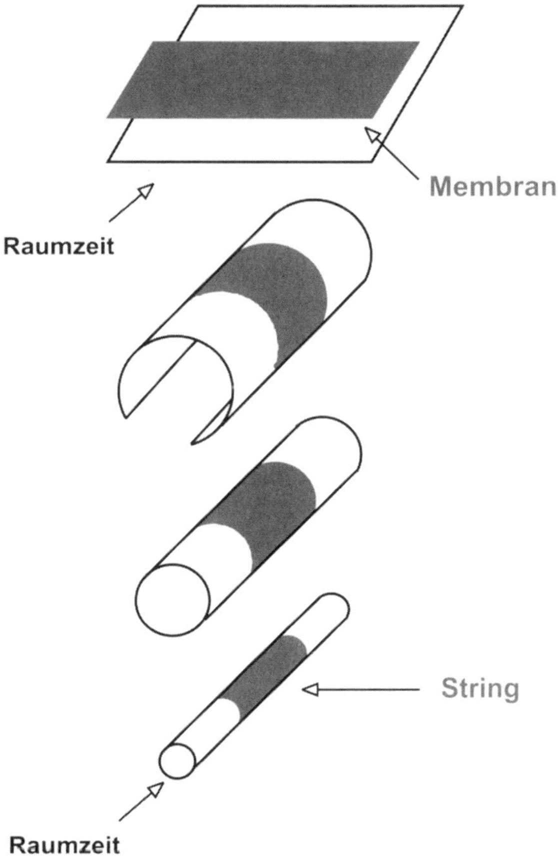

Verändert nach Spektrum der Wissenschaft 4/1998

Schwingungsrichtungen sind zusätzlich vorhanden. Alle Schwingungen existieren als Möglichkeiten gleichzeitig. Allerdings führen diese Membranen ungewöhnliche Oszillationen durch: sie schwingen nicht nur im Raum, sondern auch in der Zeit.

Jeder Schwingungsfrequenz entspricht ein Energiebetrag, der sich als virtuelles Quant äußern kann und – bei Festlegung – zu einer realen Kraft wird. Der Vollständigkeit halber muss erwähnt werden, dass bestimmte Oszillationen der Urform sich auch in Ladungen bemerkbar machen können. Ladungen, die in unserem Organismus für viele Funktionen eine Hauptrolle spielen, entsprechen also einer Bewegungsmöglichkeit, einer dynamischen Eigenschaft einer Urform-Dimension (**Bild 11**).

Wie passt diese Erkenntnis zu den Verhältnissen wie soeben für die Urform der Energie geschildert?

Wir hatten bereits erklärt: Mit der Entfernung von der Membran verändert sich nicht nur die Struktur, sondern auch die Eigenschaft; die wichtigste Eigenschaftsänderung ist die Abnahme der Energiebeträge mit der Entfernung.

Der Grund ist folgender: Den verschiedenen virtuellen Quanten wird wegen des Energieerhaltungsgesetzes und des immanenten Unschärfe-Effekts nur eine ganz bestimmte Entfernung von der Urform, also von der Membran als Mutterentität, zugestanden. Hochenergie-Quan-

***Bild 12** Nähert man sich dem Zentrum aller Energien bis auf die winzige Distanz von 2×10^{-30} cm, dann ist die Urenergie erreicht, die Urmembran. Jeder Abstand vom Zentrum entspricht einer geringeren Energiestufe.*

Bild 12

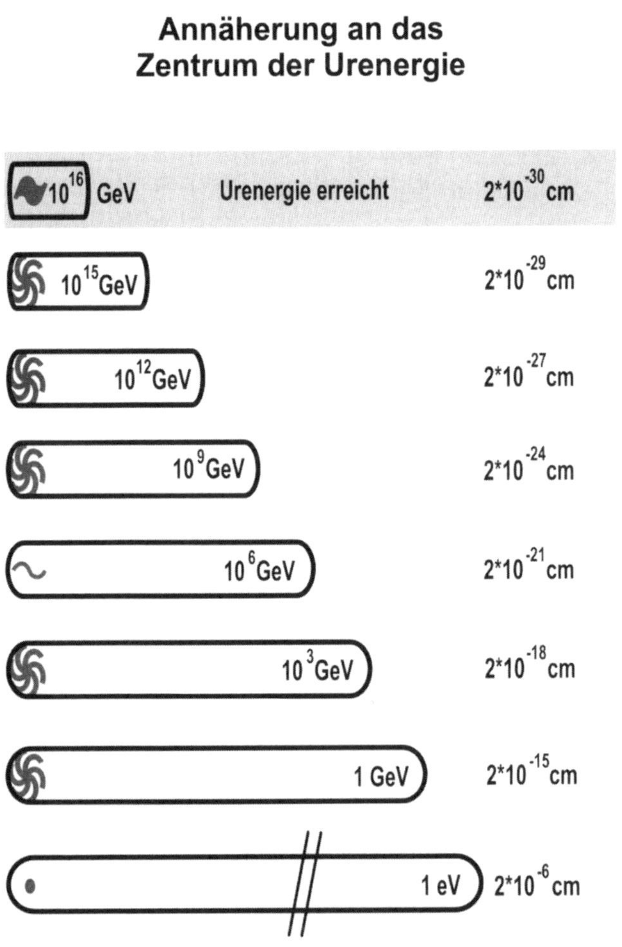
Annäherung an das
Zentrum der Urenergie
10^16 GeV
Urenergie erreicht
2*10^-30 cm
10^15 GeV
2*10^-29 cm
10^12 GeV
2*10^-27 cm
10^9 GeV
2*10^-24 cm
10^6 GeV
2*10^-21 cm
10^3 GeV
2*10^-18 cm
1 GeV
2*10^-15 cm
1 eV
2*10^-6 cm

ten dürfen sich in der Raum-Zeit nur einen winzigen Abstand weit entfernen, während Quanten mit weniger Energie größere Streckenausflüge erlaubt bekommen.

Je näher man also an die Urform herankommt, desto höher sind die virtuellen Quantenenergien (analog den Schwingungsfrequenzen), die man antreffen kann. Je weiter man sich entfernt, desto geringer werden die Energien, und die Schwingungen werden entsprechend langsamer (**Bild 12**).

Alle Teilchen, die wir tatsächlich in der Natur beobachten – unter anderem Elektronen oder Photonen – entsprechen einer niedrigen Schwingungsfrequenz, und zwar aus dem Bereich niedrigster möglicher Schwingungsmoden der Urform. Das aber heißt, sie befinden sich als emittierte Energie in einer relativ weiten Entfernung vom Membranzentrum.

Die uns bekannten subatomaren Teilchen beobachten wir demnach alle aus einer bestimmten Entfernung von der Urform. Die dabei gemessene Energie entspricht der Entfernungsstufe. Gingen wir näher an den Kern heran und träfen wir deshalb dabei auf höhere Energien, dann müssten wir selbst auch sehr hohe Energiebeträge aufwenden, um auf diesem Level bestehen zu können. Würden wir etwa Beobachtungen bei der Planck-Länge von 10^{-33} cm vornehmen, dann träfen wir auf Energiefluktuationen des beobachteten Objekts, die so riesig groß sind, dass sie ausreichen, um ein kleines Schwarzes Loch zu erzeugen.

Um schließlich die Membranstruktur im Innern der Urform beobachten zu können, brauchte man Energien von 10^{19} GeV. Das sind 10 Milliarden Mal mehr Energie, als heute in Teilchenbeschleunigern erzielt werden können.

Fassen wir das Wichtigste zusammen: Eine einzelne Schwingung (also eine einzelne Energiegröße) kann innerhalb von unendlich vielen verschiedenen harmonischen Schwingungen der Urform durch die Beobachtung (entsprechend durch die Messung) festgelegt werden, und jede der einzelnen festgelegten Schwingungsfrequenzen entspricht einer neuen Energieform, einem String, einem Teilchen oder einer Teilchengruppe.

Ohne Zweifel ist die zur neuen Energieform gehörige Frequenz des beobachteten Teilchens ein Ausschnitt aus dem Spektrum der unendlich vielen Schwingungen der Urform und konnte festgelegt werden, weil sie in Resonanz mit einer Schwingungsmode der Urform der Energie liegt (Prinzip Gleiches erkennt Gleiches).

Durch meine Messung, meine Beobachtung, habe ich also eine einzige Schwingungsfrequenz aus dem riesigen Schwingungsreservoir der Urform festgelegt, indem die virtuellen Quanten zu realen Quanten mit Kraftwirkung verwandelt werden.

Nun ist es nicht notwendig, dass ich mich persönlich jedes Mal bemühe, eine Schwingung und damit ein Quant festzulegen; natürlich kann das auch ein anderer Beobachter, zum Beispiel meine Umgebung, tun. Voraussetzung dafür ist allein, dass die beobachtende Struktur energetisch in der gleichen Sprache spricht, also in Resonanz liegt. Immer dann, wenn sich ein Energieverständnis anbahnt, wenn also Energien der Partner austauschbar werden, dann wird auch ein einziger Weg der Kraftübertragung für eine Sorte Quant festgelegt. Genau dies passiert, wenn sich Moleküle treffen. Sie können sich dann verständigen, Materie aufzubauen, wobei sie auf beliebig viele Einzelschwingungen zurückgreifen können.

> Die Alten Weisen der östlichen Tradition verbreiteten das Gesetz: »Gleiches kann nur durch Gleiches erzeugt werden«. Das bedeutet nichts anderes als die Vorwegnahme unseres bereits mehrfach postulierten Resonanzgeschehens, das Realität erzeugt.

Betrachten wir genauer den Fall, dass eine Entfernung von der Urform betroffen ist, die dem String entspricht. Die Theorien dafür sind recht gut ausgearbeitet und darstellbar.

Strings sind bevorzugt in sich geschlossen und markieren winzige eingerollte Bereiche mit winzigem Durchmesser.

Alle Strings sind im Typ gleich, unterscheiden sich aber in verschiedenen Schwingungsmustern. Ein String kann wiederum in verschiedenen Bereichen (»Moden«) schwingen, rotieren oder vibrieren. Jede Art von Schwingung ist einer Stringart zuzuordnen. Das Elektron entspräche zum Beispiel einer bestimmten ausgekoppelten Mode in einer bestimmten Entfernung. Demnach ist das Elektron mit seinem Photon, das Neutrino und alle anderen Teilchen eine harmonische Unterschwingung zu einem fundamentalen Urstring. Und der Urstring ist wiederum eine Unterschwingung der Urmembran. Die niedrigsten Moden eines Strings – die Teilchen mit sehr kleinen oder keinen Massen – sind leicht in unseren Laboratorien, in Organismen und mithilfe unsere Sinne auch in unseren Körpern in Gestalt der gewöhnlich allgemein bekannten Teilchen zu beobachten. Die Teilchen mit Spin 1 und 2 sind masselos und entsprechen der niedrigsten Schwingungsfrequenz des Strings, während die Teilchen mit größeren Spinzahlen die Massen vom Vielfachen der Planck-Masse haben, die etwa bei 10^{19} Protonenmassen liegt.

Ein String, so wie er sich heute am wahrscheinlichsten darstellt, ist eine Schlinge in vier Raumzeitdimensionen mit möglichen Verwindungen in zusätzlichen sechs inneren Dimensionen.

Der String schlängelt sich also durch eine 10-dimensionale Raumzeit (die Urmembran enthält elf Dimensionen). Zusätzlich gibt es 16 innere Dimensionen, welche die nicht gravitatorischen Kräfte beschreiben. (Hat man nur Bosonen, ist die Dimensionszahl 26. Sind auch Fermionen [Elektronen] dabei, ist die kritische Dimensionszahl 10.) Ladungen haben etwas damit zu tun, wie sich zehn Dimensionen auf vier reduzieren.

Die Dimensionszahl 10 der String-Theorie ist bei Einbeziehung alter Überlieferungen nicht uninteressant: die Rede ist hier von vier für uns erfahrbaren Dimensionen und zusätzlich sechs Teilchen-internen Dimensionen (Einwicklungen).

Laut tibetischer Weisheit wirken die Umwandlungen des Geistes in zehn Richtungen, das heißt in vier Kardinalrichtungen sowie sechs Zwischenrichtungen einschließlich Zenit und Nadir. Dies erscheint auf den ersten Blick unverständlich. Würde man hier aber das Wort Richtungen als Übersetzungsfehler annehmen und statt Richtungen das Wort Dimensionen einführen, hätte die tibetische Überlieferung – angelehnt an die Theorien der Teilchenphysik – nachvollziehbaren Sinn.

Zu Beginn des Universums waren Gravitation, starke, schwache und elektromagnetische Kraft alle vereinigt durch den Superstringmultiplett. Das damals 10-dimensionale Universum war vollständig symmetrisch. Dann tunnelte es in einen niedrigeren Energiezustand, das sogenannte Quanten-Vakuum wurde labil, es kam zu einem Phasenübergang, und die Symmetrie ging verloren.

Laut Harvard-Professor Cumrum Vafa wurde nach dem Urknall unser 10-dimensionales Universum in zwei kleinere Universen zerrissen, ein 4-dimensionales und ein 6-dimensionales. Das 4-dimensionale kennen wir aus eigener Erfahrung, das Schwesteruniversum scheint die Form eines verdrehten 6-dimensionalen Torus zu besitzen.

Wechselwirkungen zwischen Strings finden immer in einem Punkt statt, obwohl es sich um ausgedehnte Objekte handelt. Strings berühren, trennen und verbinden sich also immer genau in einem Punkt ihrer Ausdehnung. Darin liegt das Geheimnis ihrer Lokalität.

Elektrische Ladung entspricht der Kopplung von Strings mit etwas unterschiedlichen Schwingungsmoden.

Die Bedeutung der Leere des Raums

In der altindischen Überlieferung besitzt das Universum zwei grundlegende Eigenschaften: es hat Bewegung und Raum. Der Raum ist dabei das, wodurch Dinge in Erscheinung treten. Der Raum umfasst alle Möglichkeiten der Bewegung in nahezu unendlichen Dimensionen. Diese Eigenschaft wird *Akasa* genannt, was so viel wie leuchten, strahlen heißt. Das Prinzip der Bewegung heißt *Prana.* Sowohl die Kräfte des Universums wie auch die Kräfte des Geistes, einschließlich Bewusstsein und Unterbewusstsein, sind Modifikationen des *Prana. Akasa* bringt Materie im groben Raster hervor und geht mit laufend feineren Maßstäben unmerklich ins Energetische über.

Man fragt sich unwillkürlich, woher die Alten ihre Anschauungen nahmen? Denn sie treffen die Charakterisierung des Raums und seine Beeinflussung laut moderner Physik durchaus richtig.

Das Allumfassende des Universums und aller Körper ist tatsächlich der Raum. **Die Welt besteht fast vollständig aus leerem Raum. Auch wir Menschen bestehen zu 99,999 999999 Prozent unseres Raums aus Leere.** Hier in der Leere befindet sich keine Masse (**Bild 13**). Da dieser Raum frei von definierter Masse ist, kann er alles beinhalten, sagt die ostasiatische Tradition, und sie hat recht. Im leeren Raum ist deshalb alles ent-halten, weil die »Allc Möglichkeiten«-Struktur der unbeeinflussten Urform der

Energie einschließlich ihrer Abkömmlinge String und Punkt noch unbeeinflusst und nicht festgelegt sind. **Der leere Raum ist die Voraussetzung allen Daseins.**

> Der Begriff Leere spielt in allen alten Überlieferungen eine große Rolle. Er wird definiert als die Abwesenheit aller Bestimmungen, die der Buddha als *»das Unentstandene, das Ungeborene, Ungeformte«* (die *Sunyata*, oder tibetisch *ston-pa-nid*) bezeichnet.
> Wir wissen bereits, dass das sprachlich durchaus richtig ausgedrückt ist.

Tatsächlich kann auch die Physik den Raum als leer anerkennen, solange keine Übertragungskräfte in Form von Quanten auftreten, solange also noch keine »Welcher-Weg-Information« aufgetaucht ist. **Der Raum besteht dann allein aus Energie mit Möglichkeiten aller Zustände.**

Bild 13 *Wenn man uns mit unserem natürlichen »Vakuum« im Körper auf die Höhe des Eifelturms vergrößern würde und es nähme danach jemand alles »Vakuum« aus dem Körper heraus, würden wir auf die Größe eines Flohs zusammenschrumpfen.*

Bild 13

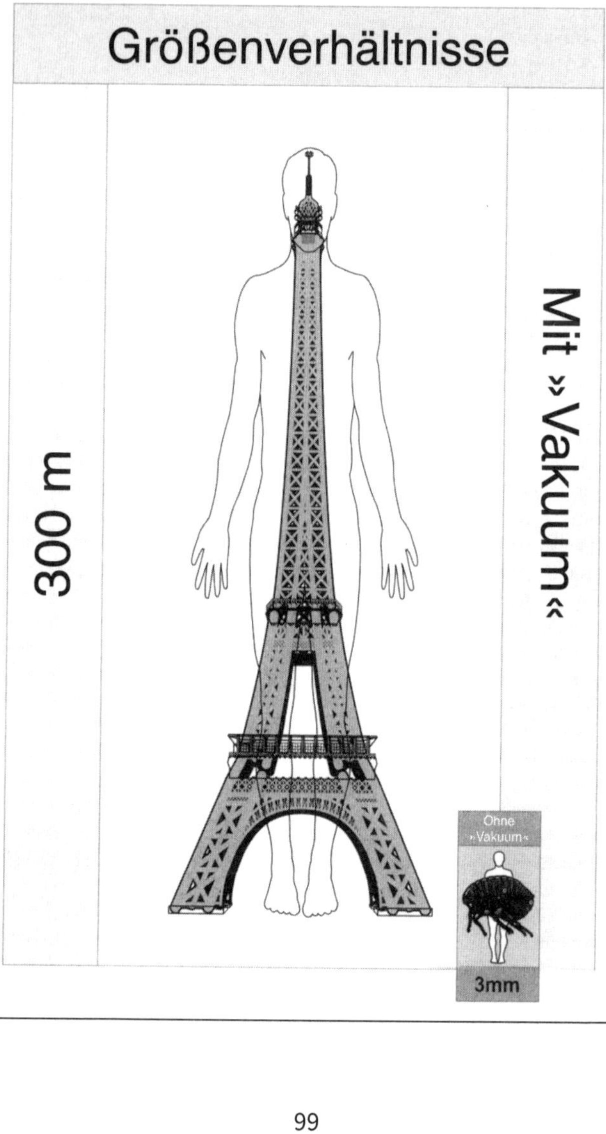

Der Buddhismus spricht physikalisch korrekt von der Potenzialität der »Großen Leere«, die fähig ist, Myriaden von Dingen verschiedenster Form und Gestalt hervorzubringen.
Dieser Zustand »Aller Möglichkeiten«, identisch mit der Urform der Energie, die im unbeeinflussten Vakuum herrscht, ist somit identisch mit *sunyata*.
Das Bewusstwerden dieser *sunyata* ist *prajna* (tibetisch *ses-rab*), die höchste Erkenntnis.
Das Erleben dieser Leere entspricht dem Erleben des puren Geistes und wird von Buddhisten gesucht und in der Meditation aufgesucht.
Lassen wir noch einmal buddhistische Lehre (Tibet) sprechen: *Die »Große Leere« ist das Allumfassende, das nicht mit den Sinnen Erfassbare, das wie der unendliche Mutterschoß des Weltraums alle Formen gebiert, nährt und in sich beschließt, in dem das Licht ewig strömt, ohne je verloren zu gehen.*

Aus der Leere entfaltet sich die Welt. Alle Dinge treten aus dem Zustand der Leere in eine wirkliche Erscheinung. Wirklichkeit ist abgeleitet von »wirken«. Es entsteht wirkende Materie und damit objektive Realität. Etwas existiert nur so lange, wie es wirkt.

Die Wirklichkeit ist das Produkt unseres eigenen Wirkens, die Körperlichkeit ist ein »Reflex des Geistigen«. Eine Welt überschäumend von elementaren Kräften, die im Universum als kosmische und im Menschen als körperliche und geistige Kräfte wirken.

Leben und Bewusstsein sind nur möglich, wo Beziehungen sind, wo also Kräfte entstehen können und wieder gelöscht werden. In jedem Augenblick verschwindet etwas in uns und wird wiedergeboren. Unser Bewusstsein und unser Unterbewusstsein, zusammengenommen unser Glaube, sind die Motoren dieses Wandels. Das Leben in dieser Definition ist unendlich, nur die Form wechselt.

Was wir als Welt erleben, ist das Resultat unseres Handelns, Fühlens und Denkens.

Wir können mit Govinda darüber nachdenken, dass »*der menschliche Kör*per die Erbschaft von Millionen vergangener Lebensformen ist, die Materialisierung vergangener Gedanken und Taten, das Karma der Vergangenheit«.

Das Leben ist ausgespannt zwischen den allgegenwärtigen Polen des Raums und seiner Bewegung: der Leere und der Form. Vermag die materielle Form der Modifikation des Geistes nicht mehr zu folgen, zerfällt das irdische Leben.

Die buddhistische Tradition weist darauf hin, dass es neben dem von unseren Sinnen wahrnehmbaren dreidimensionalen Raum und dem ebenfalls wahrnehmbaren Zeitraum viele weitere Bewegungsmöglichkeiten in weiteren Raumdimensionen gibt. Die Weisen sprechen vom Raumerlebnis der Meditation, und was sie beschreiben (Govinda, 1991), sind die theoretischen Erwägungen der modernen Physik (vgl. Bilder 10, 11, 12). Ausgehend von den uns bekannten drei Dimensionen und dem zeitlichen

Nacheinander, gelangen sie in ein zeitliches Nebeneinander (identisch mit der Viel-Welten-Theorie), dann zu einem Ineinander (identisch mit String-Dimensionen), dieses wird zum lebendigen Kontinuum jenseits von Sein und Nichtsein in einem Einschmelzen von Raum und Zeit und mündet in der letzten Einheit (identisch mit Urform-Dimensionen), die im Tibetischen als *Thig-le* und im Sanskrit als *bindu* bezeichnet wird. Dieses Wort hat die Bedeutung von Punkt, Null, Keim, Tropfen, Flammenform oder auch Samenkorn *(bija)*.
Dieser Punkt wird oft auch als strahlende Flamme, oftmals in der Farbe Blau, dargestellt. Die grundlegende Bedeutung dieses blauen »Punktes« ist der Raum (Sanskrit: *akasa*; tibetisch: *nam mkhah*).
Akasa ist – wie im tibetischen Buddhismus ausgeführt – der alles enthaltende Raum, die Synthese und Einheit von kosmischen, psychischen und physischen Energien.
Da der Raum (mit dem Inhalt der Urform der Energie) uns und alles aufgebaut hat, sind wir das Ergebnis des Ineinandergreifens von physischen, psychischen, individuellen und universellen Funktionen.
Mit dem Begriff *Akasa* wird ein aktives und ein passives Prinzip verbunden. Beide können aufgrund heutiger gängiger physikalischer Theorien durchaus nachempfunden werden.
Der passive Aspekt *(sunyata)* betont die Wahrnehmung des Fehlens materieller Hemmnisse und wird

gemeinhin mit Raum und Himmel (im heutigen religiösen Sinn) verbunden.

Der aktive Aspekt *(dharma-datu)* betont »*die Vorstellung einer elementaren Vibration punktähnlicher infinitesimaler Einheiten unsichtbarer Energie, die das ganze Universum durchdringen*« (Zitat Govinda, *Der Stupa*).

Nehmen wir die heutige physikalische Theorie der M-Urform der Energie ernst und folgen wir den Darstellungen (von Heisenberg und anderen), wodurch in Folge einer Messung, Beobachtung, Resonanz über die Festlegung pulsierender Schwingungsenergien im »Vakuumraum« jede Form der Materie entsteht; folgen wir weiterhin der Idee (sie ist weiter unten detailliert dargestellt), wonach der Geist (die Psyche) die »Vakuumenergie« durch intelligente »Welche-Weg-Informations«-Entitäten moduliert, wie dadurch Weichen gestellt werden zur Beeinflussung der Materie, der Realität, dann entspricht das ziemlich exakt dem, was die Alten Weisen wie der historische Buddha und seine Interpreten überliefert haben.

Siebenkugel

Damit die Membran-Theorie funktioniert, müssen sieben Raum- dimensionen (zusätzlich zu unseren bekannten vier Dimensionen) auf kleinstem Raum (10^{-32} cm) aufgerollt werden in Form der Siebenkugel.

Innerhalb dieser kleinen Abstände steigern sich die

Energien gewaltig; 10^{-32} cm entsprechen 10^{14} Protonenmassen. Um in das Innerste der Siebenkugel zu gelangen und um die restlichen Dimensionen zu erkennen, bräuchten wir sogar 10^{19} Protonenmassen (Planck-Energie). **Dann allerdings beherrschen wir Raum, Zeit und Materie.** Wir könnten alles beliebig ändern, Teilchen entstehen und wieder verschwinden lassen und beliebige Welten erzeugen, so wie unsere Gedanken und Träume es machen. **Arbeiten unsere Gedanken und Träume mit diesem Prinzip?**

Technisch gesehen ist das völlig absurd; unsere heutigen Beschleuniger schaffen ein Energieäquivalent der Elektronenbeschleunigung von gerade mal 20 Protonenmassen.

Um die Urkraft zu »sehen«, bräuchten wir Beschleuniger von der Größe 10^{18}-mal länger als unsere heutigen Möglichkeiten, das entspricht 100 000 Lichtjahren (ein Lichtjahr ca. 10^{18} cm), also etwa der Ausdehnung unserer Galaxie.

Wie sollte der Organismus diese Energien zum Einsatz bringen? Eine Antwort fällt schwer. Dennoch: die Energien sind auch in uns vorhanden, die Frage ist nur, wie kommt man heran? **Eine Antwort kann man sich bisher nur aus den Überlieferungen Alter Weisheiten holen. Ob diese Antwort dann der Realität genügt, ist Glaubenssache.**

Von einer Siebenkugel spricht die indische und orientalistische Tradition. Es handelt sich um eine Anzahl konzentrischer Hohlkugeln, die ineinandergeschachtelt sind. Die traditionelle Beschreibung und

Funktion dieser Kugel passt durchaus zur neuen physikalischen Theorie, wonach neben unseren sinnlich erfassbaren vier Dimensionen (3 x Raumdimension, 1 x Zeitdimension) weitere für uns Menschen wirksame, aber unmessbare sieben Dimensionen existieren. Diese sieben geheimnisvollen Dimensionen, die laut Überlieferung die geistigen Prozesse beinhalten, haben es in sich.

Mir liegt eine aus nahtlosem Stein vollendet »geschnitzte« Kugel vor mit sechs weiteren inneren Hohlkugeln, irgendwie aneinandergebracht, alle frei beweglich, eine innerhalb der anderen (**Bild 14**). Eine Arbeit, die meine volle Bewunderung genießt. Wie bringt man so etwas fertig?

Sieben dieser konzentrischen Kugeln gehören laut Überlieferung zusammen und sind innerhalb des Menschen im sogenannten Wurzelchakra lokalisiert. Beim Durchschnittsmenschen – so heißt es – ist lediglich die Kraft der äußeren Kugel tätig, die Kräfte der anderen Kugeln schlafen. Wenn der Mensch versucht, die latente Energie in den inneren Schichten zu erwecken, beginnen »gefährliche Feuerphänomene« in Erscheinung zu treten.

Die Zahl sieben ist in fast allen Traditionen eine der wichtigsten Zahlen. Für die Pythagoräer ist sie sogar das Vehikel des Lebens, da diese Zahl die Äußerungen des Körpers und des Geistes umfasst. Auch der Heilige Geist unterteilt sich siebenfach: Geist der Weisheit, Vernunft, Klugheit, Tapferkeit, Wissenschaft, Frömmigkeit, Gottesfurcht. Der heilige Siebengeist (auch als die sieben Urgeister bekannt) »wirkt durch alle Zeiten in allen Sphären des Kosmos als sieben Äußerungen der sieben Urkräfte«. Die Söhne der Mysterien müssen sieben Stufen ersteigen. Man sprach von den sieben Augen Gottes, sieben engelhaften Geistern und sieben Weltweisen, sieben Geistern der Offenbarung, sieben Weltwundern. Heute noch sprechen wir vom Buch mit sieben Siegeln. Siebenarmige Leuchter sind uralte Symbole in Tempeln; auf dem Altar stehen sieben Lichter. Eine Krone hat sieben Spitzen. Der Druidenorden war ein Abzeichen mit einem Siebenstern, entsprechend sieben Tugenden. Es gibt ein Mysterium der sieben Strahlen (Pistis Sophia) und ihrer 49 Kräfte. Auch im Lectorium Rosicrucianum ist ein Sieben-Stimmen-Mysterium erwähnt. In der Lehre der Theosophie gibt es die sieben Kraftströme des Logos. Diesen Kräften entsprechen sieben Stufen geistiger Entwicklung und Beeinflussbarkeit. **Bild 15** und **Bild 16** zeigen die sieben Urhöhlen der Entstehung des Menschen aus der Sicht der indianischen Traditionen und aus der Sicht des Mittelalters. Sie entsprechen möglicherweise den sieben verborgenen Dimensionen der Welt

Bild 14

Indische Siebenkugel als Symbol der Geist-Urkraft-Schachtelung

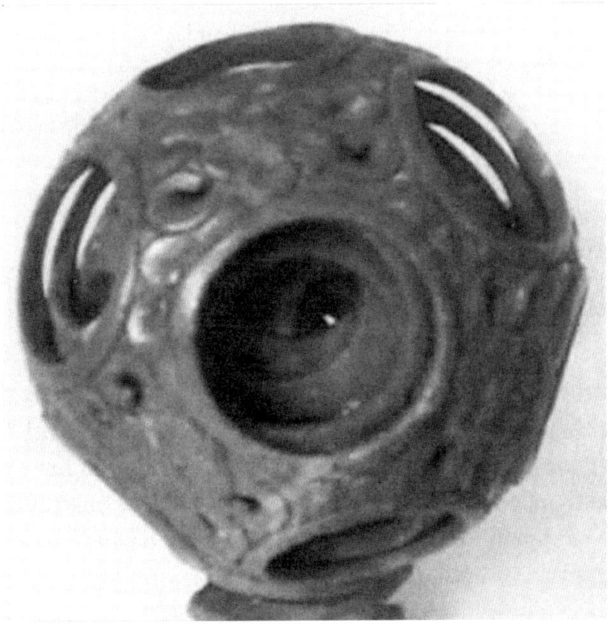

In einer überlieferten Zusammenfassung zur geistigen Haltung (*Abhidhamma* der Theravadins) werden elf Prinzipien von *rupa* aufgeführt. *Rupa* ist ein Pali-Begriff, der das Verfestigte, Geformte bedeutet, was nicht nur materiell gemeint ist. Die moderne Physik sieht für die Urmembran ebenfalls elf Dimensionen vor, wobei nur vier davon sich auf diejenige Raumzeit beziehen, die Materie definiert. Die restlichen sieben sind frei für unverfestigte energetische (geistiges Bewusstsein?) Prozesse.

Informationsspeicherung in der Urform
(Membran-String-System)

In einer früheren Darstellung (in *Gehirn-Magie*) wurde in Anlehnung an den französischen Physiker Charon in Erwägung gezogen, dass **Elektronen eine Art Intelligenz besitzen und uns Menschen konstruiert und aufgebaut haben, um viel Erfahrung und Weisheit zu sammeln, die Elektronen alleine, also ohne die Mensch-Konstruktion nie sammeln könnten.** (Auch die buddhistische Tradition entwirft ein ähnliches Bild: Demnach wird Weisheit nur dann zu Wirklichkeit, wenn sie in menschlicher Daseinsform lebendig werden kann.)

Die verwegene Idee intelligenter Elektronen setzt voraus, dass Elektronen Information speichern können. Nun hat noch kein Mensch je ein Elektron gesehen und man kann deshalb über den Aufbau eines realisierten Elektrons lediglich aufgrund seiner Wirkungen spekulieren. Eine

Bild 15

Sieben Urhöhlen der Menschwerdung laut indianischer Tradition

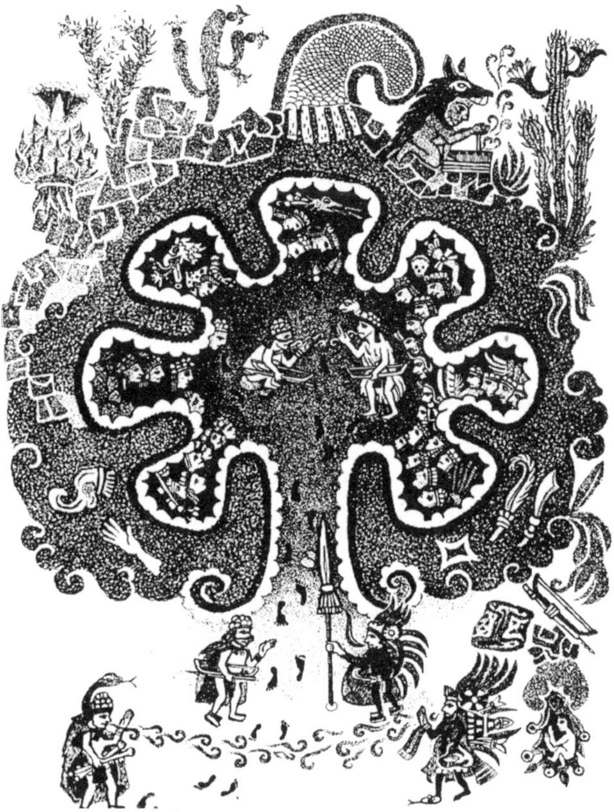

Möglichkeit für einen Informationsspeicher im Elektron war aber bisher nur schwer denkbar. Die Teilchen wurden ohne innere Struktur angesehen. Ganz anders in den neuen Theorien; in der Membran- und Stringtheorie sind es ausgedehnte Objekte.

Mit der M- und String-Theorie ergeben sich somit völlig neue Verhältnisse.

Schon die String-Theorie ließ folgende Aussage zu:

> ***»Das besondere Merkmal eines String liegt darin, dass man in ihm eine große Datenmenge höchst kompakt speichern kann, und zwar so, dass sich die Information reproduzieren lässt.« (Michio Kaku, 1995)***

Die Urform als Membran hat aufgrund ihrer Struktur, verglichen mit dem String, weit mehr Möglichkeiten der Informationsspeicherung.

Die Frage ist nur, ob die zu speichernde Information nahe genug an die Urform herankommt (**Bild 12**) oder ob die Entfernung, bei der sich der String präsentiert, die geläufige »Resonanz« zur Information darstellt, was einer reduzierten Auswahl an Information gleichkommt.

Es gibt eine tantrische Weltanschauung in alten Überlieferungen (diese Weltanschauung darf nicht verwechselt werden mit dem erotisierenden Shaktismus der Hindu-Tantras), die den Begriff »String« in den Mittelpunkt stellt und überraschend deutlich mit heutigen Theorien gleichzieht.

Bild 16

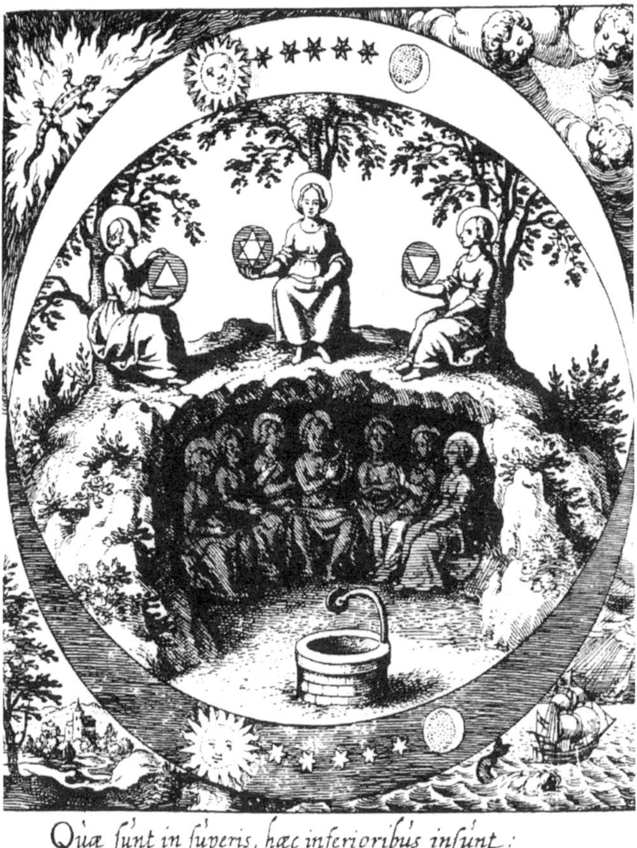

Quæ ſunt in ſuperis, hæc inferioribus inſunt:
Quod monſtrat cœlum, id terra frequenter habet.
Ignis, Aqua et fluitans duo ſunt contraria: felix,
Talia ſi jungis: ſit tibi ſcire ſatis!

D.M.àC.B.P.L.C.

Das allgemein bekannte Wort »Tantra«, auch sein tibetisches Synonym *rgyud* bedeutet »Faden«. Auch der Begriff »String« in der modernen Physik bedeutet »Faden«. Beide Begriffe beschreiben die gleiche Funktion dieses »Fadens«. Tantra meint ein Verwobensein aller Dinge und Handlungen, die gegenseitige Abhängigkeit alles Bestehenden.
Tantra steht auch für die geistige Überlieferung, die Tradition. Die Schriften, die im Buddhismus unter den Begriff des Tantras eingeordnet wurden, handeln von dem Parallelismus von Mikrokosmos und Makrokosmos, Geist und Natur, Ritual und Wirklichkeit, Stofflichem und Geistigem.
Das alles könnte auch auf den »String« zutreffen, wie wir weiter unten erfahren.

Quanten-Musik

Die M-Theorie besagt, dass die Materie allgemein (und dementsprechend auch die Materie unseres Körpers) nichts anderes ist als die aus den »Alle Möglichkeiten« der Urform festgelegte Schwingungsharmonie. Aus beinahe unendlich vielen Schwingungen kann man unendlich viele Harmoniesequenzen, also Klänge, schaffen (das hat natürlich vordergründig erst einmal nichts mit akustischen Klängen zu tun), deshalb kann man aus der Urform mit ihren vielfältigen Schwingungsmoden auch unendlich viel Materie aufbauen. Einige Harmonien dieser unendlichen Möglichkeiten sind in uns festgelegt.

Bild 17

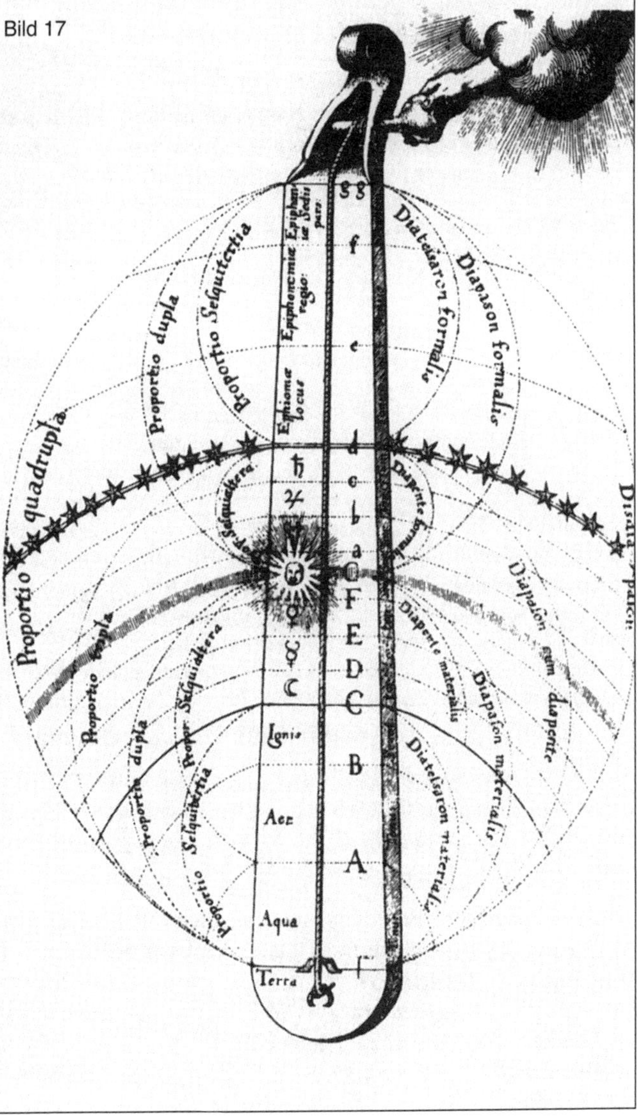
Proportio quadrupla
Proportio dupla
Proportio Sesquitertia
Epiphoneмiæ regio
Epiphoniæ locus
Proportio tripla
Proportio dupla
Propor. Sesquialtera
Proportio Sesquitertia
Proportio dupla
Proportio Sesquitertia
Proportio
Sesquialtera
Ignis
Aer
Aqua
Terra
A
B
C
D
E
F
G
a
b
c
d
e
f
g
Diatessaron formalis
Diapason formalis
Diapente formalis
Diapente materialis
Diapason materialis
Diatessaron materialis
Diapason cum diapente
Diapason materialis

Materie ist das Ergebnis festgelegter Schwingungsmodi aus der unendlichen Vielzahl der Schwingungsmöglichkeiten von Urmembranen, Strings und Punktteilchen.

Das Universum und seine Konstruktionen, die sich aus vielen schwingenden Entitäten zusammensetzen, sind vergleichbar einer Harmonie. Jeder einzelne Materiebaustein eine kleine Symphonie, die Materie insgesamt ein riesiges Orchester, und das ganze Universum eine Supersymphonie (**Bild 17**).

In den östlichen Traditionen und bei den Alten Weisen, den Rischis des Himalaja, den Magiern Persiens, den Mystikern Griechenlands, war bekannt, dass das Geheimnis der Schwingung, der Vibration, des Tons, den Schlüssel zur Schöpfung enthält.

In ihrem Buch *Tibetische Reise* erzählt Alexandra David Neel von einer Begegnung mit einem »Meister des Tons« (zitiert in Govinda, 1991). Dieser erklärt, dass alle Wesen und Dinge Töne hervorbrächten, angepasst an ihren momentanen Zustand, in dem sie sich befänden.

»Das kommt daher«, so sagt er, *»weil alle diese Dinge und Wesen Anhäufungen von Atomen sind, die tanzen und durch ihre Bewegung Töne hervorbringen. Wenn sich der Rhythmus des Tanzes ändert, so ändert sich auch der Ton, den sie hervorbringen.*

Jedes Atom singt ständig sein Lied, und der Ton schafft jeden Augenblick dichte oder feine Formen von größerer oder geringerer Materialität. – Eben-

so wie es schöpferische Laute gibt, so gibt es auch zerstörende. Wer in der Lage ist, beide hervorzubringen, kann, je nach seinem Willen, erschaffen oder zerstören.«

Das Universum, der Kosmos, die Natur, die Organismen spielen Klänge.

Pythagoras war ein Eingeweihter östlicher Traditionen und Weisheiten und begründete die Schule einer mystischen Philosophie im Westen. Er sprach von der »Harmonie der Sphären«. Und davon, dass jedes Atom aufgrund seiner Schwingungen und seines Rhythmus einen besonderen Klang hervorbringt. Alle diese Töne und Schwingungen bilden eine universelle Harmonie, wobei jedes Element seinen eigenen Charakter beibehält und zur Einheit des Ganzen beiträgt. Pythagoras kam mit dieser Deutung der Wirklichkeit laut heutiger Theorie bereits sehr nahe.
Er war der Meinung: »Ein Fels ist zu Stein gewordene Musik.«
Pythagoras war auch der Erste, der eine Harmoniekonstruktion in der Musik nach mathematischen Beziehungen errechnete.
Im 16. Jahrhundert stellte dann Agrippa von Nettersheim fest, dass gesunde Körper nach harmoni-

kalen Gesetzen aufgebaut sind. Er zeichnete die Proportionen unseres Körpers in ein Netz aus Kreisen und Dreiecken.

Der Musikwissenschaftler Andreas Werckmeister schrieb 1702 in seinem Buch *Harmonologica Musica*, dass *»an eines wohlproportionierten Menschen Leibe und Gliedern die musikalischen Proportionen (proportiones musica) zu finden seien«.*

Nahtlos werden hier zwei völlig unterschiedliche physikalische Phänomene vermengt, nämlich transversale (elektromagnetische) und longitudinale (akustische) Wellen in völlig verschiedenen Spektralbereichen. Die drängende Frage ist deshalb: Wie hängt eine longitudinale akustische Schallschwingung, wie wir Musik wahrnehmen, zusammen mit einer transversalen elektromagnetischen Schwingung, aus der Photonen und Quanten hervorgehen?

Max Planck veröffentlichte 1893 mit dem Titel »Die natürliche Stimmung in der modernen Vokalmusik« eine Abhandlung, in der er in etwa die Antwort gab:

»... aus den diskreten Eigenwerten der Energie ergeben sich nach dem Quantenpostulat bestimmte diskrete Eigenwerte der Schwingungsperiode, ebenso wie bei einer gespannten, an den Enden eingeklemmten Saite, nur dass bei der Letzteren die Quantisierung durch einen äußerlichen Umstand, nämlich durch die Länge der Saite, hier dagegen durch das in der Differentialgleichung selber enthaltene Wirkungsquantum bedingt wird.«

Tatsächlich gibt es also eine Photonenharmonik und Quantenharmonik, die entsprechend zum Tonraum den Raum der Materie in exakt gleiche Größen teilt. Elektronen schwingen im Raum um den Atomkern in harmonischen Schwingungslängen, die von Atom zu Atom exakt gleich sind, wie die gestrichenen Saiten der Violine. Der Spin als Energiegröße ist eine harmonikale Progression, eine Konsonanz.

Man kann annehmen, dass letztlich aus dieser Gesetzmäßigkeit folgende physiologischen Zuordnungen entstehen: Puls, Atmung und Durchblutung gehorchen Oktaven 1:2, Quinten 2:3, Quarten 3:4, Duodezime 1:3 und Doppeloktaven 1:4. Krankheit ist ein Abrücken von der Harmonie der Körperfunktionen.

Wenig bekannt ist, dass Photonen als Informationsüberträger für Kräfte tatsächlich einen Druck auf Körper ausüben, den Lichtdruck. Man kann kleinste Bälle auf einem Laserstrahl balancieren. Diese Methode wird heute sogar angewendet in der sogenannten optischen Levitation. Dabei wird ein Mikropartikel in einem senkrechten Lichtstrahl eingefangen, wie ein Tennisball in einem Wasserstrahl. Man kann dann sehr genau optische Resonanzen studieren. Wird eine optische Resonanz angeregt, dann wird Licht besonders stark gestreut (Ramanstreuung).

Jedes Atom, jedes Molekül beinhaltet nicht nur die Urform der Energie und ihre Abkömmlinge, also auch die elektromagnetischen Schwingungen, sondern alle diese Gebilde schwingen auch im Raum als echte mechanische Schwingungen, als Schall.

Wir sehen also: Schall und Licht haben auch gemeinsame Komponenten.

Der Glaube ist Realitätsschalter und Quantenlöscher

Quantenereignisse beruhen nicht automatisch auf eindeutigen Resultaten, sondern entstehen aus einem breiten Spektrum von Möglichkeiten. Solange man Quanten nicht erlaubt, sich wie Teilchen zu verhalten, kommt ihnen keine bestimmte Position zu; sie sind räumlich verschmiert wie Wellen.

> Clemens von Alexandria (nach Heraklit):
> *»Wenn das Unerwartete nicht erwartet wird, wird man es nicht entdecken, da es dann unaufspürbar ist und unzugänglich bleibt.«*

Teilchen aus dem Nichts

Im physikalischen Vakuum entstehen Teilchen und Antiteilchen aus dem Nichts und verschwinden wieder dahin. Die Lebensspanne eines Teilchens mit der Energie von ½ Millionen Elektronenvolt beträgt zirka 10^{-20} Sekunden. Umso näher wir uns mit einem »Welcher-Weg-Informations«-Strahl an den virtuellen Teilchenerzeuger herantasten, desto mehr erleben wir zwei Eigenschaften:

a) hoch- und höchstenergetische Fluktuationen des »leeren Raums«,
b) aus einem punktförmigen System wird ein stringförmiges und bei noch stärkerer Näherung zum Zentrum schließlich ein membranförmiges System mit exzellenten Speichermöglichkeiten für Information.

Welche Konsequenz hat das?
Information allgemein ist als Bewegung, Schwingung, Vibration, Pulsation codiert. Nähern wir uns dem Zentrum der Energie, dann erfahren wir mehr Dimensionen, komplexere Bewegungen in der Raumzeit, gleichbedeutend mit Informationsdichte.

Eine Frage wird uns später noch ganz besonders beschäftigen: **Wann sind »wir« besonders dicht an der Quelle aller Systeme**, also an der Urform, und was passiert mit uns innerhalb dieses Ortes?

Dass irgendetwas in uns sich überhaupt der Urform der Energie nähern kann, ist eigentlich völlig unmöglich, wenn man sich die Energien ansieht, die dafür notwendig sind. Am Beispiel eines Eiswürfels ist das kurz dargestellt:

Phasenübergänge Eiswürfel zum Superstring

Angenommen, wir führten einem Eiswürfel laufend mehr Energie zu; bei welchen Energien sehen wir die Urform?

Folgende Phasenübergänge lassen sich isolieren:
- Eis schmilzt
- verwandelt sich in Wasser
- Wasser kocht und wird zu Dampf
- schließlich zerfallen Wassermoleküle
- Energie übersteigt Bindungsenergie, Spaltung in elementaren Wasserstoff und Sauerstoff
- Bei 3000 K: Wasserstoff und Sauerstoffmoleküle werden zerrissen
- Elektronen werden vom Kern abgezogen (= Plasma, ionisiertes Gas, wie Sonne)

Bis hierher laufen unsere Erfahrungen an der Erdoberfläche.

- 1 Billion K: Kerne werden zerrissen, Gas aus einzelnen Neutronen und Protonen, (wie Neutronenstern)
- 10 Billionen K: Zerfallen der subatomaren Teilchen in einzelne Quarks (= Gas aus Quarks und Leptonen also Elektronen und Neutrinos)
- 1 Billiarde K: Vereinigung von elektromagnetischer und schwacher Kernkraft (1. Symmetrie)
- 10^{28} K: GUT-Symmetrien zeigen sich. (GUT gleich Grand Unified Theory von Ende der 70er-Jahre)
- 10^{32} K: Gravitation vereinigt sich mit der GUT-Kraft, alle Symmetrien der 10-dimensionalen Superstrings treten zutage (= Gas aus Superstrings, Wurmlöcher tun sich auf, die Raumzeit ist verändert)

Das waren elf Phasenübergänge.

Je mehr Energie wir dem Eiswürfel zuführen, desto näher kommen wir an die Urform der Energie, die im Eiswürfel steckt.

Selbstverständlich können wir diese Energien nicht in unseren Körper bringen: wir wären sofort verdampft, ionisiert und würden zu Elementen. Aber was wir bei dieser Überlegung übersehen ist, dass wir diese Energien nicht von außen in den Körper einbringen müssen. **Wir haben diese Energien bereits im Körper; sie stecken in jedem Atom.** Die Frage ist nur: Korrespondieren diese Energien untereinander und werden sie dann festgelegt?

Mystische Quantenphilosophie

Der große Quantenkenner John A. Wheeler machte immer wieder deutlich: Quantenphänomene sind undefiniert bis zu dem Moment, wo sie irgendwie gemessen werden, also irgendwie beobachtet werden.

Die Festlegung eines Quantenteilchens beeinflusst sofort ein anderes, eventuell weit entferntes. Dies funktioniert nicht nur im mikroskopischen Bereich, sondern kann sogar unabhängig von Raum und Zeit geschehen, also überall und augenblicklich. Dieser Effekt ist unglaublich, passiert aber ununterbrochen (vgl. Kapitel »Die Nichtlokalität als Erklärung«).

In der Quantenphilosophie besteht eine gewisse Wahrscheinlichkeit, dass ähnlich unglaubliche, absolut mystische Ereignisse tatsächlich geschehen – wie »durch eine Mauer gehen« oder »plötzlich in einer fremden Welt sein«. Bei großen Objekten werden diese Wahrscheinlichkeiten immer geringer, so auch beim Menschen.

> Daniel Greenberger, City College New York: »*Einstein sagte, dass die Welt, wenn die Quantenmechanik recht habe, verrückt sein müsse. Nun, Einstein hatte recht, die Welt ist verrückt.*«

Was macht eine Quantenentität, bevor sie beobachtet wurde und damit real geworden ist?

Die Physik sagt, die unbeobachtete Entität existiert in einer kohärenten Überlagerung aller möglichen Zustände, die seine Wellenfunktion zulässt (nach Erwin Schrödinger, 1926).

Aber in dem Augenblick, in dem eine Beobachtung, analog eine Messung, durchgeführt wird, kollabiert die Wellenfunktion mit den vielen Zustandswahrscheinlichkeiten, und das System ist gezwungen, einen einzigen Zustand anzunehmen – das System ist in die Realität geschaltet worden.

Der englische Theologe und Philosoph George Berkeley (1685–1753) hatte richtig erkannt:
»Sein ist Wahrgenommensein.«
Sein heißt im Sanskrit *sat*. Das Sein ist wirklich, also Wahrheit. Das Sanskritwort für Wahrheit ist deshalb *satya*.

Was zeichnet eine Messung, eine Beobachtung aus?

Der Vorgang einer Messung kann unter den verschiedenen Zustandswahrscheinlichkeiten unterscheiden. Das gelingt, weil die Quantenenergie des direkten Messvorgangs festgelegt ist. Wenn ich also etwas messen will, brauche ich einen Energieaufnehmer, sonst bekomme ich keine Wechselwirkung mit meinem Messobjekt. Dieser Energieaufnehmer liegt entweder in Resonanz mit einem Energiebereich meines Messobjekts (**Bild 18**) oder die Elektronen meiner Messapparatur sind in der Lage, mit den Elektronen meines Messobjektes zu kommunizieren.

Aber diese Festlegung der Realität ist nicht alles, was in der seltsamen Welt unserer Quanten passiert. Es wird noch viel verblüffender. Der physikalische Messvorgang für die Festlegung der Quanten, also der physikalische Re-

Bild 18

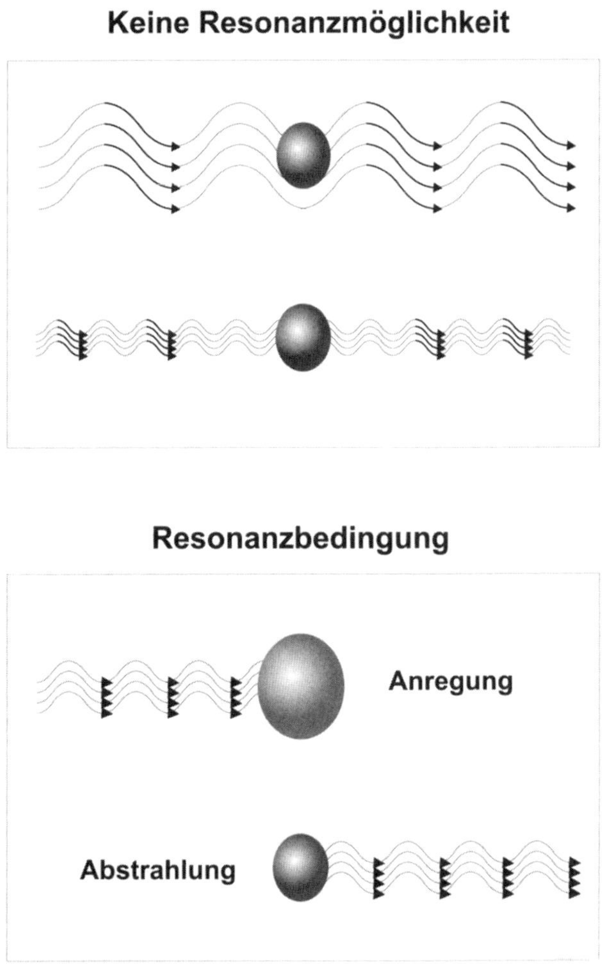
Keine Resonanzmöglichkeit
Resonanzbedingung
Anregung
Abstrahlung

alitätsschalter, ist nicht einmal notwendig. Und genau diese Tatsache, die sogar messbar ist, lässt uns aufhorchen.

Die Arbeitsgruppe um Professor Leonard Mandel von der Universität Rochester zeigt in ihren Experimenten, dass ein Quant durch weit subtilere Methoden in die Realität springt. Die Ergebnisse der Versuche sind eindeutig und geradezu umwerfend:

Bereits das potenzielle Wissen des Beobachters über eine Messmöglichkeit reicht aus, ein Quant hervorzuzaubern. Die bloße Möglichkeit, dass es aufgrund einer erdachten Methode nun eine Information über einen genauen Quantenweg geben könnte, zwingt das Quant, sich zu outen.

> Mandel sagt dazu: »*Der Quantenzustand spiegelt nicht nur das wider, was wir über das System wissen, sondern was im Prinzip erfahrbar ist.*«

Wenn sauber durchgeführte, rein physikalische Versuche beweisen, dass ich allein mit einer erdachten Möglichkeit Realität und Kräfte erzeugen kann, dann ist das bereits revolutionär; aber nun drängt eine weitere Frage auf Beantwortung:

Wenn ein Quant Realität und Kräfte erzeugt hat, ist dann dieser Vorgang wieder rückgängig zu machen? Kann also der Zustand der Realität wieder im Meer der Möglichkeiten verschwinden? Sind einmal erhaltene Meßergebnisse umkehrbar?

Seit Bohr wurde das für unmöglich gehalten. Deshalb bezeichnete man seither die Realitätsbildung mit dem Ausdruck »Kollaps der Wellenfunktion«.

Zu diesem Problem gibt es aber seit 1983 Ergebnisse von Marlan O. Sully von der Universität Neu-Mexiko in Albuquerque, die außerordentlich frappierend wirken. Einerseits wird bestätigt, dass wellenähnliche Eigenschaften eines elektromagnetischen Phänomens zerstört werden, wenn man Information über das den Wellen inneliegende Quantensystem erhält.

Andererseits aber wurde herausgefunden, dass umgekehrt die Wellenformation wieder auftritt, wenn die Information verschwindet; dies ist gleichbedeutend mit Quantenauslöschen.

Die Arbeitsgruppe um Raymond Y. Chiao an der Universität von Kalifornien in Berkeley zeigt ebenfalls Experimente zu derartigen Quanten-Auslöschern. Sie konnten durch gut durchdachte Versuche Wellen zum Kollabieren bringen und Quanten präsentieren und danach durch kleine Versuchsänderungen den Vorgang rückgängig machen und die kollabierte Wellenfunktion wiederherstellen. Dies alles dadurch, dass Wege der Strahlungsquanten identifizierbar wurden und diese Identifizierung dann wieder gelöscht wurde. Man nennt das in der Physik heute die »Welcher-Weg-Information«. Wir haben diese Bezeichnung schon mehrfach verwendet, ohne sie erklärt zu haben.

Die »Welcher-Weg-Information« muss auch in unseren Körpern eine ganz entscheidende Rolle spielen; wie sonst wären Veränderungen der Funktion möglich.

Egal, was ich betrachte, es nimmt alles seinen Ausgang in der Quantenwelt.

Glaube verwendet Bewusstsein als »Welcher-Weg-Information«

Glaube ist eine Einheit aus Gefühl und Wille. Gefühle gehören dem Unterbewusstsein und Wille dem Bewusstsein an. Glaube verwendet zu seiner Realisierung deshalb Unterbewusstsein und Bewusstsein zusammen (**Bild 19**).

Die in den positiven Glauben investierten Gefühle sind Hoffnung, Zuversicht und Vertrauen. In unserem Bewusstsein drückt sich dieser Glaube als eine Gewissheit aus. Körpereigenes wahres Wissen wird zum Gewahrsein.

Körpereigenes Wissen ist eher der Intuition und dem Unterbewusstsein zuzuordnen im Gegensatz zum intellektuellen Wissen, das vom Bewusstsein aufgebaut wird. Aber – wir sagten es bereits – beides zusammen vereinigt sich im Glauben.

Der Nobelpreisträger Schrödinger beschrieb in einem Aufsatz seine Wellenfunktion als »Wissen« und meinte, dass die »Reduktion der Wellenfunktion durch Beobachtung« (wir nennen es Kollabierung) die Änderung unseres Wissens bewirkt.

Wir wollen im Kontext des bisher Gesagten also behaupten: Unsere Bewusstseinsstufen sind die »Welcher-Weg-Information«. Welche Indizien für die Richtigkeit der Behauptung bieten sich an?

Bild 19 *Glaube ist deshalb eine so starke Kraft in uns, weil beide, das Bewusstsein (über den Willen individuell) und das Unterbewusstsein (über das Gefühl archetypisch), zum Einsatz kommen.*

Bild 19

Weg zum Glauben

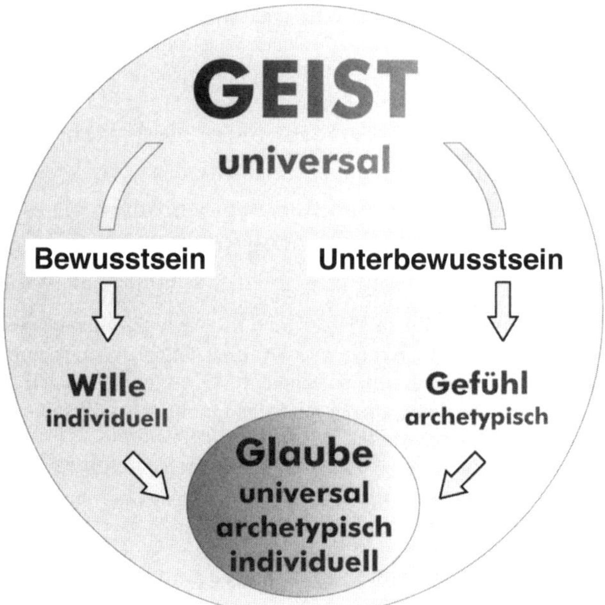

Für Descartes gab es eine denkende Substanz des Bewusstseins, die »res cognitans«, die sich selbst kennt.

Wiederholen wir noch einmal das Erstaunlichste an den oben erwähnten experimentellen Ergebnissen:

Bei der bloßen Möglichkeit meiner Kenntnisnahme des von einem Quant gewählten Weges wird die wellenähnliche Eigenschaft zerstört und Kräfte werden übertragen. Geht mir die Möglichkeit dieser Kenntnis erneut verloren, erneuert sich die interferierende Welle wieder und das Quant mit seiner Kraftübertragung verschwindet.

Alle Quanten, auch alle Elektronen, verstecken sich in einem seltsamen Feld, in einer Pilotwelle (wir sprachen bisher von der Wellenfunktion von Schrödinger), solange sich ihnen nichts in den Weg stellt oder – und nun müssen wir das Prinzip erweitern – solange das Wissen beziehungsweise das potenzielle Wissen, was sich durch »Welcher-Weg-Information« in den Weg stellen kann, nicht vorhanden ist.

Dieses seltsame Feld ist ursprünglich eine Überlagerung aller möglichen Zustände. Einerseits ist schon länger bekannt: je dichter die Beobachtungsposten, je dichter also Atome und Moleküle (Materie), desto eher konvergiert das System zu einem definierten Zustand und zerfällt wieder, wenn sich der Beobachter abwendet. Andererseits wird nun immer deutlicher: allein das systemeigene Wissen um einen potenziellen Weg lässt das System in einen definierten Zustand rutschen.

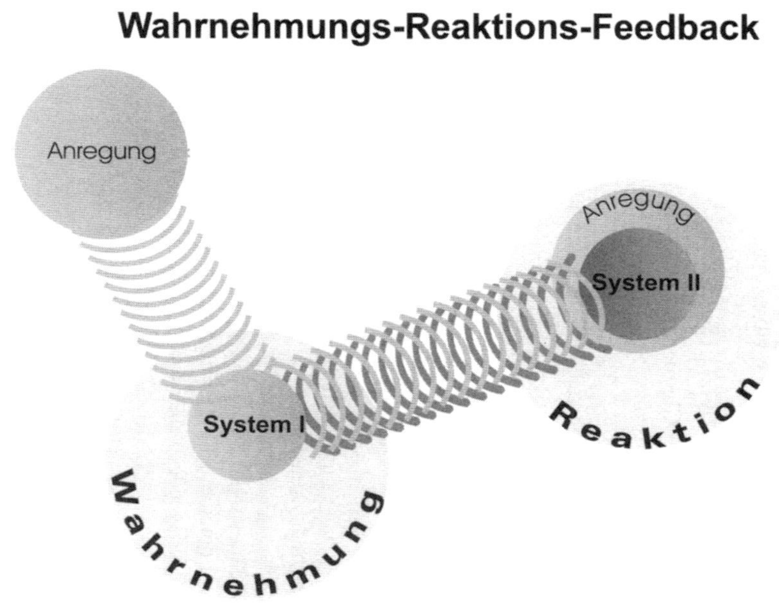
Wahrnehmungs-Reaktions-Feedback
Anregung
System I
Wahrnehmung
Anregung
System II
Reaktion

Bild 20

Der Organismus mit seinem Körper ist ein System.

Systemeigenes Wissen ist deshalb auch körpereigenes Wissen. Für uns Menschen ist körpereigenes Wissen aber identisch mit Glauben. Wenn wir etwas glauben, verhalten wir uns so, als ob wir es wüssten.

Das aber heißt: Der Glaube schafft Realität durch Kräfte. Und die Auslöschung des Glaubens schafft erneute undefinierte Wellenfunktion (verschwommene Feldzustände).

Wie kann der Glaube mithilfe des Bewusstseins das Quantensystem steuern?

Die Urform der Energie ist als absolute Energie nicht veränderbar. Sie ist gleichsam das Zentrum, der Kern von allem Geschehen und aller Masse und Materie. Variabel ist die Entfernung zum Zentrum, und damit ändern sich Kräfte und Information. Was also für uns erfahrbar ist, sind Kräfte im Vakuum, die jeweils bestimmte Größen, Überlagerungen und Modulationen ergeben.

Wie sieht das konkret aus?

Eine Quantenenergie oder Kraft ist für die reale Welt, also auch für uns, nicht existent, solange nicht eine Beziehung vorhanden ist. Wir wissen bereits: jede Beziehung lässt die der Elementarenergie zugrunde liegende Wellenfunktion kollabieren und schafft dadurch Realität.

Ein Elektron existiert nicht, bis sich etwas in den Weg stellt.

Eine Beziehung beinhaltet ein Ziel.

Damit eine Beziehung existiert, muss das Ziel selbst in seinem Energiegehalt mit einer vorher potenziellen Energiequelle übereinstimmen, sonst kommt es nicht zur Kraftübertragung (**Bild 20**).

Da das gesamte Vakuum voll von potenziellen Energien ist, mit beliebig vielen Quellen, wird jedes Ziel letztlich akzeptierbar sein, falls es als solches erkannt wird.

Wir haben bereits mehrfach dargestellt, dass die Energiegröße, die mit einem Ziel in Beziehung tritt, abhängig von der Nähe zum Zentrum einer Quelle ist. Je näher man an das Zentrum der Quelle kommt, desto höher steigt die erreichbare wechselwirkende Energiequantität (**Bild 12**).

Für unseren Organismus und für die uns bekannte Welt ist eine ganz bestimmte Bandbreite von Entfernungen vom Zentrum der Quelle bestimmend. Die organisierenden Quanten werden deshalb ebenfalls genau diese Entfernungen einhalten. Dadurch entsteht gleichermaßen Stabilität und Modulation des Geschehens.

Das DNA-Gedächtnis baut uns Menschen und andere Organismen so auf, dass Abstände und Räume, also ein bestimmtes Maß an Distanz, für den Informationstransfer bevorzugt wird.

Die Auswahl der Ziele, die über Bewusstseinsformen vom Geist gesteuert werden, geschieht über das Jonglieren der Abstände von den Zentren, die der Beziehung von Quelle und Ziel adäquat sind.

Das heißt wenn mein Bewusstsein ein Ziel ausmacht, dann ist damit erst einmal ein bestimmter Raum definiert und – da die Verschränkung auch in der Zeitachse existiert – somit ist sogar die Raumzeit betroffen. Die Bewusstseinsform, die auf diese Weise tätig ist, wäre nicht »Welcher-Weg-Information«, wenn nicht eine Resonanz auf festgelegte Entfernung gekoppelt wäre.

Je näher die Beziehung an der Urform der Energie festmacht, desto größer ist der Krafttransfer, desto höher ist die Frequenz, desto mehr Dimensionen sind eingebunden, also desto machtvoller ist der Informationsaustausch.

Genau diesen Zustand haben die Alten Weisen angestrebt und nannten ihn bei größter Nähe »die Erleuchtung«.

Für das Prinzip der Festlegung der Energiegröße aus einer »Alle Möglichkeiten«-Grundform gibt es weitere Beispiele.

Das, was wir bisher Elektron nannten, ist eine derartige Energiegröße. Die Energie des Elektrons ist über seine Bewegungsenergie bestimmt.

Bewegungsenergie	**Geschwindigkeit**
0,01 eV	59 km/sec
0,1 eV	188 km/sec
1 eV	593 km/sec
10 eV	1876 km/sec
100 eV	5931 km/sec
1000 eV	18 728 km/sec
10 000 eV	58 456 km/sec
100 000 eV	164 354 km/sec
1 000 000 eV	282 130 km/sec
10 000 000 eV	299 438 km/sec
100 000 000 eV	299 789 km/sec
1 000 000 000 eV	299 793 km/sec

Man sieht sehr schön, wie die Auswahl der Festlegung der Energie direkt mit der Geschwindigkeit zusammenfällt. Bei 1 GeV (1 000 000 000 eV) hat ein Elektron fast Lichtgeschwindigkeit. Da sich mit der jeweiligen Energie auch die Frequenz der zugehörigen Welle ändert, müsste man hier eigentlich nicht von dem Elektron sprechen, sondern jedem Elektron mit verschiedener Energie eine eigene Namenszuweisung geben.

Ganz analog dürfte man auch nicht von dem Bewusstsein sprechen, sondern müsste jeder »Welcher-Weg-Information« einen eigenen Begriff zuordnen, da alle verschiedene Energien tragen.

Woher kommt die Geschwindigkeit der Elektronen? Sie kommt von anderen Elektronen, übermittelt von Photonen, also von Informationen für Kräfte aus Feldern. Damit Elektronen auf Geschwindigkeit kommen, müssen sie von außen mit einer entsprechenden Kraft angestoßen werden. Kräfte für Elektronen werden von Photonen übertragen. Das bedeutet, Photonen-Information müssen die Energie mitbringen, die dem Elektron als Anstoß dient.

Bei diesem Vorgang gibt es eine interessante Regelmäßigkeit, die mit dem Massenzuwachs des Elektrons mit ansteigender Bewegungsenergie zusammenhängt.

Mit steigender Energie der Photonen erhält das Elektron kontinuierlich mehr dieser Photonenenergie zur direkten eigenen Verwendung.

Photonenenergie	davon wird dem Elektron gegeben
100 eV	0,04 %
1000 eV	0,4 %
10 000 eV	3,8 %
100 000 eV	28,1 %
1 000 000 eV	79,6 %
10 000 000 eV	97,5 %

Je größer die Energie, auf die ein Elektron festgelegt wird, desto mehr von dieser Energie wird durch das Elektron selbst gehandelt. Mit höherer Energie kommen wir als Elektron näher an das Zentrum. Je näher unsere Elektronen (wir) also dem Kern aller Dinge kommen, desto mehr sind unsere Elektronen (wir) Herr aller Dinge, denn der Kern (die Urmembran) ist die oberste Instanz.

So könnte man das Phänomen interpretieren, und so sagen es auch die Alten Weisen.

So, wie die Energie des Elektrons erst einmal nicht festliegt, sondern »Alle Möglichkeiten« besitzt, und so, wie eine Energiegröße schließlich durch die Umgebung festgelegt wird, so kann man sich analog vorstellen, wie unser Bewusstsein Energiegrößen festlegt.

Das Bewusstsein wäre demnach eine Energieentität, die aus der Erfahrung geprägt ist. Diese Entität legt dann über die »Welcher-Weg-Information« eine Energie aus dem Spektrum »Alle Möglichkeiten« fest und schafft damit meine Realität. Die Erfahrung ist identisch mit dem Jonglieren von Distanzen zum Zentrum und der Speiche-

Bild 21

Bewusstsein und Unterbewusstsein erzeugen die Fähigkeit, Beziehungen immer wieder neu zu knüpfen und zu nutzen

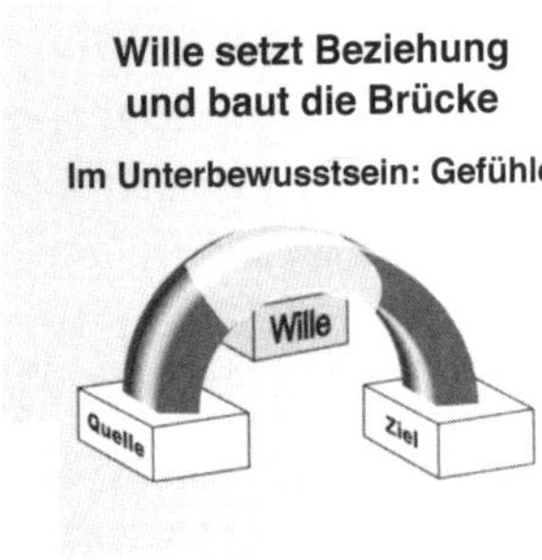
Wille setzt Beziehung
und baut die Brücke
Im Unterbewusstsein: Gefühle
Wille
Quelle
Ziel

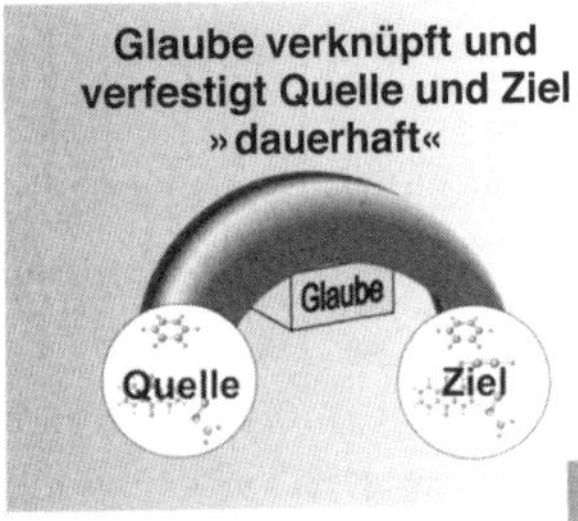
Glaube verknüpft und
verfestigt Quelle und Ziel
»dauerhaft«
Glaube
Quelle
Ziel

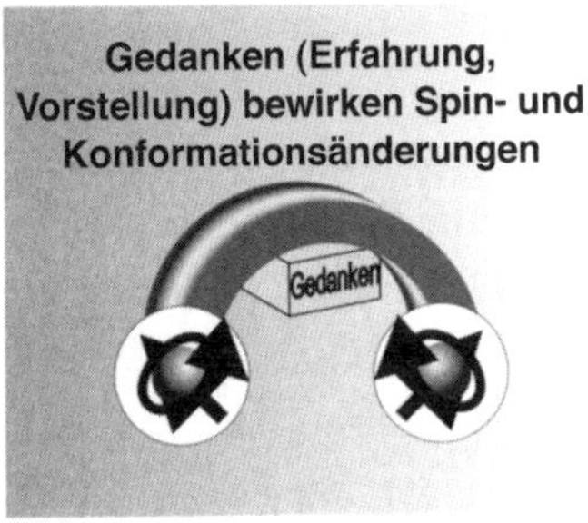
Gedanken (Erfahrung,
Vorstellung) bewirken Spin- und
Konformationsänderungen
Gedanken

rung der Distanzfestlegung, was ein Maß der angetroffenen Energiegröße ist (**Bild 21**).

Wirksamer Glaube stabilisiert sich durch Erfahrung

Wahrer Glaube als Einheit von Gefühl und Wille verwendet Bewusstsein und Unterbewusstsein gleichzeitig als Vollstrecker der Realität, kontrolliert durch die Erfahrung. Das mir bewusste Moment davon ist Gewissheit, ein Gewahrsein. Unsere Erfahrungen sind ein Ebenbild unseres Bewusstseins, da unser Bewusstsein Quellen und Ziele setzt. Der Weg zwischen Quelle und Ziel ist die Erfahrung.

Habe ich das Ziel erreicht, ist Erfahrung bereits erledigt. Also ist Erfahrung das Gelernte in der Vergangenheit für die Zukunft. Wer bestimmte Erfahrungen nicht hat, dem bleibt diese Welt verschlossen.

Glaube, kontrolliert durch Erfahrung, bestimmt mein alltägliches Leben. Wenn ich morgens aus dem Bett steige, geschieht dies nur dadurch, weil ich glaube, dass ich es kann. Jede weitere Handlung – Morgentoilette, anziehen, Frühstück einnehmen, Auto fahren und so weiter – sind wiederum alles glaubensgesteuerte Aktivitäten.

Wenn ich glaube, ich kann etwas nicht, funktioniert es auch nicht. Mit anderen Worten: die Macht des Glaubens ist tägliche Erfahrung. Erfahrung ist wiederum wirksames Regulativ des Glaubens. Der Glaube im Tagesbewusstsein kontrolliert seine Aktionen mithilfe der Erfahrungen, die aufgrund der Wechselwirkung von Energien im Körper und von Umweltenergien mit dem Körper gesammelt worden sind.

Wenn ich also glaube, über einen Bach springen zu können, dann klappt das durch meine Erfahrung.

Wenn ich glaube, ich wäre ein Vogel und könnte fliegen, dann ist das mit meinen Erfahrungen im Tagesbewusstsein nicht kompatibel, und ich lasse es lieber.

Ist mein Bewusstsein aber verschoben oder transformiert, zum Beispiel durch LSD oder andere Drogen, so kann die Erfahrungskompatibilität ausgeschaltet werden. Im Traumbewusstsein ist dies regelmäßig der Fall, und das weiß meine innere weise Funktionsautomatik, denn sie entkoppelt im Traum die Skelettmuskulatur von der Gehirnansteuerung.

Wir leben und steuern uns selbst durch unseren Glauben im Rahmen der Erfahrung.

Der für mich in meiner Materie wirksame Glaube und meine tägliche Erfahrung sind eine untrennbare Einheit. Genauso sind meine angeborenen Gefühle und die archetypischen Erfahrungen meiner Vorfahren eine untrennbare Einheit.

Stimmt der Glaube nicht mit der Erfahrung überein, wird er als pures Gedankenspiel machtlos und ein Aberglaube. Im Zustand des Tagesbewusstseins wird mein Glaube regelmäßig durch meine alltägliche Erfahrung neu geeicht und korrigiert. Erst diese Art der Triggerung ergibt das für die Wirkung des Glaubens notwendige Maß an Vertrauen. Mit diesem Vertrauen entsteht die Gewissheit. Glaube wird zu körpereigenem Wissen. Und nun erst kann Glaube Materie verändern, in der Art und Weise, wie wir es im vorherigen Kapitel modellhaft zu erklären versucht haben.

> Buddha: »*Wer Ohren hat zu hören, glaube!*« *und* »*Lasst Eurem Glauben, Eurem Vertrauen freien Lauf*«.
> Das gläubige Vertrauen *(saddha)* wurde – laut Tradition – eingesetzt, um innere Verbindungen (Hemmungen) neu zu gestalten und dadurch Wahrheiten (Realitäten) zu erleben. Ewige Wahrheiten gibt es nicht. Wahrheiten sind dauernd im Wandel, werden vom Individuum dauernd neu geformt und müssen deshalb dauernd neu entdeckt und erlebt werden, so sagen die Alten Weisheiten.

Wie sehr stimmt dies mit heutiger Erkenntnis überein. Innere Kräfte sind bereits vorhandene Verbindungen durch Quantenbildung, die durchaus Hemmungen darstellen können für neue Zustände. Neue Zustände sind Realitäten und als solche Wahrheiten, die jederzeit wieder gelöscht werden können durch neue Erfahrungen, neuen Glauben, neue Gefühle, neue Moleküle.

Die fehlenden Erfahrungen der Kleinstkinder werden durch sehr viel REM-Schlaf (Traumschlaf) ersetzt. Erfahrung ist materiebeeinflussend, da Synapsenverbindungen neu entstehen. Die Bahnung, das Lernen, die Konditionierung unterliegen diesem Prinzip.

Übersicht 1

Geist ist etwas, das sehr subtil hinter allem steht, besser: allem zugrunde liegt – ein universelles Ursystem (in der Physik entspricht das der Urform der Energie der Membran und dem String).

Seele sind die Organe, die vom Geist »durchdrungen« sind, also geistig belebt werden.

Psyche ist die Ursache jeden Verhaltens, gesteuert von Geist, Glaube, Bewusstsein und Gefühl.

Bewusstsein ist die Fokussteuerung zum Anvisieren und Erreichen von Zielen und Beziehungen, als »Welcher-Weg-Information«, veranlasst durch den Geist (was ich mit dem Bewusstsein nicht ansteuere, existiert nicht).

Erfahrung ist das bewusste Erleben (Entitätsprägung) eines Weges zum Geschehen und die Rückmeldung; dies ist das Regulativ des Glaubens.

Glauben ist der Zusammenschluss von individuellem Willen und archetypischen Gefühl, kontrolliert durch die Erfahrung.

Gefühl ist die überlieferte Erfahrung (Entitätsprägung) unserer Vorfahren.

So wie niedere (primitivere) Organismen als Baumaterial für höher entwickelte (differenziertere) Organismen dienen, so dienen die gesammelten und aufgespeicherten Erfahrungen des Unterbewusstseins und der automatischen Funktionen der verschiedenen Körperorgane den höheren Zwecken und dem freien Wirken des Geistes. Physische Kontinuität ist das Kennzeichen der niedrigen Organismen. Sie fesselt den Organismus an die starren Gesetze der Materie und die Diktate der einmal geschaffenen Formtendenzen oder Mustervorlagen. Ganz anders bei der Wirkung des Bewusstseins: die Materie wird moduliert.

Dieser Vorgang ergibt neue Erfahrung, neues Erlebnis, neuen Eindruck. Damit erweitert sich die Struktur unserer Psyche. Die Steuerung der Materie durch die Psyche wird vielfältiger, differenzierter, eventuell komplizierter. Ich werde ein anderer Mensch.

Mein Bewusstsein erlebt je nach dem Grad seiner Veränderung, seiner Entwicklung, eine andere Welt und damit eine andere Wirklichkeit. Diese Welt können andere Menschen nur erleben, wenn sie durch Erfahrung gleiche Bewusstseinszustände erworben haben.

Durch das Erkennen des inneren Wachstums kommt eine wichtige Dimension in unsere Psyche – die Zeit. Jedes Erlebnis beruht auf Verknüpfungen der Vergangenheit und bereitet die Zukunft vor. Der »historische Gegenwartswert« (Govinda) ist Teil meiner Psyche.

Ich bin das, was ich aus mir mache.

Mein Glaube (zusammengesetzt aus Gefühl und Wille, also zusammengesetzt aus Unterbewusstsein und Bewusstsein, getriggert durch meine individuelle Erfahrung) hat die Fähigkeit, die unendlichen Möglichkeiten in meinem Körpervakuum auf eine Energie festzulegen und somit Bildekräfte freizusetzen. **Damit differenziert und objektiviert Glaube die Energie zur makroskopisch materiell sichtbaren Erscheinung.** Die vom Glauben gesteuerte **Energie verkörpert sich.** Das, was unser Körper momentan darstellt, ist sowohl das Ergebnis vergangener Glaubens- und Bewusstseinszustände als auch der Ausdruck aktuellen Glaubens.

Blinder Glaube ergibt keinen Sinn, da die vorausgehende Ursache keine Realität hat.

Echter Glaube bedeutet für den ganzen Körper innere Gewissheit, da die Erfahrung nicht widerspricht. So entstehen Wahrheit und Fortschritt in meiner Welt.

> Buddha sagte: »Lasst eurem Glauben, eurem Vertrauen freien Lauf und öffnet euch der Wahrheit.«

Heilkraft und Glaube sind die Pole der gleichen Kraft.

Viel-Welten, Viel-Historien, Viel-Bewusstsein

Da sich bei jeder Messung für das gemessene Quant aus einer Unzahl von Quantenenergie-Möglichkeiten, die in seiner Wellenfunktion stecken, eine definierte Energie herauskristallisiert, sprach Hugh Everett von der Universität Princeton 1957 bereits von der Vielwelten-Interpretation. Wir können nach dieser Theorie aus den vielen möglichen

Ergebnissen, aus den vielen möglichen Welten, immer nur eine einzige feststellen.

Die Viel-Welten-Theorie wurde von John Wheeler zu ihrer heutigen Form entwickelt. Die Theorie besagt, dass ein System, wenn es auf der Quantenebene in die Realität gebracht wird, notwendigerweise in ungeheuer viele Welten zerfallen kann, wenn jede nur mögliche Wahl getroffen wird.

Die Idee wurde wieder aufgegriffen und modifiziert als **Viel-Historien-Interpretation** von Murray Gell-Mann (Nobelpreis 1996) vom California Institute of Technology in Pasadena zusammen mit James B. Hartle von der Universität von Kalifornien in Santa Barbara. Demnach sind Historien keine physikalischen Gegebenheiten, sondern eher Möglichkeiten.

Aber spannend wird die Idee, wenn man sich analog an die **Viel-Bewusstseins-Hypothese** heranwagt, wie sie von David Z. Albert von der Columbia-Universität in New York und von Barry Loewer von der Rutgers-Universität in New Brunswick, New Jersey, propagiert wird. Hier springt plötzlich das physikalische System ins philosophische Terrain. Tatsächlich sind beide Verfechter der Idee Physiker und Philosophen.

Der Inhalt der Idee der Viel-Bewusstseins-Hypothese erschreckt uns keinesfalls. Die Forscher sagen, was wir eigentlich schon immer ahnten: **Jedes empfindungsfähige physikalische System, also jeder Beobachter, hat nicht nur ein Bewusstsein, sondern ist mit unendlich vielen Bewusstseinswahrnehmungszuständen assoziiert**, die bei jeder Quantenmessung – und die findet bei jedem Bewusstseinsablauf statt – immer neue Ergebnisse liefert. Die vielen Wahlmöglichkeiten, die die Schrödinger'sche Wellenfunktion erlaubt, entsprechen den vielen Erfahrungen, die wir immerfort machen.

Der große Quantenkenner John A. Wheeler bringt es auf den Punkt: Er meint, die wichtigste Lehre, die wir aus der Quantenmechanik ziehen können, ist die, dass physikalische Phänomene durch die Fragen, die wir nach ihnen stellen, definiert sind.

»Das ist ein partizipatorisches Universum«, sagt er. (Wheeler JA. »Information, physics, quantum: The search for links« in W. Zurek, ed. 1990: *Complexity, Entropy, and The Physics of Information*. Redwood City, California: Addison-Wesley.)

Wenn wir auf unsere Fragen Antworten erhalten, dann ist das Information. Die Grundlage der Realität ist also in unterster Instanz das Quant als Information, das Bit als grundlegende Informationseinheit.

> Wheeler erfand ein schönes Wortspiel dafür: ***»the it from the bit«.***

Hier tun sich neue Welten auf. Im Fokus steht plötzlich nicht mehr nur die Quantentheorie, sondern auch die Informationstheorie.

Wir gingen bisher davon aus, dass Information allein dem logisch denkenden Intellekt zugehörig ist. Wenn man aber die Wirkung der »Welcher-Weg-Information« in das Körpergeschehen einbezieht, dann ist Glaube, zusammengesetzt aus Gefühl und Wille, ebenso Information für den Körper, körpereigene Information.

Form und Struktur als Klang und Rhythmus, Gefühl als Beurteilung aufgrund archaischer Erfahrung, Idee unter Verwendung von Glauben (Wissen und alltägliche Erfahrung) und Wille, sind die Prinzipien der geistig-psychischen Funktion zur Beeinflussung meiner Materie, die wir als Realität und Wahrheit ansehen.

Diese Prinzipien erwecken, verstärken, lösen und wandeln die Wege für Kräfte im Vakuum meines Körpers.

Urform der Energie ist identisch mit Universellem Geist

Wenn wir die oben beschriebene Urform der Energie gleichsetzen mit dem Universellen Geist, dann passiert etwas ganz Erstaunliches. Plötzlich lassen sich ganze Kaskaden von Parallelen aufzeigen zwischen der modernen Physik und alten Überlieferungen, die die Welt und den Menschen erklären.

Zweifellos baut die Urform der Energie alles Existierende auf, das Universum mit seinem gesamten Inhalt (**Bild 22**).

Früheste buddhistische Schriften bezeichnen den Geist als den Vorläufer aller Dinge (Pali: *mano pubbangama dhamma*) und damit die »conditio sine qua non« alles Existierenden.
Der erste Vers des buddhistischen Pali-Kanons sagt: *»Vom Geist geh'n die Dinge aus, sind geistgeschaffen, geistgeführt«*.

Bild 22

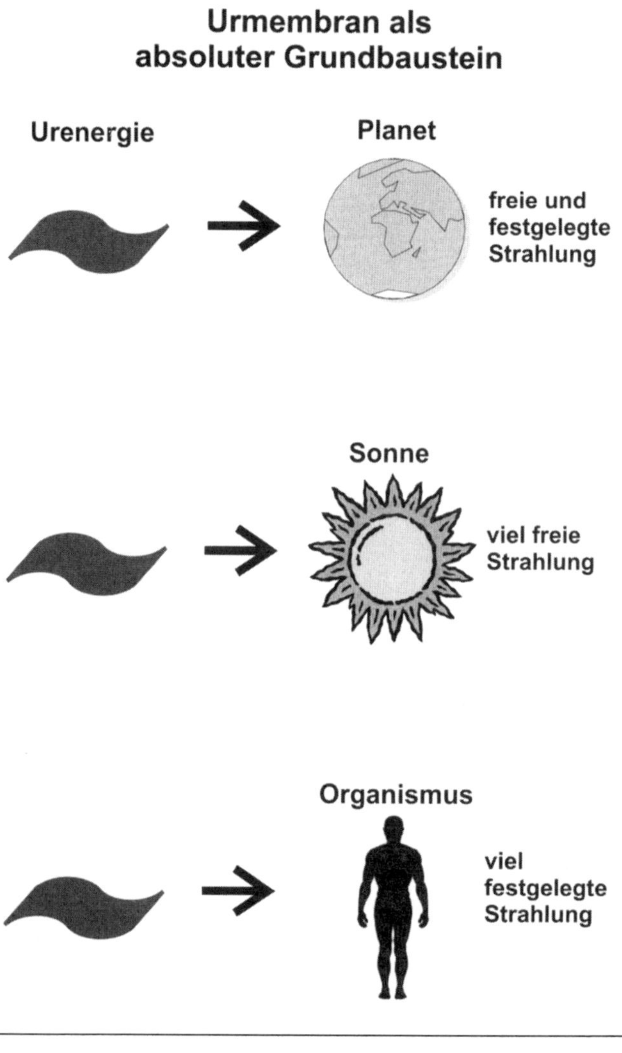
Urmembran als
absoluter Grundbaustein
Urenergie
Planet
freie und
festgelegte
Strahlung
Sonne
viel freie
Strahlung
Organismus
viel
festgelegte
Strahlung

David Bohm:
»Der Geist könnte eine Struktur haben, die der des Universums gleicht, und in der zugrunde liegenden Bewegung, die wir ›leeren Raum‹ nennen, findet sich tatsächlich ungeheure Energie. Die spezifischen Formen, die im Geist erscheinen, könnte man mit Partikeln vergleichen, und zum Grund des Geistes zu gelangen könnte dann der Wahrnehmung von Licht gleichen.«

Materie – die Mutter

Die Welt der Materie – so auch unser Körper – ist aus heutiger Sicht ein unbegreiflich komplexer Ozean unaufhörlich kollabierender und neu sich bildender wellenähnlicher Felder und Teilchen, die sich primär als Pilotfelder durchdringen, ohne sich gegenseitig zu beeinflussen. Nur die Felder, die sekundär entstehen, überlagern sich und bilden quasi Knoten, die Strukturen ergeben. Der Mensch ist ein fließendes Feld von sich durchdringenden und gegenseitig beeinflussenden Kräften, woraus Form, Struktur, Figur, Maß und Farbe entstehen.

Diese Kräfte werden in der Evolution geordnet und gesetzmäßig angewendet *(Maya Shakti)* (**Bild 23**).

Im Buddhismus ist Materie noch die mater – die Mutter, die die geistigen Kräfte des Universums beherbergt, quasi ein Akkumulator geistiger Kräfte.

Bild 23

Verdichtung von Kraftfeldern (Photonengewitter) Weg zur Materie

Verursacher
Auswirkungen

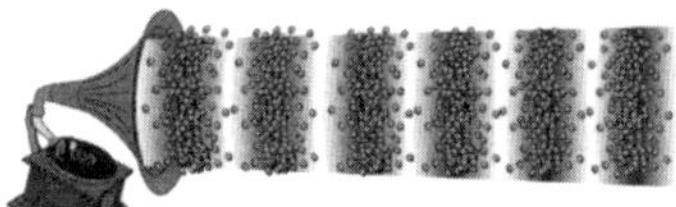

Druck/elektro-
magnetische Kraft

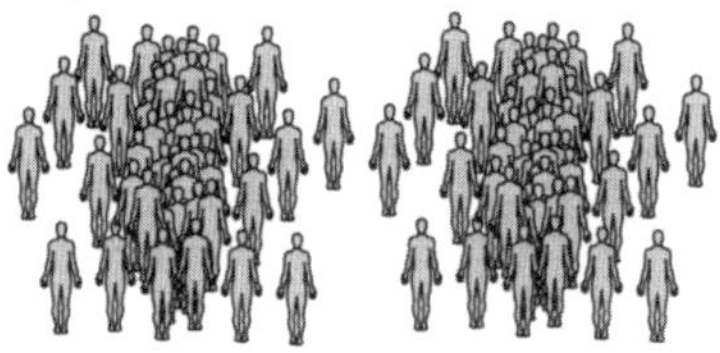

Druck/elektro-
magnetische Kraft u. a.

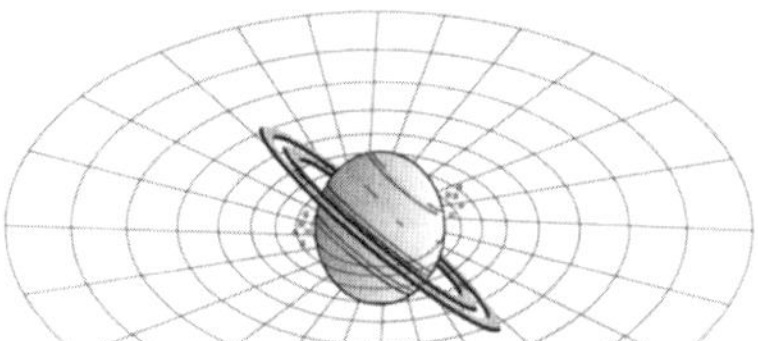

Druck/elektro-
magnetische Kraft
Gravitation/Schwerkraft
Zentrifugalkraft

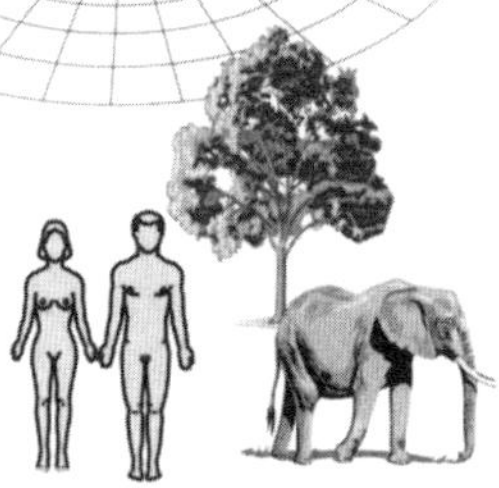

Druck/elektro-
magnetische Kraft
Gravitation/Schwerkraft
Zentrifugalkraft
DNA/Geist

Gleichzeitig ist Materie die Mutter aller dinglichen Erscheinungen. In den Erscheinungen der Dinge steckt latente Energie, eine magische Substanz, die das Wissen der Vergangenheit besitzt und mit potenziellen Kräften beladen, ausstrahlt, und die Umgebung nach dem Prinzip »Gleiches erkennt Gleiches« beeinflusst.

Die materielle Welt, wie der Stern und sein Kosmos, der Stein und seine Berge, das Wasser und seine Wolken, die Zelle und ihre Lebewesen – wie es so schön geschrieben steht –, sie alle bestehen aus der Urform der Energie, und das ist der Universelle Geist. Da der Geist als die Urform der Energie alle Materie aufbaut, also auch in aller Materie steckt, gibt es keinen essenziellen Unterschied zwischen Geist und Materie.

Max Planck:
»Als Physiker, also als Mann, der sein ganzes Leben der nüchternen Wissenschaft, der Erfassung der Materie diente, bin ich sicher von dem Verdacht frei, für einen Schwarmgeist gehalten zu werden. Und so sage ich nach meinen Erforschungen des Atoms Folgendes: Es gibt keine Materie an sich! Alle Materie entsteht und besteht nur durch eine Kraft, welche die Atomteilchen in Schwankung bringt und sie zum winzigsten Sonnensystem des Atoms zusammenhält. Da es im ganzen Weltall aber weder eine intelligente noch eine ewige (ab-

strakte) Kraft gibt – es ist der Menschheit nie gelungen, das heiß ersehnte Perpetuum mobile zu erfinden –, so müssen wir hinter dieser Kraft einen bewussten, intelligenten Geist annehmen. Dieser Geist ist der Urgrund aller Materie. Nicht die sichtbare, aber vergängliche Materie ist das Reale, Wahre, Wirkliche (denn die Materie bestünde, wie wir es gesehen haben, ohne diesen Geist überhaupt nicht!), sondern der unsichtbare, unsterbliche Geist ist das Wahre. Da es aber Geist an sich nicht geben kann und jeder Geist einem Wesen zugehört, so müssen wir zwingend Geistwesen annehmen. Da aber auch Geistwesen nicht an sich sein können, sondern geschaffen sein müssen, so scheue ich mich nicht, diesen geheimnisvollen Schöpfer ebenso zu nennen, wie ihn alle Kulturvölker der Erde früherer Jahrtausende genannt haben: Gott!«

D. H. Lawrence sagt: »*Es gibt keinen Gott, keine Vorstellung eines Gottes. Alles ist Gott.*«
Und weiter sagt er: »*... die gesamte Bemühung im Leben des Menschen war darauf gerichtet, sein Leben in Verbindung zu bringen mit dem elementaren Leben des Kosmos, dem Leben der Berge, der Wolken, des Donners, der Luft, der Erde und der Sonne, um Energie, Macht und eine Art geheimnisvoller Freude zu gewinnen. Diese Bemühungen um reinen, unverhüllten Kontakt, ohne Vermittler oder Mittler, ist der Ursinn von Religion.*«

In der buddhistischen Philosophie und Psychologie werden (z.B. in den elf Qualitäten von *rupa*) immer wieder Beziehungen zwischen Elementen, Formen, Farben, Weltenebenen und verschiedenen Bewusstseinsstufen aufgezeigt. Daraus mag sich die Bedeutung der Amulette und heiligen Gegenstände wie Reliquien ableiten. Wird geistig-bewusste Kraft auf die Materie konzentriert, immer und immer wieder, dann reichert sie sich in der Materie an.

Maya

Maya kann in subjektiver mikrokosmischer Projektion wiedergegeben werden. Es ist die psychisch-kosmische Macht der Unwissenheit und Täuschung, die Illusion.
Die Unwissenheit entsteht nach vedantischer Lehre durch *adhyaropa,* »Überlagerung«.

Tatsächlich ist unser subjektives Wissen ein Glaubensmoment durch Überlagerung von Wille, Gefühl, Erfahrung und deshalb objektiv Unwissenheit. Für unser Menschleben hat es sich dennoch wohl bewährt.

Maya bedeutet von objektiver makroskopischer Seite aus die schöpferische Macht (identisch mit *shakti*), feinstofflich, jenseits aller Wahrnehmung, das ganze Weltall, das raum-zeitliche Sein hervorbringend (Vivekacudamani, Vers 20).

Die Philosophie in uns

Was den Geist betrifft, da hat die moderne Naturwissenschaft nicht viel zu bieten. Es ist durchaus sinnvoll, sich in diesem Bereich alten Überlieferungen anzuvertrauen. Sie sind erstaunlich plausibel.

Früheste buddhistische Schriften bezeichnen den Geist als den Vorläufer aller Dinge und die Grundessenz alles Existierenden. Wir haben bereits festgestellt, dass diese Aussage richtig ist, wenn wir den Geist mit der Urform der Energie gleichsetzen. Das gibt uns Mut, auch die weiteren Aussagen aus uralten Zeiten anzuführen.

Die Überlieferung sagt: Nachdem die Urspaltung aufgetreten ist (offensichtlich der Urknall), besteht eine Spannung, die ausgeglichen werden muss (die Urform der Energie kondensiert sich in viele Einzelteilchen und Kräfte). Der »göttliche« (Universelle) Geist entwickelt deshalb weitere Aktivitäten, es wird eine Kettenreaktion von Bewegungen in Gang gesetzt (was wir Schöpfung nennen). Der Tantrismus beschreibt »die Schöpfung als Illusion« durch eine Aufeinanderfolge von 36 Emanationsebenen (die Emanationen der Urform der Energie gibt es tatsächlich), den *tattvas* mit den drei Klassen rein *(suddha)*, rein-unrein *(suddhasuddha)* und unrein *(asuddha)*, die von der absoluten Einheit *(parasamvit)* (das ist die Urform der Energie) bis zur Ma-

terie *(prthivi)* reichen. Die Erscheinungen werden durch stufenweise Entfaltung der Einheit erreicht (Untereinheiten der Urform der Energie, die wir subatomare Teilchen nennen). Geist, Natur und Materie sind verwandt.
Geist formt Materie nach seinem Bild. Die Natur ist durch geistige Betrachtung ins Dasein getreten.

Übersicht 2

Das Modell der Körperfunktions-Beeinflussung durch die Psyche

- Jedes subatomare Teilchen ist gekoppelt an die Urform der Energie.
- Jede Urform baut um sich herum ein Pilotfeld auf.
- Jedes Pilotfeld enthält eine Wellenfunktion mit »allen Frequenz-Möglichkeiten«.
- Jeder Schwingungsfrequenz innerhalb »allen Möglichkeiten« entspricht eine Quanten-Energiegröße.
- Die Urform gibt virtuelle Quanten aus, die verschiedene Größen, verschiedene Reichweiten und Abgabezeiten haben. Die niedrigste Quantenenergie hat die größte Reichweite. Diese virtuellen Quanten können als Kräfte festgelegt werden.

- In unserem Körper sind Quantenenergien (subatomare Teilchen) unter Kontrolle; sie sind eingebunden in Materie-Molekül-Kopplungen. Das bedeutet, dass alle derart betroffenen Teilchen resonant angeregt sind und dadurch eine Frequenz festgelegt ist, die sich als Quanten-Kraftbrücke auswirkt.
- Alle Quanten-Kraftbrücken sind pulsierend etabliert.
- In den Pulspausen haben Urformen Gelegenheit, ihr Pilotfeld mit der Wellenfunktion »aller Möglichkeiten« zu präsentieren.
- Das ist der Augenblick, wo eine Energiegröße aus dem Bündel »Alle Möglichkeiten« über das Glaubens- und Bewusstseinsmoment »Welcher-Weg-Information« ausgewählt wird und an das angesteuerte resonante Ziel koppelt. Die Funktion ist beeinflusst.

Im Falle der Körperrelaxation entstehen pro Zeiteinheit deutlich mehr Freiheitsgrade, da viele Kopplungen und damit Festlegungen gelöst werden. Dadurch sind die Auswahl und das Festlegen einer Energiegröße durch »Welcher-Weg-Information« erleichtert.

Der Geist baut mit sich selbst die Substanz auf, er verdichtet sich darin und wird somit real. Die Folge ist die Polarität (eher eine Komplementarität) von Geist und Materie (Tai-Chi-Symbol). Geist und Materie sind Pole einer Ganzheit.

Der Geist ist zweifach wirksam:

a) von außen und objektiv; das sind alle Kräfte der Natur und des Kosmos,
b) von innen und subjektiv; das sind wir selbst als Dirigenten körpereigener Kräfte.

Alles, was in Raum und Zeit existiert, besitzt »Name« (indisch: *nama*) und »Form« *(rupa)*. Die reale Erscheinungswelt heißt deshalb *namarupa* im Gegensatz zum Ungeschaffenen, dem *Brahman*. »Name« entspricht der geistigen Welt des Menschen (abgeleitet vom Universellen Geist) und erklärt den Sinn des Existierenden. »Form« ergibt sich als die Schöpfung des Universellen Geistes; mit anderen Worten: Geist ist Bedeutung; Sinnlichkeit ist Anschauung. Beide Aspekte sind aufeinander angewiesen und verbunden.

Namen und Sprache waren in ihrem Ursprung die Essenz der geistigen Anschauung. Die magische Kraft der Worte – in der archetypischen Ursprache weit stärker als heute – im Zusammenhang mit der Geste des Sprechenden, lässt sich mit der doppelten Geistpräsenz erklären *(Nomen est omen)*.

Die *Samkhya*-Philosophie spricht von drei Urqualitäten, den *gunas* (heute: 1. Membran, 2. String, 3. Punktstruktur), die das ganze Universum durchziehen. In einem gegenseitigen Gleichgewicht der *gunas* bilden sie mithilfe eines erkennenden Prinzips *(sattva)* die Maya (die Illusion, die Materie darstellt). Die Störung des Gleichgewichts erlaubt immer komplexere Gebilde, die zuerst die geistig-bewusste Welt *(nous)*, dann die seelische *(psyche)* und schließlich die materielle Welt *(hyle)* aufbauen. Das alles zusammen ist das *saguna brahman*, das »Brahman mit Eigenschaften«, das eben das Maya ist. Die tiefere Bedeutung von *lung-gom* ist, dass Materie dem Geist unterworfen werden kann.

Sobald die Produkte unseres Geistes materielle Form angenommen haben, gehorchen sie den Gesetzen der Materie. Letztlich wirkt aber nur Geist auf Geist, denn die Materie ist geisthaltig.

Übersicht 3

Einige wichtige Erfahrungsentitäten, die »Welcher-Weg-Information« ermöglichen
durch
Informationsspeicherung in subatomaren Teilchen

- **Gedankenentitäten:** aktuelle Einflussnahme vieler Funktionen, wie Tonuserhöhung, zum Beispiel Verspannungen
- **Gedächtnis-, Erinnerungsentitäten:** Kopplungen an Entitäten der »Vergangenheit«?

- **Gefühlsentitäten:** mischen sich in alle neuronal-hormonal relevanten Funktionen
- **Glaubensentitäten:** mischen sich in alle körperrelevanten Funktionen

In uns finden dauernde Wechselwirkungen zwischen Geist und Materie statt, die letzten Endes nichts anderes sind als die Neuknüpfung der Kräfte zwischen Quelle und Ziel und die Lösung gebundener (stabilisierter) Energiezustände und ihre erneute Verknüpfung.

Die alchemistische Anleitung zur Umwandlung des Individuums heißt: *Solve et coagula!* Löse und verbinde! Das In-dividuum ist das Un-teilbare.

Was erkannt und akzeptiert ist, kann (auf)gelöst werden – Voraussetzung zur Neuknüpfung einer neuen Konstellation.

Da der Erfolg der Wechselwirkung zwischen Geist und Materie also offensichtlich in der Wechselwirkung zwischen verschiedenen Molekülen, also verschiedener Formen materieller Aggregate, deutlich wird, scheint das Wirken geistiger Kräfte mit dem Wirken physikalischer Kräfte Hand in Hand zu gehen.

Materialisierung (Bildungsvorgang) ist demnach geistig beeinflussbar und modifizierbar.

Magie ist die Kraft, die sowohl formt wie verwandelt. Sprul-sku ist der durch geistige Kraft geschaffene oder verwandelte Körper.

Wenn der Geist nicht bloß ein Produkt physischer Funktionen oder chemischer Reaktionen ist, sondern das Gestaltungselement von allem, auch vom Leben, dann können wir auch Gesundheit einem Geist zuschreiben, der die Möglichkeit hat, unseren Körper harmonisch zu dirigieren.

Der spirituelle Weg ist Psychoanalyse und -therapie.

Verwandlung und Veränderung ist das Gesetz des Geistes. Geistiges Leben ist vor allem auf innere Wahrnehmungs- und Erlebnisfähigkeit gegründet, die keinen Aufwand an Denken nötig macht. Denken ist die Konsequenz eines geistigen Prozesses.

Wir denken an die Dinge, die Dinge (lat. *res*) sind Realität. Wir denken, um Realitäten zu schaffen.

Ich denke über das Wirkliche, Denken selbst ist aber nichts Wirkliches.

Gedanken sind Abbilder des Universellen Geistes, wodurch Dinge geschaffen werden, die die Orientierung in der Welt für ein Leben überhaupt erst ermöglichen.

Die Tibeter ziehen es vor, statt der physischen Symptome den Geist zu heilen durch gläubige Hingabe, die Kräfte stimuliert, mittels geweihter Objekte, Symbole und Riten, die durch Glauben dem Geist Macht über den Körper geben.

Wenn die materielle Form der Bewegung des Geistes nicht mehr zu folgen vermag, setzt Verfall ein. Der Tod ist das Ergebnis von Stillstand, Stagnation und Verfall der geistig nicht mehr veränderbaren (durchdrungenen) Materie.

Der Kosmos einschließlich unsere Welt beherbergt die Naturkräfte und Naturgesetze, er beherbergt deshalb auch den Universellen Geist, denn die **Naturgesetze sind Abkömmlinge der Urform der Energie, und die ist in unserem Modell identisch mit dem Geist.**

Da alles Wissen und alle Theorien auf den Naturgesetzen und -kräften aufbauen, sind alle nur möglichen Theorien über uns bereits da, ist alles Wissen potenziell vorhanden.

Konnten die Alten Weisen an dieses Wissen ankoppeln? Können wir wieder lernen, an dieses Wissen anzukoppeln?

Vivekacudamani, Vers 250: »*Die erleuchteten Seher erkennen Brahman als höchste, unendliche, absolute, ungeteilte Wirklichkeit, als reines Bewusstsein. In ihm erfahren sie, dass der Wissende, das Wissen und das Gewusste eins geworden sind.*«

Brahman und Atman

Dieser Abschnitt besteht aus frei wiedergegebenen Zitaten der Alten Überlieferungen und einigen Interpretationen dazu. Wer noch nicht mit den Weisheiten östlicher Traditionen vertraut ist und wer ausschließlich in naturwissenschaftlicher Denkweise geübt ist, für den sind dieses und folgende Kapitel befremdlich. Aber man sollte sich ernsthaft Gedanken zu den zitierten Aussagen machen; hier sind kaum bekannte Wahrheiten genannt.

Jedes Denken und Sprechen über Maya verfestigt die äußerliche Ebene um den Kern der Urform der Energie, die Materie bildet. Setzt man den Fokus der Aufmerksamkeit dagegen auf *Atman*, dann hat man Chancen, *Atman* zu erleben.
Der Kern aller Bauelemente unseres Körpers ist *Atman*, der individuelle Geist der Einheit, der dem Universellen Geist *Brahman* gleichkommt.

Die Vedanta-Philosophie (Vedanta heißt »das Ende alles Wissens«, 4000 Jahre alt und wohl noch viel älter) entwickelte sich auf der Basis der Geheimlehre der Upanischaden (*upanishad* heißt »in Ergebenheit danebensitzen«).
Die Lehre des Vedanta entwirft ein spirituelles Welt- und Menschenbild und enthält alle Eigenschaften, die wir verloren haben: zugleich Kosmologie, Psychologie, Theologie, Anthropologie, Physik, Metaphysik, Epistemologie, Ethik.

Veda, Vedas, Veden (Sanskrit) heißt Wissen, speziell göttliches Wissen. Die älteste Literatur der Inder liegt vor als Rig-Veda, Sama-Veda, Yajur-Veda und Atharva-Veda. Das Alter kann nur geschätzt werden; es liegt zwischen 5000 und 25000 Jahren.

Der Vedanta unterscheidet drei Hüllen, die die Erfahrung des *Atman* zunächst verhindern. Die Hüllen bilden fünf Unterklassen.

Der Mensch als Gesamtwesen ragt in alle Hüllen hinein.

Die 1. Hülle ist die grobstoffliche rein materielle Hülle *(sthula sarira)*, die aus Nahrung gebildete *(anna maya kosa)*.

Die 2. Hülle ist die aus Lebenskraft gewobene *(prana maya kosa)*, sie bestimmt Stoffwechsel, Wachstum, Reproduktion und erhält die Form des Organismus aufrecht.

Die 3. Hülle ist die der Sinnlichkeit, Empfindung, Gefühle, Triebe, Wünsche und Wille *(mano maya kosa)*. Hierin stecken viel archaische Erfahrung und Instinkt.

Die 4. Hülle ist die Erkenntnishülle *(vijnan maya kosa)*. Der Geist erlebt den Vorgang des Erkennens mithilfe vielfältiger subtiler Wahrnehmungsebenen.

Die 5. Hülle ist die Seligkeitshülle *(ananda maya kosa)*. Diese Hülle ist überbewusst, das heißt sie ist ein Zustand außerhalb der Bewusstseinsebenen, ein reines Erleben, die Ur-Angelegenheit *(karana sarira)*, falls keine Ablenkungen in Äußerlichkeiten stattfindet.

Alle Hüllen sind nur relativ wirklich und sind illusionäre (also Maya-) Abstufungen des Seins.
Der Mensch ist Teil der Natur, denn auch die Natur ist aus *Atman*-Emanationen aufgebaut. Unser *Atman* ist identisch mit dem Natur-*Atman*.

Alle früheren Traditionen behandelten die Natur ehrfurchtsvoll und mit großer Achtung. Die Menschen fühlten instinktiv, dass sie von den Kräften der Natur mitgetragen wurden. Die heutige Gesellschaft hat diesen Instinkt beiseitegeschoben. Sie meint in einer verhängnisvollen Hybris, die Natur beherrschen, zerstören und ausbeuten zu müssen und dadurch mehr Geld und Macht zu erreichen. Die Politik ist ohne jede geistige Erfahrung, und indem die Gesellschaft der Politik folgt, schädigt sich die Menschheit selbst. Das durch und durch parasitäre Verhalten des Menschen gegenüber der Natur muss sich vollständig wandeln, in ein wieder kultivierendes Verhältnis wechseln.

Die Natur ist nach dem Prinzip »Gleiches kann Gleiches erkennen« – wie oben ausgeführt – eine enorme Kraftquelle auf der geistig bewussten Ebene und gleichermaßen auf der körperlichen Ebene für den Menschen, solange sie noch dazu in der Lage ist.

Die Überlieferung sagt: *Brahman* ist das wahre Sein (und die seiende Wahrheit) aller Dinge, auch aller geistigen Prozesse, die mithilfe der Bewusstseinsmomente wahrgenommen werden. (Bewusst-Sein, also Wissen, also Selbst-Gewahr-Sein *[cit]*).

Sein ist, weil es sich weiß.

Wir meinen die reale Welt zu sehen, sie ist aber nichts als Täuschung *(Maya)*; die Gegenstände sind lediglich Projektionen. Dagegen ist das Licht (die elektromagnetische Energie) in uns wirklich. Die grundlegende Wirklichkeit, der *Atman*, besitzt das »Alle-Möglichkeiten-Licht«.

Die innerste Substanz aller Formen ist *Brahman*. Das *Maya* verdunkelt das Geisteslicht durch begrenzende Formen.

Der Vedanta sagt dazu *»Brahman mit Eigenschaften« (saguna brahman)* im Gegensatz zu *nirguna brahman*, dem *»eigenschaftslosen Brahman«*, das aus nichts als Licht besteht (gemeint ist Energie).

Nähert man sich der Einheit, dem Universalen Geist, von der Objektseite, als das wahre Sein des Kosmos, heißt es im Vedanta *Brahman*. Nähert man sich von der subjektiven Seite als mein wahres Sein, heißt es *Atman*. Letztlich geht beides ineinander über. Es entsteht die absolute Einheit des Geistes, die *unio mystica* (Christentum), *Heniosis* (Platon), *Samadhi* (vedantisches Yoga), *Satori* (Zen-Buddhismus).

Auch folgender überlieferter Gedanke erscheint richtig, wenn wir aus heutiger Sicht subatomare Teilchen betrachten: Die Teile einer Ganzheit sind nicht beliebig entfernbar, sondern ergänzen sich zum Ganzen, wobei die Teile selbst wieder individuelle Ganzheiten darstellen. Es ist wie bei der Urzelle, die zu einem Organismus differenziert wird.

Der Kosmos und wir als Teil und als untergeordnete Ganzheit davon sind Selbstdifferenzierungen der Einheit, des *Brahman*. Aber alles hat denselben Ursprung.
Der Vedanta sagt: »*Wer Brahman erkennt, wird selbst zu Brahman*« (Mundaka Upianisad, 3.2.9. [zit. in Jongen]). Der Geist richtet sich aus auf sein Ziel, bis er mit dem Ziel verschmolzen ist und seine Form angenommen hat.

Ich bin, was ich erkenne.

Das wahre Selbst des Menschen ist der *Atman*, der Kern aller Bewusstseinsakte. Erfahrbar, aber nicht sinnlich wahrnehmbar.
Im Vedanta ist *Brahman* die innerste und letztlich einzige Wirklichkeit des Kosmos.

Bewusstsein – die vertraute Instanz der Urform der Energie

Der Sitz des Bewusstseins ist bisher von keinem Neurochirurgen gefunden worden; auch die Neurologen tun sich schwer, ein Bewusstsein aus der Anatomie und Physiologie der Neuronenkonglomerate herauszuschälen.

Es hat nach allem, was wir bisher zusammengetragen haben, eher den Anschein, als ob das Bewusstsein das Ergebnis des Zusammenwirkens der Energiefelder und Quantenenergien der Materie des Körpers, insbesondere des Gehirns ist. Und dass diese Energiefelder mit dem Universum kommunizieren.

Wir haben im Kapitel »Glaube verwendet Bewusstsein als ›Welcher-Weg-Information‹« die Wirkungsweise des Bewusstseins zur Modulation unserer Körperfunktionen bereits eingehend im Modell dargestellt.

In diesem Kapitel wollen wir nun die Verbindung von Geist und Bewusstsein untersuchen.

Laut alter Überlieferungen ist der Geist als Urform der Energie »Gefäß« des materiellen Universums.

Auch in der Materie (der Energie) unseres Körpers spielt der Geist die zentrale Rolle.

Eine Zentralstelle im Weltgeschehen, wie die beschriebene Urmembran, braucht zur Realisierung der innewohnenden Kräfte eine Transformation (wir wissen dies analog vom Elektron).

Zu diesem Zweck werden Botenteilchen rekrutiert, um schalten und wirken zu können (**Bild 24**).

Beim Elektron sind das die Photonen beziehungsweise Quanten; wir sehen Licht niemals als Elektronen, aber wir

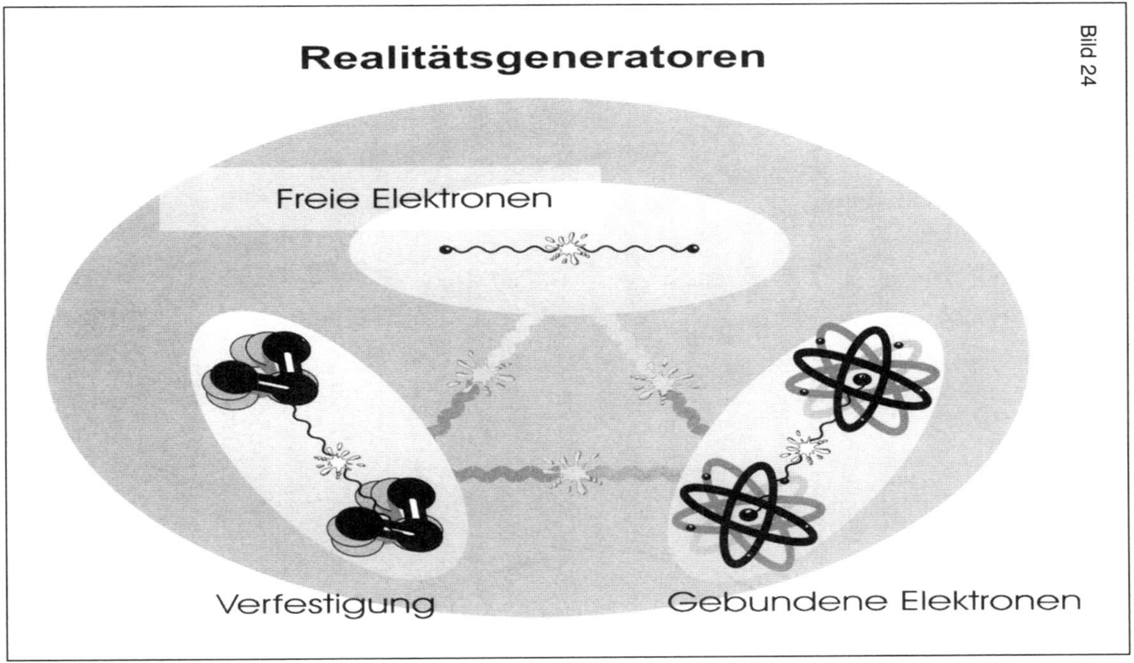
Realitätsgeneratoren
Freie Elektronen
Verfestigung
Gebundene Elektronen

Bild 24

sehen die Wirkung der Kräfte, die von Elektronen mithilfe der Photonen ausgeht: es wird hell oder farbig.

Die Urmembran ist weit wichtiger als ein Elektron, denn sie ist die Quelle von allem, auch von Elektronen. Sie hat viel mehr zu schalten und zu wirken – grundlegend alles, was es gibt.

Damit wir uns überhaupt in etwa die Wichtigkeit dieser absoluten Zentrale einigermaßen vorstellen können, denken wir uns die Urmembran als eine Sonne.

Und so wie die Sonne laufend dienende Energieteilchen ins Weltall und zu uns auf die Erde schickt, wodurch die ganze Natur und wir Menschen existieren können, so wird auch die Urmembran ununterbrochen Diener und Boten benötigen, um in ihrer Umgebung wirksam zu sein.

Wir wissen inzwischen, dass auch die Urmembran unter anderem mit elektromagnetischen »Lichtteilchen« arbeitet, unter anderem mit Photonen beziehungsweise Quanten. Um aber die richtigen Teilchen für die richtige Operation jeweils richtig festzulegen (Auswahl der »Welcher-Weg-Information«), bedarf es einer sehr vertrauten Instanz. Die Urmembran muss sich auf diese Instanz absolut verlassen können und wird engsten Informationsaustausch mit ihr pflegen.

Diese bevorzugte Instanz für die jeweils adäquate »Welcher-Weg-Information« heißt – so behaupten wir hier spekulativ – Bewusstsein. Was zeichnet diese Instanz aus?

Bewusstsein ist eine fließende kontinuierliche Energie, die aufs Engste mit der Körperfunktion verbunden ist. Gemäß alter Lehre ist das Bewusstsein das alles bewegende kreative Prinzip.

Hier eine Zusammenfassung, wie ich mir die Aufgabe des Bewusstseins vorstelle:

- Bewusstsein arbeitet ausschließlich für den Geist.
- Bewusstsein steuert Ziele an und kontrolliert seine Aktion reflexiv (Feedback).
- Bewusstsein ist über Erfahrung lernfähig, kann also Information speichern.
- Bewusstsein selbst besteht aus Entitäten (Entität heißt, es besitzt ein Sein).
- Die Entitäten arbeiten in bestimmten Bewusstseinssphären – in allerkleinsten Dimensionen bis zu universalen Räumen, also subelementar bis universell.
- Bewusstseinssphären gehören dem Geistraum (Energieraum) an.
- Bewusstheit befindet sich auch in jeder Struktur meines Körpers wie Gehirn, Zelle, Molekül, Atom.
- Bewusstsein in Kombination mit archaischer Erfahrung ist Intuition.
- Das Bewusstsein wird verwendet, um die Energien des Geistes mit der materiellen Realität zu verknüpfen und gegebenenfalls die Materie in Aufbau und Funktion zu modulieren.

Das wussten auch die ostasiatischen Weisen. Der Begriff *brahman* bedeutet neben dem Inbegriff des Universellen Geistes auch die allgegenwärtige Macht des Bewusstseins. Ebenso bedeutet *manas* Geist oder Bewusstsein.

Die Upanischaden unterscheiden vier Bewusstseinszustände:

1. Wachbewusstsein, in dem die Seele Informationen der Innen- und Außenwelt wahrnimmt.
2. Traumzustand, in dem die Seele die Welt ohne Vermittlung der Sinnesorgane erschafft.
3. Tiefschlaf, ein Zustand, in dem die Seele die ganze empirische Welt (»Name und Form«) unbeachtet lässt und deshalb frei wird, sich eng mit dem Universalen Geist verbunden zu fühlen.
4. Turija (auch Caturtha), ein Zustand, in dem die höchste Verwirklichung eingetreten ist, in dem Erkenner und Erkenntnis zusammenfließen, in dem es keine Spannung, keine Polarität mehr gibt – der Buddhi-Zustand.

Bewusstsein ist primär ein Wellenreiten auf dem unendlichen Energiemeer des Geistes. **Der Geist erschafft unsere Welt mithilfe seines energetischen Zielstrahls »Bewusstsein« in jedem Augenblick unseres Lebens.** Ist das Alltagsbewusstsein sich dessen bewusst und erneuert regelmäßig die Ziele, dann leben wir lebendig; ignorieren wir diesen Mechanismus, dann fristen wir unser Dasein in Erfüllung fremdgesteuerter Pflichten.

Es findet in uns zweifellos eine dauernde Wechselwirkung zwischen Geist und Materie statt, wobei Bewusstsein, auch das Unterbewusstsein, eine Schlüsselrolle spielt. (Der heute viel gebrauchte Begriff Unterbewusstsein wurde ehemals dem Buddhismus entliehen.)

Bewusstsein ist der Steuerungsmechanismus unserer Materie.
Wenn Bewusstsein – oder sollte man hier besser Bewusstheit sagen – eine Kraft ist, die jedem Atom eigen ist, dann kann sie jeweils lokal an der Stelle des Atoms wirken.

Wenn in meinem Körper Bewusstsein dennoch makroskopische Auswirkungen hat, dann müssen Mechanismen dafür existieren. Das Kapitel über die Bewusstseinsstruktur der Zelle gibt Hinweise darauf.

Wille benutzt das Bewusstsein, Gefühl verwendet das Unterbewusstsein. Wille und Gefühl lassen sich im Glauben zu einer Einheit zusammenfassen. Der Glaube kann also zur Steuerung der Energien auf Bewusstsein und Unterbewusstsein zurückgreifen (**Bild 19**).

Nach buddhistischer Auffassung ist der gesamte Organismus das Produkt des Bewusstseins, materialisiertes Bewusstsein auch vergangener Leben. Unter Beteiligung der universellen Urkräfte, ausgehend von der Urform der Energie, kann das Bewusstsein mit spezifischen Eigenschaften verschiedener Ebenen eine direkte Beeinflussung körperlicher Organe und Funktionen bewerkstelligen.

Das Bewusstsein als ausführendes »Organ« – wie könnte das funktionieren?

Um diese Zusammenhänge zu verstehen, ist es hilfreich zu bedenken, dass Materie letzten Endes nichts anderes ist als gebundene und stabilisierte Energiezustände. Da diese

Energien Emanationen, also Ableitungen der einheitlichen Urform der Energie, der Urmembran sind, und da wir die Urform der Energie identisch mit dem Universellen Geist ansehen wollen, können wir deshalb konform mit östlichen Überlieferungen sagen:

Das Materielle ist das sinnlich spürbar (sichtbar und tastbar) gewordene Geistige. Die wirkende Urform der Energie des Universums hat mithilfe mehrerer Bewusstseinsebenen Sinn und Gestalt angenommen.

Im Buddhismus gibt es den Begriff der sechs Bardos. Verschiedene Bardos sind verschiedene Bewusstseinszustände. Unterschieden wird das Wachbewusstsein, das Traumbewusstsein, das Versenkungsbewusstsein, der Zustand des Todeserlebnisses, der Zustand des Erlebnisses der Wirklichkeit, der Zustand des Wiedergeburtsbewusstseins. Alle Bewusstseinszustände beeinflussen nuanciert die Materie. Zu jedem Bardo gehört deshalb ein anderer Körper.

Das Bewusstsein mit seinem Denken und seinen Gedanken operiert im geistigen Raum (also im Energie-Raum). Dieser Raum ist von potenziell »lebendigen« Geist-Bewusstseins-Entitäten (Entität ist das, was ein Sein besitzt) erfüllt, identisch mit unserer physikalischen Vakuumenergie. Wie anders könnte sonst der Geist mithilfe des Bewusstseins die Materie steuern?

Das Wesen des Menschen wird nicht durch das Material, das aus der Umgebung zum Aufbau eines Organismus genommen wird, geprägt, sondern es ist die formende Kraft eines ihm innewohnenden Bewusstseins, die das Rohmaterial verwandelt.

Bewusstsein ist nur möglich, wo Beziehungen sind.

Was ich mit dem Bewusstsein nicht ansteuere und fokussiere, existiert für mich nicht. **Bewusstsein ist die Fähigkeit, Ziele zu setzen. Aufgrund seiner selektiven Fähigkeit der Wahrnehmung und der Koordination, bestimmt es die Welt in der wir leben. Es schafft die zum Leben notwendige Ordnung** (**Bild 24, 25**).

Ein individuelles Bewusstsein (als Integration mehrerer kooperierender Bewusstseinsebenen) hat die Fähigkeit zu reflexivem Denken, zu sinnvollen angepassten Aktionen und zu der Erkenntnis des eigenen Seins.

Unser Bewusstsein, wie wir es gewöhnlich benutzen, beschränkt sich auf die Auswahl zeitlicher und räumlicher Ziele und Wünsche.

Die Zielstrebigkeit unseres Bewusstseins ist einerseits von der Resonanzstärke unseres ausgewählten Ziels abhängig, andererseits auch von der Qualität und Intensität unserer momentanen Gefühle. Da Gefühle dem Unterbewusstsein zuzuordnen sind, spielt das Unterbewusstsein in jeder Phase des Alltagsbewusstseins eine wichtige Rolle.

Die Verarbeitung der Eindrücke durch das Bewusstsein hängt wiederum von der momentanen Einstellung, der Glaubenssituation ab. Die daraus resultierende Entscheidung ist die Tat, das vielzitierte Karma, das schließlich als Wirkung in Erscheinung tritt.

Pali-Kanon Majjhima-Nikaya 43: »*Was immer es an Empfindung, Wahrnehmung und Bildekräften gibt, das ist miteinander verknüpft, nicht geschieden, und es ist unmöglich, das eine vom anderen zu trennen und seine Verschiedenheit aufzuzeigen. Denn was man empfindet, das nimmt man wahr, und was man wahrnimmt, dessen ist man sich bewusst.*«

Im Vijnanavada-Buddhismus wird ausgeführt, dass Bewusstsein mit zwei Hauptfunktionen arbeitet: Wahrnehmung und Bewahrung der Erlebnisse und der Erfahrung (Gedächtnis).

Das Bewusstsein der Wahrnehmung ist geringer ausgeprägt, aber universell und nicht zeitgebunden. Das Bewusstsein, das Erfahrungen speichert, beschränkt sich auf Objekt und Zustände in Raum und Zeit.

Im Speicherbewusstsein *(alaya-vijnana)*, sind nicht nur die Erfahrungen unseres jetzigen Lebens, sondern auch diejenigen aller Vorfahren oder Vorexistenzen erfasst, die bis zum Anbeginn der Zeit zurückreichen. Das Speicherbewusstsein ist deshalb auch ein Tiefenbewusstsein und verbindet das Individuum mit allem Bestehenden und je Gewesenen oder Wiederkehrenden.

Übersicht 4

So könnten Wille und Gefühl (der Glaube) funktionieren

Alles ist aus der Urform der Energie aufgebaut. Die Urform ist als Wahrscheinlichkeitsfeld verbreitet.

1. Den Wahrscheinlichkeitsfeldern muss immer etwas in den Weg gestellt werden, damit sie kollabieren und sich in Realität wandeln. Geeignet sind resonante Strukturen. Elektronen können über ihre Geschwindigkeit unterschiedliche Energiegröße einnehmen.
2. Je näher »ich« am Ursprung der Aussendung eines Wahrscheinlichkeitsfeldes bin, desto höher die Energie, die Kraft.
3. Bei größter Nähe manifestiert sich das Feld als Urmembran mit beinahe unendlich vielen Schwingungsmoden.
4. Die DNA gibt Moleküle vor. Die Moleküle geben über ihren Aufbau (Schwingungsmuster und Spins) die Abstände zur Urform der Energie vor.
5. Die Steuerung der Vakuumfelder wird möglich durch Festlegung bestimmter Energiestufen (durch variierbare Näherung an den Ursprung).
6. »Erfahrungen« zeigen, dass ein spezifischer Prozess der Vakuumsteuerung wiederholt wird. Das setzt Speicherung der »Welcher-Weg-Information« voraus.

7. Der Buddhismus sagt: An nichts denken bringt unsere Gedankenträger näher an die Urform der Energie; die Folge ist die Erleuchtung.

Mögliche Erklärung von Punkt 7: Durch Nichtsdenken ergibt sich eine Vergrößerung der Freiheiten ehemals eingebundener Teilchen. Nicht mehr gebundene Teilchen verlieren ihren Teilchencharakter und kehren wieder zurück ins Wahrscheinlichkeitsfeld. Alles wird erneut möglich.

Die alte Darstellung ist für uns heute nachvollziehbar, denn wir gehen davon aus, dass unsere angeborenen Gefühle die Erfahrungen unserer Vorfahren repräsentieren.

Vererbung ist im Prinzip die Erhaltung und Kontinuität erfolgreicher Eigenschaften und mündet schließlich in der Fähigkeit bewusster Erinnerung und bewusster Willensäußerung und Richtungsbestimmung. Die dabei entstehende angewandte Erfahrung kulminiert im organisierten und organisierenden Wissen. **Vererbung ist also ein bewusstes Gedächtnis: es ist die formende und stabilisierende Kraft und wirkt Auflösung und Unbeständigkeit entgegen.**

Alle wesentliche Erfahrung verwertet das Leben zur Selbstergründung und konsequenten Optimierung.

> In den Überlieferungen der Buddhisten ist das Universum eine Emanation oder Projektion einer geistigen Kraft, die subjektiv als ein allumfassendes universales Speicherbewusstsein *(alaya-vijnana)* erlebt wird.

Ob wir bewusstes Gedächtnis als Eigenschaft des Geistes oder der Materie oder als ein biologisches Urprinzip ansehen, ist unwesentlich, denn geistig, materiell, biologisch sind nur verschiedene Ebenen, auf denen dieselbe Kraft wirkt und sich manifestiert.

> Buddha sagte: »Die Welt ist das, was uns als Welt zum Bewusstsein kommt.«

Dem ist zuzustimmen, denn nur was unser Bewusstsein aufnimmt, kann von uns als Welt betrachtet werden. Alles besteht nur als Inhalt meines Bewusstseins. Alles, was ich erkenne und erfahre, ist nur in mir. Da das Sein nicht vom Bewusstsein getrennt werden kann, kann für Menschen nichts sein ohne Bewusstsein.

Was wir als die Welt erleben, ist das Resultat unserer Erfahrung, unseres Denkens, Fühlens und Handelns.

Wenn die Welt aber ein Produkt unseres Bewusstseins ist, dann haben wir sie selbst geschaffen. Das bedeutet – nach dem Prinzip Gleiches erkennt Gleiches –, wir leben genau in der Welt, die unserem jeweiligen Bewusstseinszustand entspricht, sonst könnte die Welt uns nicht erschaffen und wir nicht die Welt.

Je nach dem Grad der Nähe meines Bewusstseins zum Universalen Geist (wir sagen geläufigerweise: der Entwicklung meines Geistes) erlebt mein Bewusstsein eine andere Welt, eine andere Wirklichkeit. Das Gleiche gilt für die Gesellschaft und ihre wirtschaftliche und politische Welt. Das kollektive geistige Erlebnis der Menschheit macht die Welt.

Warum sollte das Universum individualisiertes Leben und Bewusstsein hervorbringen, wenn diese nicht dem Wesen des Universums entspräche oder dem Geist der Natur inhärent wäre?

Wenn das Individuum innerhalb unserer heutigen Gesellschaft seine bewusste Beziehung zu seinem universellen Zentrum verliert und versucht, seine beschränkte Persönlichkeit zum Mittelpunkt zu machen, stagniert das wahre Leben und verkommt zu Automatismus.

Das Gegenmittel ist nicht die Unterdrückung der Individualität, sondern die Erkenntnis, dass Individualität nicht dasselbe ist wie Ichheit und dass Loslassen und Neuknüpfung, als eine natürliche und notwendige Bedingung allen Lebens, weder willkürlich noch sinnlos sind, sondern aufgrund eines innewohnenden Bedürfnisses vor sich gehen, welches die innere Kontinuität und Stabilität aufrechterhält.

Das wahre Leben besteht aus dauernden Beobachtungen und Reflexionen; Geist und Sinne verfeinern sich dabei, eine höhere Wahr-Nehmungs-Fähigkeit und eine tiefere Einsicht in die wirkliche Natur der Welt und seiner selbst sind die Folge. Es ist eine Illusion anzunehmen, dass die Welt etwas von uns Getrenntes sei.

Gleiches wirkt nur auf Gleiches.
Wenn Bewusstsein unsere Materie verändert, dann nur, weil sie Zugang zum potenziell Geistigen der Materie hat.

Individualität ist das komplementäre Gegenstück der Universalität. Nur durch Individualität kann Universalität erlebt werden. Nur durch Universalität entsteht Individualität.

Die Zentrum-Nähe

Bewusstsein ist eine real gewordene intelligente »Welcher-Weg-Information« für die Festlegung der Emanationen des Universellen Geistes (der Urform der Energie). Laut alter Vorstellung verbreiten sich die Emanationen kugelförmig um den Kern des Geistes. Ist das Bewusstsein auf der äußersten Kugel aktiv und legt die dort ankommenden Emanationen fest (physikalischer Prozess der Verfestigung), dann entspricht das in der Konsequenz den Gedanken des Alltags, die jeweils nur kurz aufflackern und dann Vergangenheit sind.

Das Bewusstsein taucht mehr und mehr ins Jetzt, in die Gegenwart, die Zeit löst sich mehr und mehr auf. Die Zeit verschwindet, wenn wir dagegen in die Nähe des Zentrums kommen, aber nicht die Dynamik. Zeit ist also bewusstseinsabhängig, da das Bewusstsein den Transfer vornimmt. Je weiter wir vom Zentrum der Urform der Energie entfernt sind (also vom Universellen Geist), desto mehr spielt die Zeit eine Rolle, desto schneller differenziert sich die Zeit, desto flüchtiger das Erleben.

Mit dem Übergang von einer Emanationsschale zur nächsten, Richtung Zentrum, verändert sich die Welt.

Das Sein – die sich in der Zeit nicht verändernde Energie – gerät in den Vordergrund.

Erkenntnis des Seins gleich Selbsterkenntnis gleich Selbstverwirklichung gleich Seelenheil gleich Wahrheit.

Das *dharma* ist in der buddhistischen Lehre das Vehikel zur Überfahrt von der äußeren Emanationsschale zum Zentrum.

Der Ursprung, Kern, das Zentrum, die Einheit, die Urform der Energie ist der Geist, das »Selbst-Sein«. Ichbewusstsein; Alltags-, Traum-, Tiefschlaf-Bewusstsein sind beschränkte Vermittelnde des Geistes.

Der Ursprung hat laut östlicher Tradition folgende Eigenschaften:

- Er ist eine vollkommen gestaltlose Einheit.
- Er kann aus sich heraustreten.
- Er differenziert sich.

Die Annäherung des individualisierten Bewusstseins an seinen Ursprung ist die Initiation. Dabei nimmt es immer »lichtvollere« Formen an. Gemeint ist, die Frequenz des Wellenfeldes nimmt zu und damit auch die Quantenenergie. Auf diesem Weg zur Urform der Energie, dem Universellen Geist, wird auch das, was wir mit Licht bezeichnen, überschritten. Wohl deshalb sprechen die Überlieferungen von »Erleuchtung«.

Gleiches wird durch Gleiches erkannt, Resonanz ist Kräfterealität.

Wir könnten kein Licht sehen, wenn unsere Augenrezeptoren nicht Licht-gleich wären. Keine Psyche könnte sich freuen, wenn sie nicht selbst Freuden-teilhaftig wäre. Wir müssen erst ein bestimmtes Niveau des Geistes (eine bestimmte Wahrnehmungsstufe) einnehmen, um den Geist zu erleben. Alle Erkenntnis ist eine Funktion des Bewusstseins, also sind alle für die Erkenntnis vorgesehenen Wahrnehmungsstufen selbst Erkenntnis-artig.

Solange wir alles über den Filter des Menschen-Bewusstseins sehen, ist der Kosmos ein menschlicher. Bewusstsein schafft Ordnung (»Kosmos« heißt »Ordnung«).

Rudolf Steiner: *»Das Universum ist die Frage und die Antwort darauf ist der Mensch.«*

Vergegenwärtigen Sie sich, was wir bisher ausgeführt haben, die folgenden Aussagen sind dann tatsächlich stimmig.
Wir erschaffen den Kosmos und der Kosmos erschafft uns.
Wir erschaffen die Realität und die Realität erschafft uns.
Wir erschaffen das Bewusstsein und das Bewusstsein erschafft uns (Selbstbewusstsein).

»Wahr-Nehmung« ist relativ, das absolut Wahre ist allein in der »Alle Möglichkeiten«-Phase im Vakuum, in der Leere unseres Körpers und im ganzen Universum. Wir sind auf Wahrnehmung (Beobachtung) aufgebaut und deshalb nur relativ real, wir sind laut Überlieferung eine

Illusion und vergänglich, aber das Sein in uns ist absolut wahr und unvergänglich.

Im Tibetischen Totenbuch heißt es: »*... die erschreckenden Projektionen und alle sichtbaren Phänomene sind ihrer wahren Natur nach illusorisch. Wie immer sie auch erscheinen mögen, sie sind nicht wirklich. Alles Stoffliche ist falsch und unwahr. Es ist wie eine Luftspiegelung, nicht dauerhaft, nicht unvergänglich. Was für einen Sinn hat da Begierde? Was ist der Nutzen von Furcht? Sie beweisen nur, dass das Nichtexistente für existent gehalten wird ...*«

Im *Dzogchen* ist geschrieben, dass die grundlegende und deshalb wahre Natur von allem die Urstrahlung ist. Sie ist Bestandteil unserer Gefühle, unserer Erfahrung, eben von all unserem Bewusstsein.

Padmasambhava schreibt:
»Gegenwärtig ist unser Geist in ein Netz eingebunden, das Netz des ›karmischen Windes‹. Dieser ›Wind des Karma‹ ist wiederum im Netz unseres physischen Körpers eingeschlossen.«

Materie ist ein Meer von elektromagnetischer Strahlung und energetischen Brücken; die Weisen sprechen von »gefrorenem Licht«. Licht ist ein Teilbereich der elektromagnetischen Strahlung. Dieses »Licht« steckt in jeder Materie.

Einstein:
»Materie ist eingefrorene Energie.«

Newton (in *Optik*):
»Wäre es nicht denkbar, dass die Stoffe und das Licht sich ineinander verwandeln?«

Das Tibetische Totenbuch: *»Alle Materie ist mein eigener Geist, und dieser Geist ist Leere, nicht entstanden, unbehindert.«*

Wenn wir die ausführlich dargestellte Sichtweise in unserem täglichen Leben berücksichtigen, erfahren wir eine laufend sich vergrößernde Sicht der Ganzheitlichkeit und Einheitlichkeit zuerst des Körpers, dann des Wesens, dann der Natur und des Kosmos; deutlich wird dies durch Aufhebung jeder Begrenzung.

Die Stupas

In allen Kulturen des Ostens gibt es eine architektonisch symbolträchtige Form von Monumenten, die *Stupas* (auch *Dagoba, Pagoda, Tschorten*) genannt werden. Diese Denkmäler sind das Vermächtnis der Alten Weisen, eine Verkörperung einmaligen umfassenden Wissens, wie es heißt.

In einem Stupa sind laut Tradition enthalten: die natürlichen Gesetze des Universums, der Weg zur Erweckung des höheren Bewusstseins, eine transzendierende Psychologie.

Die japanische Shingon-Weltanschauung errichtet noch heute Stupas *(sotoba)* exakt so, wie die Tradition des indischen *Mantrayana* sie beschreibt.

Alle Stupas haben einen prinzipiell ähnlichen Aufbau. Die Basis besteht aus einem Kubus, darüber befindet sich eine Kugel oder Halbkugel, darüber ein Konus, und die Spitze besteht aus einer Schale wie ein Halbmond mit einem flammenden Tropfen (**Bild 25**). Der flammende Tropfen ist identisch mit dem blauen Punkt (*bindu*) oder dem Samenkorn *(bija)*; es ist das potenzielle Erleuchtungsbewusstsein *(bodhicitta)*.

Aus den Erkenntnissen der modernen Physik heraus würde man diesen flammenden Tropfen als die Urmembran identifizieren können.

Das Erleuchtungszentrum ist laut Überlieferung in einem Raum lokalisiert, der im Sanskrit *akasa* (tibetisch *nam mkhah*) bezeichnet wird. Dieser spezielle Raum wird mit zwei Eigenschaften belegt:

1. dem Fehlen materieller Hemmnisse,
2. den »elementaren Vibrationen infinitesimaler Einheiten unsichtbarer Energie, die das gesamte Universum und alle Natur und Lebewesen durchdringen«.

Es ist schon überraschend, wie gut diese Beschreibung auf die Eigenschaften einer Urform der Energie, also den Randbereichen zum Quanten-Vakuum, zutrifft.

Zu 1. Die elementare Urform der Energie besitzt alle Möglichkeiten, da sie in ihrer Urform durch keine »Welcher-Weg-Information« festgelegt ist, also keinerlei materielle Realität erhält, »Fehlen materieller Hemmnisse«, wie die Überlieferung sagt.
Zu 2. Tatsächlich besteht die Urform der Energie aus »Vibrationen infinitesimaler Einheiten unsichtbarer Energie, die das gesamte Universum« und auch uns durchdringt; man kann es kaum besser beschreiben, als die Alten Weisen es taten.

Mehrere übereinanderliegende Terrassen oder horizontale Einkerbungen des unterhalb des Flammentropfens liegenden Konus stellen die verschiedenen Wahrnehmungsebenen psychischer Fähigkeiten dar, die durchlebt werden müssen, um an das Zentrum der Urform der Energie zu kommen, an den Universellen Geist. Zwischen drei und 13 derartiger Ebenen sind in den Stupas verwirklicht.

Weisheit, Initiation, Imagination

Das geistige Erleben wird in Form einer Spirale laufend reicher an Erfahrung und Information.

Weisheit ist zeitlos und schließt das Uralte ein.

Weisheit macht Wissen zur Heilquelle. Wissen ohne Weisheit erzeugt auch Unheil.

Wir glaubten uns innerhalb unserer heutigen Gesellschaft den Alten Weisheiten überlegen, und dennoch sind sie nicht auszulöschen. Überbleibsel aus alten Zeiten sind die Einweihungen, Riten, die rituellen Handlungen, die zahlreichen Symbole für Geistiges.

Weit mehr, als wir zugeben, sind sie Teil des modernen Lebens und der Gesellschaft. Es fehlt aber jegliche Beziehung zu den Ursprüngen.

Ohne Rückbeziehung *(religio)* werden Rituale wertloser.

Gefördert wird in dieser Gesellschaft das Ego. Nicht alleine die Förderung des Ego sollte im Vordergrund stehen, sondern auch das Erlangen der Weisheit der Alten.

Der Weg ist beschrieben. Wir müssen versuchen, zu unserem Sein, also zum Zentrum der Urform der Energie, zum Universellen Geist, zu gelangen. Haben wir dieses Zentrum erfahren, dann sind wir – laut Überlieferung – ein Heiliger im Sinn von heil und selig, archaisch gesehen der natürlich zu erstrebende Zustand als Daseinsbegründung des einzelnen Menschen.

Bild 25 *Der Borobodur-Stupa auf Java (Indonesien) bringt architektonisch den zehnstufigen Weg (Bodhisattva-Weg) bis zur »Erleuchtung«, das heißt die größte Nähe zur Urenergie und der Verschmelzung mit ihr. Der Besucher ersteigt das Steinmonument (123 m breit, 42 m hoch) über insgesamt zehn Etagen. Die untere Plattform gibt die Weltebene wieder, die weiteren sechs quadratischen Ebenen kennzeichnen den Weg der Bewusstseinstransformationen, und die anschließende 7. Ebene symbolisiert den transzendenten Übergang zu den weiteren zwei rein geistigen Ebenen, die ebenfalls rund angeordnet sind. Der Stupa im Zentrum kennzeichnet die geistige Vollendung.*

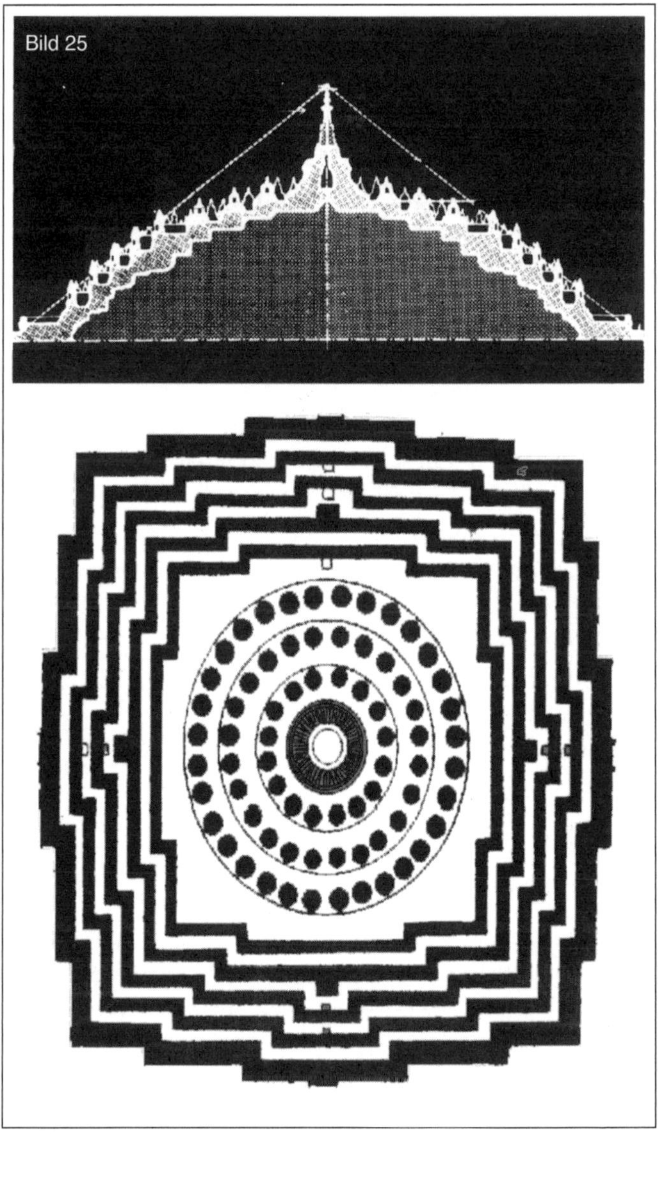
Bild 25

Initiation ist laut Überlieferung Seelenheil, ist Abkehr von der Täuschung, ist Wahrheit, ist Selbstverwirklichung.
Erinnerungen, Gefühle, Gedanken, Vorstellungen sind Nachbilder sinnlicher Erfahrungen. Sie berühren bereits tiefer gelegene Ebenen, sind aber noch weit von der Initiation entfernt: dem Eingehen des Geistesbewusstseins ins Innere seiner selbst.

Prinzip der Initiation:
Wahrheit ist für mich nur das, worin ich initiiert bin, was ich unmittelbar erfahren habe.
Ich weiß nur das wirklich, was ich erlebe. Wer geistige Erfahrungen macht, den Geist erlebt, erlebt das Wahre in sich, im Grunde sich selbst, denn der Geist ist das Selbst.
Wahrer Glaube *(sraddha)* ist körpereigenes Wissen, Bindeglied von profanem Wissen und initiatischem Wissen.

»Gleiches erkennt Gleiches«

Gleiches wirkt nur auf Gleiches, das kennen wir von dem physikalischen Prinzip der Resonanz. Wenn Bewusstsein im geistigen Prozess unsere Materie verändert, dann logischerweise nur, weil sie resonanten Zugang zum potenziell Geistigen der Materie hat.

Meister Eckart: »*Das Auge, in dem Gott ich schaue, ist dasselbe Auge, in dem mich Gott schaut.*«

Goethe: »*Wär nicht das Auge sonnenhaft, nie könnt die Sonne es erblicken, wär nicht in uns Gottes Kraft, wie könnt uns Göttliches entzücken?*«

Visualisieren bedeutet den Aufbau einer Kraft durch die Bilder innerer Schauung, den Aufbau einer Bildekraft, die geeignet ist, unsere Materie und Funktion zu beeinflussen.

Achte auf Deine Gedanken,
denn sie werden Deine Worte.

Achte auf Deine Worte,
denn sie werden Deine Handlungen.

Achte auf Deine Handlungen,
denn sie werden Gewohnheit.

Achte auf Deine Gewohnheiten,
denn sie werden Dein Charakter.

Achte auf Deinen Charakter,
denn er wird Dein Schicksal.

Spruch in mehreren Traditionen,
Klosterschrift in England

Wenn wir uns über Weisheit, Initiation und Imagination Gedanken machen, kommen wir auch auf folgende Idee:

Etwas durchaus Mystisches innerhalb der Quantenelektrodynamik ist die »Nichtlokalität«. Eine Welle kann durch bestimmte Gewebeeigenschaften gesplittet werden. Wird dann einer der Strahlen durch »Welcher-Weg-Information« zum definierten Quant umgewandelt, passiert das auch mit dem anderen Strahlteil; dies selbst dann, wenn dieser Strahlteil inzwischen auf einer anderen Galaxie angekommen ist. Wir müssen annehmen, dass »Nichtlokalität« sowohl innerhalb unseres Körpers unentwegt vorkommt, als auch außerhalb unseres Körpers wirksam ist, gesteuert aus unserem Körper heraus. »Intelligente« Quantensysteme, das Bewusstsein als »Welcher-Weg-Information« können somit Ziele und Beziehungen ansteuern, die durch den vorher gesplitteten Strahl verbunden sind. Mit meinem Bewusstsein beeinflusse ich auf diese Weise zwar bevorzugt meine Körperfunktionen, da hier Verstärkerstrukturen die Information aufnehmen, aber ich beeinflusse auch meine Umwelt.

Im Vorgängerbuch zu diesem Thema, in *Gehirn-Magie*, habe ich relativ einfach dargestellt, wie Elektronen sowohl in die Zukunft als auch in die Vergangenheit kommunizieren können (Wheeler-Feynman-Absorber-Theorie). Da wir innerhalb der Quantenelektrodynamik inzwischen schon an revolutionäre Vorgänge – verglichen mit unserem gängigen Wissen – gewöhnt sind, wage ich eine weitere faszinierende Spekulation. Wie alle Spekulationen hat die folgende Konstruktion erst einmal keinen Wahrheitsgehalt, aber vielleicht wird sie irgendwann plausibel.

Bis heute ist unbekannt, wie unsere Erinnerung an vergangene Geschehnisse im Gehirn abgelegt wird. Es hat etwas mit dem Mechanismus zur Neubildung von Proteinen zu tun, aber alle Versuche zum Nachweis sogenannter Gedächtnisproteine scheiterten bisher.

Wie ich immer wieder ausführe, ist jede Funktion primär eine quantenphysikalische, das heißt Quanten werden zur Informationsübertragung und anschließender Kraftbildung bevorzugt zwischen Elektronen eingesetzt.

Sollte so auch unser **Gedächtnis** funktionieren?

Ist es möglich, dass in dem Augenblick, in dem wir uns an ein Geschehnis erinnern, eine Kommunikation zwischen meinen Bewusstseinsentitäten (von der Urform abgeleitete Schwingungsmoden, etwa Elektronen) und den Elektronen des in der Vergangenheit authentischen Geschehnisses stattfindet (**Verschränkungs-Wiederbelebung**)?

Sollen wir den Physikern Glauben schenken, die sagen, alles ist parallel vorhanden, Zeit existiert nur – wie wir erklärt haben – als Bewusstseinskontakt mit äußeren Emanationsschalen einer Urenergie?

Tatsächlich kennen Quanten mit Lichtgeschwindigkeit weder Zeit noch Raum. Sie können aus sich heraus jeden Fleck des Universums beliebig aufsuchen. Letztlich sind sie überall gleichzeitig. Die Festlegung der lokalen Kraft in der Zeit geschieht von außen. Von außen betrachtet können Quanten so festgelegt werden, dass sie in der Vergangenheit den Zustand der Elektronen abtasten und als Information ins Heute bringen. Gleiches funktioniert auch in die Zukunft. Dabei entstehen verwickelte Phasenverschiebungen der übertragenden Wellen, wobei ein großer Teil der Information sich selbst auslöscht. Aber vielleicht besitzt die Entität »Bewusstsein« auch hier die Möglichkeit, steuernd einzugreifen. **Auf jeden Fall ist die Vorstellung sehr attraktiv, dass jedes Mal, wenn wir uns erinnern, wir auch tatsächlich die Geschehnisse der Vergangenheit real aktuell neu erleben.**

Wie übersetzt sich subatomare Kraftwirkung in makroskopische Struktur?

Elektronen lassen sich durch elektromagnetische Wellen nur anregen, wenn die Richtung der Elektron-Spinachse mit der Kraftrichtung der Welle (dem Kraftvektor) übereinstimmt.

Der Organismus ist so konstruiert, dass Elektronen in bestimmten Molekülstrukturen mit ganz bestimmten Spinachsenrichtungen eingebaut werden.

Ein weiteres Prinzip der Bauteile des Organismus ist die Polarisierbarkeit von Dipolen in elektrischen Feldern.

Das beste Beispiel für beide Eigenschaften ist der Einbau von Wassermolekülen in Proteine zu kristallingleichen Strukturen (Clathratwasser).

Wenn diese ausgezeichneten Elemente dann immer wieder aneinandergereiht oder -geschichtet werden, entstehen schließlich makroskopische Strukturen mit einheitlichen Eigenschaften, die sehr gut auf elektromagnetische Wellen reagieren.

Derartig ausgezeichnete Elemente befinden sich im Bausatz der Zellmembran, aber auch in vielen Fasern: in der Muskelfaser, der Nervenfaser und ganz besonders in den Mikrotubuli, auf die wir im nächsten Kapitel zurückkommen.

Es wurde schon früh erkannt, dass diese Strukturen das Licht verändern; meistens wird eine Schwingungsebene herausgefiltert oder die Schwingungsebene wird gedreht oder einfallende Schwingungen werden punktförmig fokussiert oder gesplittet und vieles mehr. **Für unser Thema hier ist wichtig, dass bestimmte Gewebestrukturen aus elektromagnetischen Einzelereignissen Sammelereignisse mit identischen Eigenschaften machen können. Das Ganze mündet dann in einen Zustand der Kohärenz, einer Gleichschaltung der elektromagnetischen Parameter in Raum und Zeit.** Genau das braucht das System, um aus subatomaren Kraftmomenten in makroskopische Kraftmomente zu übersetzen. Mit diesem Mechanismus funktioniert auch die Kraftentwicklung jedes Muskels.

Schauen wir uns in diesem Zusammenhang die Funktion der »Bewusstseinsstruktur« der Zelle an und wählen dafür als Beispiel ein besonders lebloses Gebilde, eine Knochenzelle, aus.

Bewiesen ist das anschließend dargestellte Modell noch nicht in allen Punkten, es ist lediglich plausibel.

Die Bewusstseinsstruktur der Zelle

Der Knochen erscheint uns in seiner verdichteten mineralischen Struktur eher einem Lavastein ähnlich, also eher passiv und tot als lebend. Der Augenschein trügt. Das System arbeitet hochintelligent und registriert energetische Momente seiner Umgebung.

- Osteoklasten (abbauende Zellen) und Osteoblasten (aufbauende Zellen) achten in engster Kooperation auf feine Ausgewogenheit von Aufbau und Abbau der

Knochensubstanz. Die Heilung einer Fraktur wird erst durch dieses Zusammenspiel möglich.

- Mithilfe des Knochenstoffwechsels wird der Mineralhaushalt des ganzen Körpers ins Gleichgewicht gebracht.
- Auffällige Knochenstrukturen (Knochenbälkchen) richten sich nach den Belastungslinien als Trajektorien aus.
- Lokale mechanische Belastungsmomente ergeben über piezoelektrische Knochengewebe eine Verdichtung des Knochenmaterials gerade dort, wo es notwendig ist.
- Knochen sind nicht nur Stützelemente, sondern sie sind auch die »Behausung von Knochenmark und Zentralnervensystem«.

Wo liegt der Steuermechanismus für diese fein abgestimmten Aktivitäten?

Wir betonen hier immer wieder: Unsere vitalen Formationen, Aufbauten und Funktionen werden vielfältig durch elektrische und elektromagnetische Energien und Kraftkomponenten gesteuert. Auch Knochen und Wirbelsäule funktionieren mithilfe dieser Kräfte. Folgende energetische Einflussgrößen sind in Experimenten isoliert worden:

Die alltägliche mechanische Belastung der Knochensubstanz beim Laufen generiert auf der Knochenoberfläche elektrische Ladungen (0,22 pC/N). Diese Piezoelektrizität des Knochens wurde bereits 1950 entdeckt. Das mit der piezoelektrischen Polarisation korrelierte elektrische Kraftfeld setzt einen Ionenstrom in Gang. Dazu addiert sich bei mechanischer Kompression ein Strömungspotenzial in Knochenkanälchen *(Canaliculi)* proportional zur Belastung.

Offenbar werden das Wachstum des Knochens und seine Regeneration durch diese elektrischen Potenziale gesteuert. Natürlicherweise entstehen die Potenziale während des Laufens pulsförmig. Gepulst codierte Energie ist Information, das heißt die Knochendichte und Regeneration wird über die räumlich lokale Belastung formiert.

Zusätzlich moduliert werden diese elektrischen Größen durch den pulsierenden Blutfluss und weitere elektrische Effekte im Knochengewebe und in der unmittelbaren Umgebung – wie durch den pyroelektrischen Effekt (Temperatur erzeugt Polarisation), den photoelektrischen Effekt (Lichteinfluss erzeugt Potenzial), die Zeta-Potenzial-Einflüsse (ansteigende Phosphatkonzentration lässt Zeta-Potenzial ansteigen), und die p-n-Halbleiter-Effekte.

Die Wirkung aller elektrischen Energieeinflüsse liegt einerseits in einer verstärkten Hemmung der Osteoklastentätigkeit, andererseits gleichzeitig in einer verstärkten Osteoblastenproliferation und -differenzierung und außerdem in einer Verstärkung und Optimierung folgender Faktoren:

- der extrazellulären Matrix,
- der Kalzifizierung,
- der Aufnahme von Thymidin,
- der Makrophagen-Aktivität.

Mechanische Minderbelastung (mangelnde Bewegung) fördert im Gegensatz dazu die pathologische Formation.

Die elektrischen Parameter können auch von außen über biomedizinische Gerätemethoden zugeführt werden (galvanisch oder induktiv zugeführte Stromdichten um 0,4 $\mu A/mm^2$, 10–30 Hz) und zum Beispiel Osteoporose, Osteomalazie (unverkalkte Knochensubstanz) und Frakturen günstig beeinflussen. Parallel zu diesen Maßnahmen ist eine wohldosierte UVB-Bestrahlung sehr hilfreich.

Dieser von der Wissenschaft bereits in den 60er- und 70er-Jahren erkannte Mechanismus wird nun durch neuere Untersuchungen und Theorien, die in den Quantenbereich ragen, ergänzt.

Wie sieht das Modell dazu aus?

In einer Zelle gibt es zwei verschiedene Managementzentralen, eine dieser Zentralen wird geläufigerweise übersehen:

1. Zellkern mit Erbsubstanz; Aufgabe: Replikation und Synthese der Moleküle, also Baustein-Herstellung und -Weitergabe.
2. Centrosom mit Centriolen- und Mikrotubuli-Kooperation; Aufgabe: Schaltstelle zur Steuerung aller funktionellen dynamischen Prozesse. Hier wird die Bewegung der Zelle, die Bewegung der Organellen in der Zelle und vor allem die Struktur der Zelle den Erfordernissen angepasst.

Mikrotubuli sind zelluläre Automaten mit einer Art »Bewusstsein«.

Sie interagieren mit vielen Proteinen und bauen in der Zelle ein netzartiges Proteingerüst. Dieses ist in der Zellmembran verankert. Mikrotubuli, ebenso wie Aktinfilamente, sind an einer Vielzahl zellulärer Funktionen beteiligt, insbesondere bei der Bewegung der Zellorganellen.

Es lohnt sich, einen kurzen Blick auf den Aufbau zu werfen.

Der Aufbau wird durch gewebespezifische Tubulingene ermöglicht. Unter Energieverbrauch entstehen die Röhren aus globulären Untereinheiten durch Polymerisation.

In Gegenwart von Guanosintriphosphat GTP setzen sich Tubulin-Dimere zusammen, die jeweils aus einer globulären a-Einheit und einer b-Einheit bestehen. Die beiden Tubuline werden von zwei nahe verwandten Genen codiert.

Die Tubulusstruktur ist polar, weil die Untereinheiten asymmetrisch sind. Am sogenannten Plusende findet Anlagerung (Wachstum) oder auch Abgabe (Verkürzung) statt. Mikrotubuli können also wachsen oder schrumpfen und sie sind kontraktil. Eng verbunden arbeiten Mikrotubulus-assoziierte Proteine (MAPs). Sie bewirken Stabilität und Interaktion mit anderen Proteinen.

Man kann die Funktion der Mikrotubuli in vitro nachvollziehen.

Dafür werden isolierte Mikrotubuli auf Objektträger adsorbiert. Gibt man nun Latexkügelchen dazu und das Protein Kinesin als molekularen Motor (eine Mikrotubulus-aktivierbare ATPase), dann werden die Kügelchen auf dem Objektträger transportiert Richtung (+)-Ende der Mikrotubuli. Ist genügend Kinesin vorhanden, dann werden selbst die Mikrotubuli auf der Glasoberfläche herumwandern, dies aber nur dann, wenn ausreichend ATP vorhanden ist. Will man die Richtung des Transports entgegengesetzt verlaufen lassen, also Richtung (–)-Ende, dann braucht man statt Kinesin einen separaten Motor, das Protein Dynein.

Der Transport innerhalb der Röhren benötigt weitere Komponenten, Motorrezeptoren und zytoplasmatische Proteine.

Zahl, Lage und Anordnung der Mikrotubuli innerhalb der Zelle bestimmen den intrazellulären Transport. Der Austausch von Ca^{++}-Ionen zwischen Aktin und Mikrotubuli-gebundenem Calmodulin bestimmt, ob das Cytoplasma eher einen Sol- oder eher ein Gelzustand einnimmt, ob es also mehr flüssig oder mehr gelatinös wird. Dafür wird ein Protein aktiviert, das sinnvoll Gelsolin genannt wird. Gelsolin bewirkt eine Polymerisation von Aktin. In diesem eher Solzustand wird die Mitose hochgefahren. Sinkt die Ca^{++}-Konzentration, dann tritt Repolymerisation ein und der Gelzustand überwiegt.

Die elektrischen Polarisationszustände der Cytoskelette stehen in Wechselwirkung mit elektrischen und elektromagnetischen Außenfeldern. Derartige Wechselwirkungen laufen als Wellen über die Strukturen der Mikrotubuli und übertragen Signale. Das Ergebnis davon sind Konformationsänderungen, wobei Van-der-Waals-Kräfte moduliert werden. Eine wichtige Rolle bei der Konformationsänderung spielt der Platzwechsel des Elektrons in den Untereinheiten.

Die Frage ist nun, wie die Polarisation des Cytoskeletts und seine Veränderung Information für die ganze Zelle darstellen kann.

Die Natur hat wahrscheinlich aus gutem Grund hohle Röhrchen als Cytoskelette gewählt. Dennoch sind Mikrotubuli nicht leer, sondern sie enthalten pures Wasser, in dem nicht einmal Ionen gelöst sind.

Wasser innerhalb eines Mikrotubulus ist etwas völlig anderes als Wasser, wie wir es gemeinhin erleben. Die Bewegung der Wassermoleküle kann in diesen Röhrchen vollkommen geordnet werden. Man spricht von vicinalem Wasser oder von Kristall- beziehungsweise Clathratwasser.

Welchen Vorteil hat derartig strukturiertes Wasser?

Die ganze Anordnung wird zyklisch zu einem streng kohärenten System mit ausgezeichneten Eigenschaften. Es ist für quantenkohärente Schwingungen (Super-Radiance) prädestiniert und kann somit Information verarbeiten und weiterleiten. Die Eigenfrequenz des Systems liegt nach einheitlicher Auffassung bei 50 GHz.

Schon 1974 hatte Hameroff behauptet, Mikrotubuli seien dielektrische Wellenleiter. Es spricht viel dafür, dass wir die physikalische Eigenschaft, die wir mit Bose-Einstein-Kondensat bezeichnen, tatsächlich auf Mikrotubuli anwenden können.

Welche Information kann mit diesem System geleitet werden?

Laut Emilio del Giudice, Universität Mailand, werden innerhalb des Cytoplasmas der Zellen elektromagnetische Signale selbstfokussiert, und dies gerade genau auf die Größe des Durchmessers von Mikrotubuli. **Das heißt, die Nachrichten und Energien, die sich aufgrund der jeweiligen Zelltätigkeiten und Einkopplungen an verschiedenen Stellen ergeben, können als Information den Mikrotubuli eingegeben werden, hier gesammelt und koordiniert wer-**

den und schließlich als kohärente Quantenenergie zur Steuerung des gesamten Zellgeschehens verwendet werden. Nicht anders scheint unsere Ankopplung an das Bewusstsein zu funktionieren.

Wir hatten oben unter 2. die Centriolen und Centrosomen erwähnt.

Centriolen sind zentrale Steuereinheiten des Cytoskeletts. Dabei ist das Centrosom die Steuereinheit der Mikrotubuli. In einer kritischen Phase der Zelle passiert etwas ganz Außergewöhnliches: Aus dem Zylinder, der das Centriol repräsentiert, wächst ein weiterer Zylinder heraus. Beide Zylinder, das heißt beide Centriolen trennen sich voneinander und ziehen dabei jeweils ein Bündel von Mikrotubuli mit sich. Schließlich sieht das Ganze aus wie zwei Brennpunkte, von denen Strahlen ausgehen. Die betroffenen Mikrotubuli enden an den beiden DNA-Strängen im Kern und ziehen sie diametral voneinander weg. **Ein absolut wundersamer Mechanismus.** Wir beschreiben hier gerade den Vorgang der Zellteilung, die Mitose, die nur in einem ganz bestimmten Cytoplasma-Milieu auftreten kann.

Nicht der bisher zur Erklärung einer Selbstoptimierung des Knochens und der Wirbelsäule herangezogene Begriff »Piezoelektrizität« ist die Quintessenz des Geschehens, sondern die durch piezoelektrische Phänomene vermittelte quantenkohärente Konsequenz einschließlich der Konformationsänderung der Mikrotubuli des Cytoskeletts, die das Milieu steuern.

Alles spricht dafür, dass weit subtilere Energien, wie wir sie für den Vorgang der Akupunktur postulieren, hier eine ihrer Schaltstellen haben.

Energie – Materie – Sinn

Wir haben ausführlich dargestellt, dass Materie und Energie sich gegenseitig bedingen. Damit eins ins andere übergeht, dafür ist laut Wheeler Information notwendig *(»the it from the bit«)*.

Wir haben deshalb ein Modell aufgezeigt, wonach unser Bewusstsein die Funktion der Verfestigung von Energie und somit Realitätsbildung hat.

David Bohm (Schüler Einsteins) sieht das Universum und alles, was dieses hervorgebracht hat, in drei sich wechselseitig entfaltenden Aspekten: Energie, Materie, Sinn.

Bohm sagt sinngemäß: Materie und Sinn sind in Energie eingefaltet, und in der Materie sind Energie und Sinn eingefaltet; schließlich besteht Sinn letztlich aus Materie und Energie. Jeder Aspekt ist in jedem vorhanden. **Sinn, Materie, Energie ergeben das Sein. Da in uns der Sinn durch unser Bewusstsein gegeben ist, geben wir uns selbst den Sinn.**

Bohm (1988) sagt:
»In gewisser Hinsicht könnten wir sagen, dass wir die Gesamtheit des Sinnes sind, den wir uns geben.«

Energie und Materie sind von Sinn durchdrungen, der schließlich Materie erzeugt und ihr Form verleiht.

Alle Energie stammt vom Urgeist (identisch mit Urform der Energie), deshalb ist alle »Geist-Energie« vom Sinn durchdrungen, wodurch die Materie unseres Körpers und unser Gehirn als Form entstehen. Allein die Form wiederum macht es möglich, dass unser Organismus so aktiv sein kann, wie er es nun einmal ist.

Da das Bewusstsein, also der Sinn, eine Funktion des Geistes ist, und der Sinn in Energie und Materie eingefaltet ist, ist deshalb alle Energie und Materie gleichermaßen vom Geist durchdrungen.

Im Buddhismus gibt es die drei *Kayas*, die verblüffende Ähnlichkeit in der Interpretation mit den drei Aspekten Bohms haben:
Da ist zuerst *Dharma-kaya*, eine grenzenlos schöpferische, ungeformte Totalität, aus der alle Dinge entstehen (der Sinn als Teil des Geistes).
Als Zweites wird *Sambhoga-kaya* genannt, das unmittelbare, dauernde Aufblitzen von Energie aus dem Grund der Leere (die Energie, wodurch Sinn und Materie einander beeinflussen).
Als Drittes haben wir *Nirmana-kaya*, das immer wieder Verdichten von Energie zu Form und Manifestation (die Materie).

Bohm ist ein bekannter Physiker mit bestem Ruf; er eröffnete schon in den 70er-Jahren den Dialog zwischen Mystik und Naturwissenschaft.

Großen Zuspruch erhielt er auch durch sein sozialkritisch-politisches Engagement (Bohm, 1987):

»Um die Welt politisch, ökonomisch und sozial zu verändern, müssen wir den Sinn anders begreifen. Dieser Wandel muss aber im Individuum beginnen; für den Einzelnen selbst muss sich der Sinn ändern ... Wenn Sinn wirklich ein wesentlicher Teil

der Wirklichkeit ist, hat sich grundsätzlich erst dann etwas geändert, wenn der Sinn von Gesellschaft, Individuum und Beziehungen in einem anderen Licht gesehen wird.«

Ergänzung zur Wissenschaft

Wissenschaft ist das Vornehmste, was eine Gesellschaft sich leisten kann. Der Fortschritt, den wir verzeichnen und mit Wonne genießen, ist der Wissenschaft zu verdanken. Aber wir müssen auch erkennen, dass die Wissenschaft uns in eine Menge Probleme gestürzt hat, die wir mit dem Schlagwort »Umweltverschmutzung« bezeichnen. Dadurch ist die Menschheit in ihrer Existenz tatsächlich ernsthaft bedroht. Das ist allerdings nicht das Thema dieses Buches.

Noch hat die Wissenschaft mehrheitlich die Tendenz, in immer weitere Einzeldisziplinen zu zerfallen und Konkretes zu fördern.

> Marc Jongen: »*Die Wissenschaft, die bloß eine organisierte, zum System ausgebaute Verlängerung des gewöhnlichen Alltagsbewusstseins darstellt, beschränkt sich im Wesentlichen darauf, das Buch der Natur exakt zu vermessen und zu wägen, seine Buchstaben zu zählen und in Statistiken zu erfassen, kurz, alles dem Wesen des Buches Äußerliche bis ins Kleinste zu erforschen, um es für menschliche Zwecke nutzbar zu machen …«*

Die Bemühung, den Geist zu erkennen, wird dabei mehr und mehr vertrieben, die Philosophie abgekoppelt.

Sunryu Suzuki (Zen-Meister):
»Nur ein Geist, der nichts glaubt und weiß, ist wirklich frei; im Anfänger-Geist sind viele Möglichkeiten enthalten, im Geist des Fachmannes nur wenige.«

Man bemerkt eine Bewegung innerhalb der Wissenschaft. Eine Erneuerung der Wege zur Wissenserlangung greift um sich, die gerne mit dem Begriff Paradigmenwechsel tituliert wird und die das Uralte wieder einbezieht, wenn es mit den moderne Theorien der Wissenschaft Schulterschluss zeigt.

Nikola Tesla:
»An dem Tag, an dem die Wissenschaft beginnen wird, nicht-physikalische Erscheinungen zu untersuchen, wird sie in einem Jahrzehnt größere Fortschritte machen als in allen vorhergehenden Jahrhunderten ihres Bestehens.«

Wird an alten Kräftekopplungen (Wahrnehmungen) festgehalten, können sich keine neuen knüpfen. Lebendig kann nur sein, was sich die Möglichkeit laufender Wandlung, Erneuerung, Erweiterung offenhält.

Intellekt kommt von *intus legere,* das innere Lesen. Wir sind intellektuell, wir lesen im Innern, aber wir sind nicht intuitiv, wir sind nicht selbst im Innern *(intus-eor*, ich bin drinnen, bin hineingeführt). Wir lesen über die Natur und reflektieren das Gelesene, aber wir sind nicht selbst in der Natur. Intuitiv Schauen ist wirklicher und wahrer, als intellektuell zu differenzieren, also die Einheit zu zerlegen.

Marc Jongen:
»Dass das Buch der Natur auch gelesen werden kann, dass es also einen Sinn enthält, dem die Seiten und die Druckerschwärze nur als Transportmedium dienen, dafür ist die Wissenschaft, dafür sind wir in unserer Alltagsverfassung blind.«

Jedes Wissen des Menschen ist immer ein Glauben.

Was ist der Unterschied zwischen der intellektuellen Betrachtung und der spirituellen?

Intellektuelle Betrachtung: Ansammlung von konkreten, also in Raum und Zeit definierten Einzelfakten und deren Kombination. Die Ganzheit wird zerstückelt, gegliedert und katalogisiert.

Zum Beispiel die Medizin: sie sieht nicht die Gesamtwesenheit des Menschen. Denn diese passt nicht in die Objektivität, die oberste Prämisse der Wissenschaft; die Gesamtwesenheit ist rein subjektiv.

Spirituelle Betrachtung: Wissen um archetypische Gestaltungskräfte in allen Erscheinungen. Alles galt früher genauso wie heute und wird immer so weitergelten. In allen Teilen steckt ein gemeinsames steuerndes geistiges Band. Der Geist in meinem Inneren ist nicht verschieden vom Geist in allen Dingen.

Dem Wissenschaftler sträuben sich die Haare, wenn die spirituelle Betrachtungsweise berücksichtigt wird, aber es gibt andererseits nicht wenige Wissenschaftler, die der Meinung sind, wir kämen ohne die spirituelle Betrachtung des Menschen in der Medizin nicht weiter.

Einstein:
»Wissenschaft ohne Religion ist wie ein Lahmer; Religion ohne Wissenschaft ist wie ein Blinder.«

Früher war die Wissenschaft stolz auf eine neutrale Objektivität, heute ist sie Spielball einer starken Interessenlobby, die eher einseitiger Subjektivität zuzuordnen ist; das gilt ganz besonders für die Medizin.

Einstein:
»Ein neuer Denktypus ist unentbehrlich, wenn die Menschheit fortleben und sich höher entwickeln will.«

Die verschiedenen Schichten der Psyche sind weit mächtiger als das rationale Alltagsbewusstsein. Dennoch verhält sich der Mensch im sozialen und politischen Gesellschaftskontext, als ob die Psyche nicht vorhanden wäre.

Je mehr die Psyche negiert wird und die Technik auf Kosten einer gemeinsamen Kultur wächst, desto mehr verlangt die Psyche nach ihrem Recht.

Welche enormen Konsequenzen die Psyche für die Gesundheit hat, erfahren Sie in Teil II.

Theoria heißt übersetzt die Schau. Die Wissenschaft, die sich höchst erfolgreich der Theorie bedient, erhält nur einen Teil der Schau: das Reale, Immanente, Vergängliche, Konkrete, Anschauliche. Es gibt aber eine dazugehörige zweite Hälfte: das Transzendente, Ewige, Unveränderliche, Abstrakte, Ideale.

Diese heute immer wieder vollzogene Trennung könnte bald der Wortbedeutung entsprechend diabolische Formen in unserer Gesellschaft einnehmen (trennen, auseinanderwerfen heißt *diaballein,* im Gegensatz zu *symballein,* zusammenwerfen, was im Wort Symbol deutlich wird).

Der Ruf wird lauter nach einer Synthese von objektiver Wissenschaft und Philosophie im Sinne von Re-ligio – Wieder-Vereinigung.

Einstein:
»Phantasie ist wichtiger als Wissen.«

Alle Standpunkte des Menschen sind relativ, da geistig gefiltert, da also subjektiv, da erfahrungsabhängig, da paradigmenabhängig; keinesfalls sind sie objektiv und unerschütterlich.

Wenn alles durch uns Menschen wahrgenommen wird, ist dann die vermeintlich wahre Wirklichkeit wirklich eine entseelte, entgeistete, objektiv gemessene Welt, vom Sein völlig abgekoppelt?

In der manifestierten Welt gibt es laut Überlieferung
fünf Grundzustände:
Urzustand: *Akash* oder *Akasha,*
daraus wird durch Verwandlung:
Erde als feste Materie: *Prithvi*,
Wasser als flüssiger Zustand: *Jal*,
Feuer als Strahlung: *Agni*,
Luft als Gas: *Vayu*.

Akash ist in jedem Menschen als Realität des Lichtes, der Liebe, der Seligkeit und als reines Bewusstsein. Im **Sanskrit** findet sich ein ähnliches Konzept als *Mulaprakriti.*

Upanischaden *(Mundaka Upanishad)*: das Universum ist eine spontane Emanation des *Brahman*, der unveränderlichen, unzerstörbaren Existenz. *Brahman* macht Materie, Leben, Geist, Wahrheit und Unsterblichkeit.

Raja-Yoga: *Akasha* ist die fundamentale Substanz alles Existierenden, und *Prana* ist die höchste Energie, die alles bewirkt und alles formt. *Prana* ist eine unendliche allgegenwärtige Kraft, die auf *Akasha* wirkt. *Prana* befindet sich in den Nervenströmen und in der Kraft der Gedanken, in der menschlichen Tätigkeit. Am Ende werden sich die Kräfte wieder in *Prana* auflösen, so wie alle Dinge ins *Akasha* hinein ersterben.

Im erweiterten Wahrnehmungszustand haben wir laut dieser Weisheiten Zugang zu Informationen, die nicht in unserem Gehirn gespeichert sind, sondern im universellen Energiefeld, dem Urgeist.

Der Ursprung der Religion war nicht die Furcht vor dem Tod, sondern die Anerkennung des Todes als des großen Verwandlers und Initiators in die wahre Natur des Menschenkerns.

Wie können wir das, was hier bisher beschrieben wurde, in unserem täglichen Leben verwerten?

Teil II macht Vorschläge dazu.

Übersicht 5	Urenergie	Urgeist
Ur-eigenschaft	Elementar-Membran Ursprung jeder Existenz	Identisch mit Elementar-Membran, Ursprung jeder Existenz
neue Eigenschaft	abgeleitete Energie: String, Elektronen, Photonen u.a.	abgeleitete Geistqualitäten, intelligente Zielsetzung
neue Eigenschaft	Welle-Teilchen-Transformation	Realitätsbildung Krafterscheinung
neue Eigenschaft	Kohärenz, Interferenz Summenwirkung z.B. Supraleitfähigkeit	Kräfte innerhalb eines weiten Spektrums, Kraftverstärkung
neue Eigenschaft	Feedback-Kommunikation Info-Abstimmung	Feedback-Kommunikation Sensibilität
neue Eigenschaft	Kraftkombinationen Hologramme räumliche/zeitliche Verstärkung, Auslöschung	Assoziationsnetz Regelkreise Reflexe, Orientierung
neue Eigenschaft	Molekülaufbau komplexe Verbindungen	Lernen, Speicherung z.B. in DNA
neue Eigenschaft	Anatomie Morphologie	Matrix, Form Gefühl Emotionen
neue Eigenschaft	Physiologie (Funktion) Grundprogramme	Urverhalten »Friss, greife an, fliehe paare dich«
neue Eigenschaft	Speicherung aller Information	Erfahrungssammlung Lebensplanung
neue Eigenschaft	Wheeler-Feynman-Absorber-theorie, Nichtlokalität	Denken in Raum und Zeit über den Körper hinaus

Übersicht 6

Darstellung der Begriffe der modernen Physik:

Urfeld, aufgezweigt in verschiedene Felder (nach Urknall).

- darin: **Urform der Energie**, aufgezweigt in verschiedene Energien als Schwingungen und Wahrscheinlichkeiten nach Urknall.
- – dies entspricht bei Realitätsbildung durch Kraftübertragung:
- Urform der Energie als **Membran,**
- im Abstand als **String,**
- und aufgezweigte Energien als **200 Elementarteilchen**, wie z.B. Quant oder Photon
  virtuell
real = Informationsboten für Kraft

Feldausbreitung und Energietransfer im Vakuum, dem Raum zwischen den Massen. **Massen sind Feldverdichtungen als »Knoten«.**

Differenzierte Felder:

- Dunkle Energie und Materiefeld,
- Higgsfeld,
- Skalarfeld,
- Subquantenfeld,
- Gravitationsfeld,
- elektromagnetisches Feld (beinhaltet elektrisches- und magnetisches Feld),
- starkes Feld, schwaches Feld des Atomkerns

Elektromagnetisches und schwaches Feld zusammengefasst in elektroschwaches Feld

Übersicht 7

Traditionen
z. T. aus Laszlo, 1995, S. 287

Hindus: ***Leela*** **(Spiel)**

= **Verfestigung** und Destillation **der Urform der Energie,** die aus der Ureinheit herabsteigt
- tiefe **Einheit spaltet sich** auf **in** manifestierte **Vielheit:** in
- **reine Energie:** *Adi Shabd*
- daraus wird **wahres Sein:** *Sat Purush*
- und kommt zur Ruhe **am wahren Ort:** *Sat Lok*
- weitere **Emanation:** ausströmende Energie: *Par Brahm*
- erschafft eine Region des Geistes, die von einer verfeinerten **primären Materieform** durchdrungen ist: *Pakriti*
- dann tunnelt die Primärenergie in den niederen Bereich des *Par Brahm*, der *Daswan Dwar* heißt
- erster Schritt führt zu *Maha Sunna*, **der großen Leere,** der grundlosen Tiefe, der dichten Finsternis
- von dort strömt die Energie durch einen Kanal, durch »die zehnte Tür« zum *Mansarova*, einem **großen Speicher**
- dann verlässt sie den Bereich der reinen Spiritualität und erreicht den des Universellen Geistes *Brahm oder Kal.*
- Von hier aus **projiziert** sich die aktive kosmische Energie gemeinsam mit ihrem empfangenden (weiblichen) Partner *Maya* **in dic niederen Ebenen**

- hier nimmt die Energie die **Hüllen individueller Körper** an und schafft den individuellen Geist.

Nun gibt es die Zeit und die Dinge sind den Gesetzen von Ursache und Wirkung unterworfen; die Welt enthält die Dualität, in der die positive aktive Macht durch den negativen empfangenden Pol ausgeglichen wird (also entsprechend Yin/Yang).

Reduzierung des Universums und des Menschen auf die Urform der Energie

Aufbau des Systems »Universum«

1 Einheit Universum

$10^{??}$ Einheiten Galaxien .....//........

$10^{??}$ Einheiten Sonnen ....//...........

$10^{??}$ Einheiten Planeten ....//............

$10^{??}$ Einheiten Asteroiden ....//............

alles aus Energie-Urform

Aufbau des Systems »Mensch«

1 Einheit Mensch

10^{13} Einheiten Zellen ....//.....

10^{22} Einheiten DNA ....//.........

10^{28} Einheiten Atome ....//............

10^{30} Einheiten Subatomare Teilchen ....//........

alles aus Energie-Urform

Teil II

Praxis

Physiologie

Pathologie

Strategien

Die Psyche ist das Ergebnis des Spielens auf der Tastatur der Bewusstseinsebenen.

Faktoren zur Steuerung des Körpers durch die Psyche

In Teil I wurde versucht, im Modell deutlich zu machen, wie unser Bewusstsein die Materie unseres Körpers steuert und sogar außerhalb unseres Körpers wirken kann.

In Teil II nun soll in der ersten Hälfte plausibel dargestellt werden, warum eine Psychohygiene in unserem täglichen Leben unbedingt notwendig ist. Sie ist – wenn ich den vielen Gesprächen mit Betroffenen trauen kann – weit dringlicher, als heute allgemein bekannt ist.

In der zweiten Hälfte dieses Teils werden einige Strategien und Ansätze für eine wirksame Psychohygiene andiskutiert.

Körper und Informationstransfer

Die Psyche kann nur da schalten und dirigieren, wo Struktur und Resonanzkörper zur Kraftübertragung vorhanden sind und auch als Verstärker wirksam werden. Wir müssen uns klar darüber sein, dass jede, absolut jede Funktion in unserem Körper quantenphysikalisch eingeleitet wird. Dabei werden immer bestimmte Weichen gestellt,

a) durch die angeborene weise Funktionsautomatik,
b) durch bewusste und unterbewusste psychische Momente.

Die Weichenstellungen in uns werden nicht nach den Regeln »digitalen Denkens« aktiviert (ein/aus, ja/nein, schwarz/weiß), sondern – und das ist keine Überraschung – entsprechend der »Fuzzy Logic«, also eben entsprechend dem »gesunden Menschenverstand«. Dabei werden alle als relevant für eine Funktion durch das Bewusstsein erfahrenen (konditionierten, gelernten) Parameter – nach Wichtigkeit für die augenblickliche Situation geordnet und hierarchisch neu bewertet. Eine enorme Rechenleistung erzeugt immer wieder neue Messdaten, und jede Situation gibt unter Berücksichtigung der dauernden Messdaten-Anreicherung Anlass zur Aktualisierung. Mit der Wahrscheinlichkeit, mit Versuch und Irrtum werden die vermeintlich optimalen Reaktionen eingeleitet.

Hier nun ist leicht erkennbar: spielt das Bewusstsein die falschen Daten ein, wird das System falsch programmiert. Am Anfang unmerklich und beliebig nivellierbar, dann aber stärker und stärker, bis die Funktion gestört ist. Die Folge davon ist ein Teufelskreis.

Wir müssen also unter allen Umständen immer und immer wieder eine Kontrolle unserer Bewusstseinsinhalte vornehmen und notfalls durch Bewusstseinstransformation ein »Reset« erzwingen.

Die Frage dabei ist nur: Wie schaffen wir das?

Versuchen wir uns pragmatisch Klarheit über die Abläufe der Psyche im Alltag zu verschaffen.

Welche Mechanismen koppeln an den oben beschriebenen Quantenmechanismus, um über die Quantendistanz hinaus innerhalb und außerhalb des Körpers Information zu verbreiten, die selektiv von dem jeweiligen Empfänger verstanden wird?

Alle Prozesse in der Natur laufen über ein Feedback ab. Das heißt, die abgesandte Energie wird von einem Sender angeboten, von einem Empfänger aufgenommen und leicht verändert wieder abgestrahlt zurück zum Sender als Bestätigung (**Bild 20**). Dieses Prinzip ist in der Wheeler-Feynman-Absorber-Theorie (vgl. *Gehirn-Magie*) dargestellt und kann als Grundlage jeden Geschehens angesehen werden. Es funktioniert im Quantenbereich und reicht weit ins Makroskopische.

Das Bewusstsein (Glaube, Vorstellung als Abkömmling des Geistes) dirigiert das Ziel der Kommunikation, also das Feedback (**Bild 26**).

Alles im Organismus ist gesteuert durch Regelkreise. Jeder Regelkreis ist ein Feedback-System. Alle Regelungen haben in der Quantenphysik ihren Ursprung.

Das Wichtigste zur Verknüpfung von Quanten und Molekülen in unserem Körper und in Verbindung mit der Umwelt noch einmal in aller Kürze:

- Botenstoffe werden in den Blutkreislauf und Lymphfluss gestreut. Jeder Botenstoff ist Quelle einer Wellenfunktion und kann durch die Umgebung (Kollabieren der Wellenfunktion) zu einer definierten Kraftquelle gemacht werden. Das passiert zum Beispiel durch Rezeptoren. Botenstoffe werden durch Rezeptoren quan-

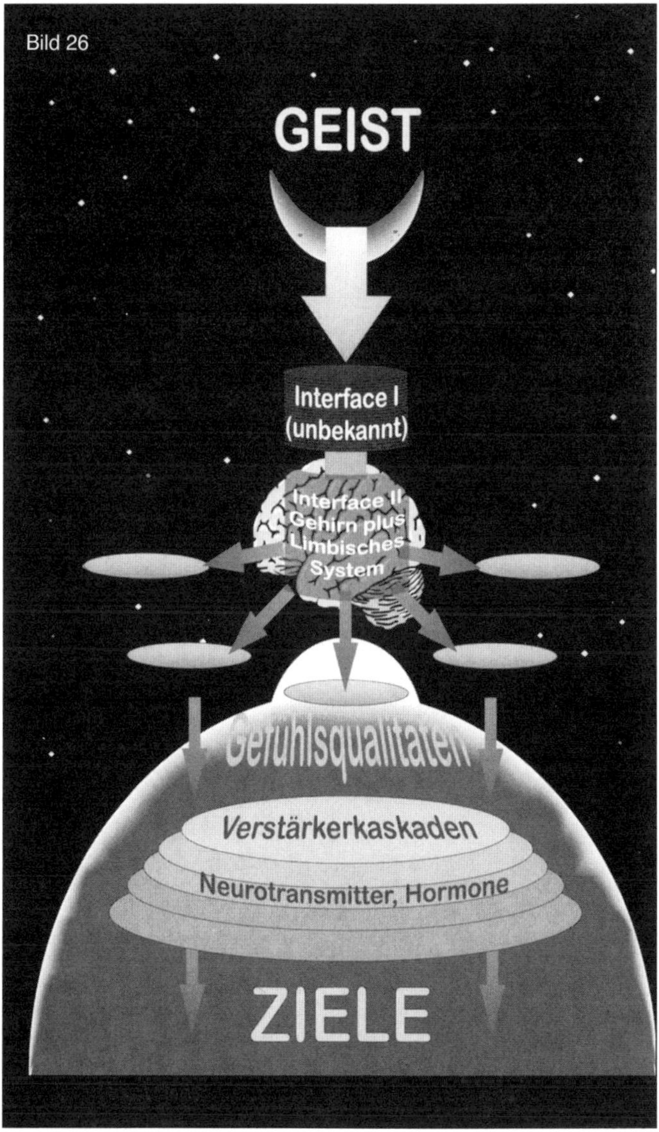
Bild 26
GEIST
Interface I
(unbekannt)
Interface II
Gehirn plus
Limbisches
System
Gefühlsqualitäten
Verstärkerkaskaden
Neurotransmitter, Hormone
ZIELE

tenmechanisch aus dem Fließmilieu herausgesiebt. Ihre als potenzielles Kraftfeld mitgebrachte Information wird übertragen.

- Nervenstränge durchziehen den Körper, deren Oberflächen quantenmechanisch höchst aktiv sind. Mithilfe dieser Stränge und der Kommunikationssubstanz (Neurotransmitter) gelangt Information sowohl aus der Peripherie zum Zentralcomputer Gehirn, als auch vom Gehirn zu den Organen.
- Pheromone und flüchtige Duftstoffe des eigenen Körpers werden bevorzugt bei anderen Individuen, also außerhalb des eigenen Körpers, wirksam und finden quantenmechanisch ihre Rezeptoren.
- Auf der Distanz der Zelle sind die Mikrotubuli offensichtlich Favoriten zur Informationsspeicherung (siehe Extrakapitel »Die Bewusstseinsstruktur der Zelle«).
- Eine Welle kann durch bestimmte Gewebeeigenschaften gesplittet werden, wodurch die »Nichtlokalität« greifen kann. Wird dann einer der Strahlen durch »Welcher-Weg-Information« zum definierten Quant umgewandelt, passiert das auch mit dem anderen Strahlteil; dies selbst dann, wenn dieser Strahlteil inzwischen auf einer anderen Galaxie angekommen ist.
- Wir müssen annehmen, dass »Nichtlokalität« sowohl innerhalb unseres Körpers unentwegt vorkommt, als auch außerhalb unseres Körpers wirksam ist, gesteuert aus unserem Körper heraus. »Intelligente« Quantensysteme können somit Ziele und Beziehungen ansteuern, die durch den vorher gesplitteten Strahl verbunden sind. Die Speicherung aller Geschehnisse dient als Erfahrung und findet auf der Struktur statt, die aus der

»Urmembran« selbst entsteht, zum Beispiel in den Dimensionen des Strings.

Codierung allen Geschehens, einschließlich der Sinnesansteuerung ist:

1. die Menge der gleichzeitig rekrutierten Quanten (Amplitudenfenster),
2. Veränderungsgeschwindigkeit der jeweiligen Quantenmenge (Amplitude/Zeit),
3. Nähe des Quantenprozesses zum Zentrum (der Urmembran).

Dominanz der Psyche

Bei allgemeiner Körperschwäche ist die Psyche eine weitaus stärkere Macht in der Körpersteuerung als bei stabiler Konstitution (**Bild 27**). Das gilt sowohl für positive als auch für negative Emotionen und Gedanken.

Grund: bei Energiemangel (häufige Ursache der Körperschwäche) ist bereits eine zu niedrige Polarisation der Zellmembran (Hypopolarisation) eingetreten mit Anreicherung von Natrium und Calcium einerseits und Mangel von Kalium und Magnesium innerhalb der Zelle andererseits. Dadurch verstärkt sich der Energiemangel (vergleiche mein Buch *Risiko Wohlstandsleiden*, 4. Auflage) und die Erregungen brechen gebahnt durch.

Lernen (auch das Etablieren von Neurosen durch Synapsen-Neuverbindungen) ist in diesem Hypopolarisationszustand besonders leicht. Die vitalen Regelkreise im Organismus werden auf diese Weise labil. Die Stabilität der »weisen« Funktionsautomatik wird abgebaut.

Negative Gefühle im Psychegeschehen wirken im allgemeinen Schwächezustand besonders destruktiv.

Man fragt sich, warum die Evolution einen derartigen Mechanismus wie die Psyche-Dominanz etabliert hat. Über die Antwort kann nur spekuliert werden:

Ein geschwächter Mensch ist in zwei Richtungen steuerbar:

a) Die Psyche sorgt dafür, dass die angeschlagene Person – archaisch gesehen – die herumziehende Horde als Gemeinschaft nicht länger belastet; sie stirbt. Der Psychotod existiert nicht nur bei Tieren und Naturvölkern, sondern ist auch in unserer Gesellschaft beschrieben worden (»vorzeitige Rentnertod«).
b) Die Psyche nutzt ihre Dominanz über die Regelkreise für die Heilung und kann nach Genesung die Gemeinschaft erneut unterstützen.

Bild 27 *Wenn die Regelkreise labil werden, hat die Psyche einen größeren Einfluss auf die Körperfunktionen. Oft entstehen dann Funktionsstörungen.*

Bild 27

Wirkung psychischer Einflüsse auf Körperfunktionen in Abhängigkeit von Regelkreisentkopplungen

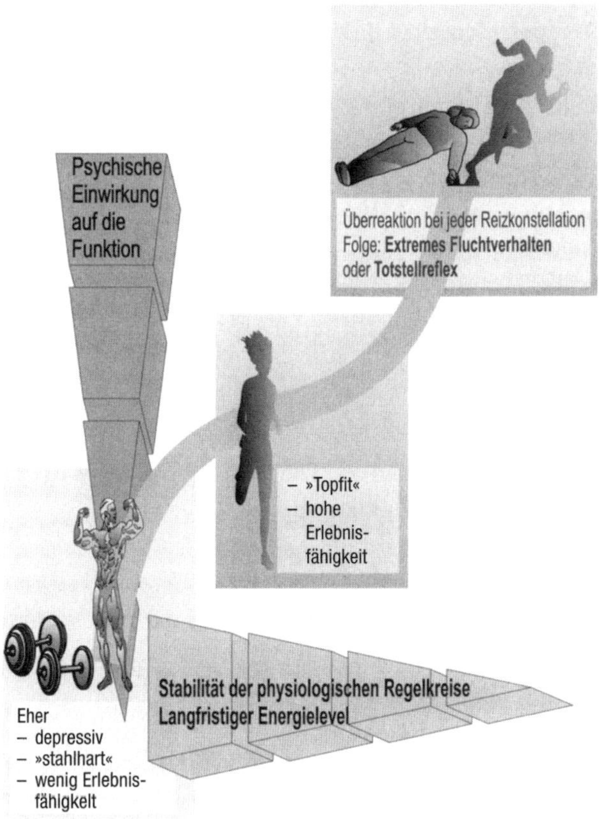

Folgen von Energieproblemen

Wir haben parallel zu den alten Überlieferungen dargestellt, dass alle geistigen Prozesse und Bewusstseinsmomente ihren absoluten Ursprung in den Elementarstrukturen haben. An diesen Ursprüngen finden die Weichenstellungen für unser Verhalten statt.

Aber allein der Steuermechanismus reicht für ein Verhalten des Menschen im täglichen Leben nicht aus.

Was kommt hinter den Weichen?

Hier schließen sich unzählige Verstärker an (zum Beispiel Neurone, Synapsen), die den ursprünglichen Energietransfer auf Kohärenzstrukturen (zum Beispiel Muskeln) für die makroskopische Effektivität der Psyche leiten. Alle Verstärker und Kohärenzbildner sind Elemente der Regelkreise, auf die auch die Psyche für ihre Wirksamkeit zurückgreifen muss.

Nun etwas sehr Wichtiges: **Die Bausteine dieser Regelkreise dürfen nicht beschädigt sein.**

Sind die Bausteine unserer Regelkreise defekt, können weder die Psyche noch die weise Automatik ihre Funktion erfüllen.

Übersicht 8

Faktoren zur Steuerung des Körpers durch die Psyche

1. **Auslösefaktoren** zur Körperbeeinflussung
   Gedanken
   Bewusstsein
   Glaube
   Psyche ebnet Weg für Außenenergie-Einfluss

2. Verfestigungsfaktoren

2.1 Sensibilisierungsfaktoren
circadiane Rhythmen
Hypoglykämie (PED, Pathologisches Energiedefizit)
Amine in der Nahrung
Freie Radikale
Blut-Hirn-Schranke
Elektro/Magneto-Smog

2.2 Lernfaktoren
verstärkende Effekte, wie Duft und Pheromone

2.2.1 Konditionierungsfaktoren
Multi-Reiz-Erregungskopplungen

3. Strategien zur Modulation von 1. und 2.

Leerdenken	Meditation
Trance	Musik
Tanz	Yoga

Wollen wir gesund leben, dann ist unbedingt dafür zu sorgen, dass die physiologischen Komponenten der Zellen, der Gewebe, der Organe und aller Kommunikationsbahnen regelmäßig regeneriert werden.

Übermäßige Erregung

Wir alle sind manchmal übermäßig nervös. Lärm, Hitze, Termindruck, Stau – das alles bringt uns an den Rand der Verzweiflung. Nicht schön, aber in unserer manchmal überdrehten Welt weitgehend normal. Schlimm wird die Angelegenheit, wenn die Nervosität uns regelmäßig überfällt – auch ohne Anlass – und sich dann in einen übermäßigen Erregungszustand steigert, der in massive Ängste und schließlich sogar in Panik mündet.

Wer sehr viele Stresssituationen kurz hintereinander erlebt, kommt schließlich zu einem Punkt, wo sich ein quälendes Erleben als Angst, Unruhe, Schreckzustände, Negativgedanken selbstständig macht und das Bewusstsein nicht mehr verlässt.

Dadurch bricht schließlich die Gesundheit zusammen.

Medizinisch heißt dieser quälende Zustand *Panic disorder.*

Jeder Vierte leidet in seinem Leben irgendwann einmal an derartigen Syndromen. Die Attacke dauert oft nur 5 bis 10 Minuten, aber die Erwartungsangst kann sofort einen neuen Anfall auslösen.

Eine vermeintliche psychische Bedrohung wandert schließlich als Organfunktionsdefekt im Körper herum:

a) über bestimmte Stammhirnzentren (Medulla oblongata) ist die gesamte Skelettmuskulatur betroffen,
b) über den Parasympathikus/Sympathikus und Hypothalamus/Hypophyse das ganze Vegetativum.

Dort, wo akut ein pathologisches Energiedefizit (PED, vergleiche *Risiko Wohlstandsleiden*) herrscht, beginnt die Funktionsstörung, die ersten Sensationen treten auf. Alle Reflexe und alle Reaktionen sind bei Energiemangel (z.B. Unterzuckerung) übersensibel. Wird nun noch eine komplizierte Aufgabe gestellt und damit psychische Belastung ausgelöst, steigert sich Unkonzentriertheit und Nervosität. Im schlimmsten Fall wird eine Flut von Corticotropin-releasing-Hormonen (weiter unten werden die für unsere Gesundheit extrem wichtigen Folgen der Dysregelung dieses Hormons erklärt) und Adrenalin für die unangemessene Übererregtheit sorgen. Wollen wir den quälenden Zustand nachhaltig meiden, ist eine Möglichkeit ein zuckerloses Frühstück (siehe später), aber wir können noch mehr tun. Die wichtigste Gegenstrategie bei Übererregtheit heißt: Energie aufbauen und alle Ursachen für ein Energiedefizit (PED) abbauen:

Gegenstrategie I: Energie aufbauen

- Nicht zu spät ins Bett gehen, da nur um Mitternacht vollständige Regeneration möglich ist (Ursache: Wachstumshormon),
- Mangel an Melatonin und Wachstumshormon (Somatotropin) durch »Elektro-/Magnetosmog« verhindern,

- Mangel an Serotonin durch richtige Nahrung verhindern (Tryptophan ist Vorstufe und durchdringt im Gegensatz zu Serotonin die Bluthirnschranke), deshalb
- Mangel an Tryptophan (Mangel an Niacin) verhindern (Tryptophan ist in Milch, Käse, Quark, Fisch, Geflügel),
- Magnesiummangel verhindern,
- Kohlenmonoxid(CO)-Vergiftung verhindern, (wenn möglich dichten Autoverkehr, Stau meiden),
- Met-Hämoglobin-Vergiftung (durch zu viel nitratgedüngte Nahrung und gepökeltes Fleisch wie Schinken sowie schlechtes Leitungswasser) verhindern,
- Schwermetalle (Amalgam) ausführen,
- Darmflora aufbauen und pflegen,
- Alkohol höchstens pro Tag zwei Gläser (Wein, Bier, Schnaps) und dies vor 20 Uhr (ansonsten wird nicht ausreichend Melatonin gebildet),
- Räume meiden, die mit vielen Menschen besetzt sind und die gleichzeitig schlecht gelüftet werden (hoher CO_2-Partialdruck reizt den »Himmelblauen Ort« *(Locus caeruleus)* mit nachfolgender Übererregung), in Covid-19-Zeiten sind Nase-Mund-Masken deshalb ein psychisch sehr schädigender Faktor.
- richtiges Atmen lernen, damit so wenig wie möglich Laktat entsteht (dies ist angstauslösend, wenn Bikarbonat als Puffer fehlt, ausgelöst zum Beispiel durch emotionelle Hyperventilation),
- Entgegenwirken bei zu hohen sympathikotonen Phasen, wie bei prämenstruellen bzw. postovulativen Phasen, bei Hypoglykämie mit der Folge eines zu niedrigen Kaliumspiegels in der Zelle (ausführlich siehe unten).

Gegenstrategie II: Strenge Psychohygiene

- Entspannungstraining,
- Meditation,
- Entkonditionierung angstgenerierender Situationen (schwieriges Verfahren, aber unumgänglich),
- körperliche Aktivität (unter anderem für Endorphinstimulierung).

Gegenstrategie III: Angepasste Ernährung

Vor allem müssen wir Gewohnheiten ablegen. Das fängt mit dem Frühstück an:

Wir essen unsere geliebte Semmel mit viel Marmelade und Honig. Dazu trinken wir selbstverständlich unseren starken Kaffee mit ein bis zwei Teelöffeln Zucker.

Und damit nimmt das Erregungssyndrom seinen Lauf. Haben Sie Ihr Frühstück gegen 8 Uhr eingenommen, werden Sie gegen 11 Uhr eventuell zittrige und feuchte Hände spüren, kalten Schweiß auf der Stirn haben, innere Unruhe bemerken und sehr unkonzentriert sein.

Das sind die noch akzeptablen Phänomene. Ist das Syndrom richtig eingefahren, dann kann es auch vorkommen, dass Sie fluchtartig den Raum verlassen müssen; alles wird zu eng und extrem belastend. Wehe, wenn jetzt ein Vorgesetzter etwas von Ihnen fordert. Sie sind ziemlich hilflos.

Was hat ein süßes Frühstück mit Nervosität und Übererregung zu tun?

Übersicht 9

Einige Ursachen für das Erregungssyndrom (Panic disorder)

Vorschädigung der Membranen.
Ursachen: Alkohol, Freie Radikale, Lipidlöser aus Geschirrspülmitteln, erbliche Vorbelastung.
Folgen: Senkt Schwellenwert der Erregung; starke Nervosität.

Fehlen freier Fettsäuren (2 Stunden nach Nahrungsaufnahme), dadurch keine Aminbindung mehr. Amine stammen aus Abbau von Proteinen und Bakterien. Amine durchdringen Blut-Hirn-Schranke und sind psychogen wirksam; starke Nervosität.

Fehlen von Glucose,
bzw. Glucose kann wegen Azidose nicht ausreichend verstoffwechselt werden (Hypoglykämie).
Folgen: Energiemangel und Adrenalinausschüttung. Senkt Schwellenwert der Erregung; starke Nervosität.

Ansammlung saurer Metaboliten durch Bewegungslosigkeit (vorwiegend sitzende Lebensweise), flache Atmung (geringer CO_2-Ausstoß).
Folgen: Senkt Schwellenwert der Erregung; starke Nervosität.

Hoher Arousalzustand (hohe Reizempfangsbereitschaft) mit hohem Muskeltonus, viel ATP-Verbrauch. Senkt Schwellenwert der Erregung; starke Nervosität.

Zuerst einmal wird Zucker aus Marmelade, aus Honig, aus süßem Kaffee schnellstens resorbiert und erzeugt eine Hyperglykämie-Welle im Blut. Die Verdauung des Weißbrots dauert nur wenig länger, dann wird auch aus dieser Quelle die reine Glucose in das Blut schwemmen.

Zusätzlich setzen die Inhaltsstoffe des Kaffees den Zuckerreservestoff Glykogen frei, der sich in Zucker umwandelt und auch im Blut auftaucht. Die Zuckerwelle im Blut wird immer größer.

Die Zuckerresorption vom Darm ins Blut vollzieht sich morgens besonders schnell. Dafür sorgt erst einmal das Hormon Cortisol, das morgens immer den höchsten Level aufweist. Zum anderen sorgt für eine schnelle Resorption bei Männern der morgendliche hohe Sexualhormonspiegel (Testosteron).

Glucose in dieser Menge ist Gift für das Blut. Es muss umgehend gereinigt werden.

Die Gefahr ist groß, dass wichtige Vehikel für bestimmte Stoffe, wie Sauerstoff oder Minerale, verzuckern. Das gleiche Schicksal kann die verschiedensten Rezeptoren treffen, die eine bestimmte Ordnung im Stoffwechsel gewährleisten sollen. Ist also der Glucoselevel im Blut über längere Zeit zu hoch, dann kann sich Zucker mit Eiweiß zu unlösbaren Konglomeraten verbinden und wichtige Funktionen blockieren. Um das zu verhindern, wird vom Organismus sofort eine Säuberungsaktion gestartet: Insulin wird in hohen Mengen ausgeschüttet.

Kaffee forciert die Insulinausschüttung, und das ist nicht der einzige Insulinaktivator. Auch der morgendliche hohe Parasympathikustonus (Nervus vagus) stimuliert die Insulinsekretion. Und da die Nachtruhe mit Nahrungskarenz einherging, sind morgens die Insulindrüsen besonders ergiebig.

Doch das ist noch nicht alles – auch die Insulinrezeptoren sind morgens ganz besonders aufnahmebereit für die Botschaft, die Insulin mitbringt, das heißt die Empfindlichkeit der Rezeptoren für ausgeschüttetes Insulin ist morgens am höchsten. Aus allem ergibt sich nun ein Zustand, den man **Hyperinsulinismus** nennt. Die übermäßige Ausschüttung von Insulin aufgrund der übermäßigen Glucosewelle im Blut infolge des süßen Frühstücks säubert das Blut restlos von Zucker. Es kommt daraufhin zum **Hypoglykämieanfall**, also zu einer Unterzuckerung (**Bild 28**).

Jetzt ist es ungefähr zwei Stunden nach Frühstücksaufnahme. Der immer noch hohe Cortisolspiegel forciert den Zuckermangel im Blut durch seine Funktion, Energie in den Zellen aufzubauen.

Haben wir am Vorabend Alkohol und vielleicht auch noch Kaffee getrunken, wird die Angelegenheit nun kritisch. Sowohl Alkohol als auch Kaffee verhindern den Aufbau des Zuckerreservestoffes, dem Glykogen, in der Leber. Wo nichts aufgebaut wurde, kann auch nichts abgegeben werden. Unser Hypoglykämieanfall fordert aber dringend das Glykogen, um im Blut den Sollwert einzuhalten.

Passiert hier nichts, setzen nun die Notmaßnahmen ein, und diese Notmaßnahmen sind genau das, was unsere Übererregung ausmacht: Es wird nun massiv Adrenalin ausgeschüttet. Dies wiederum stimuliert das Hormon Glu-

Bild 28

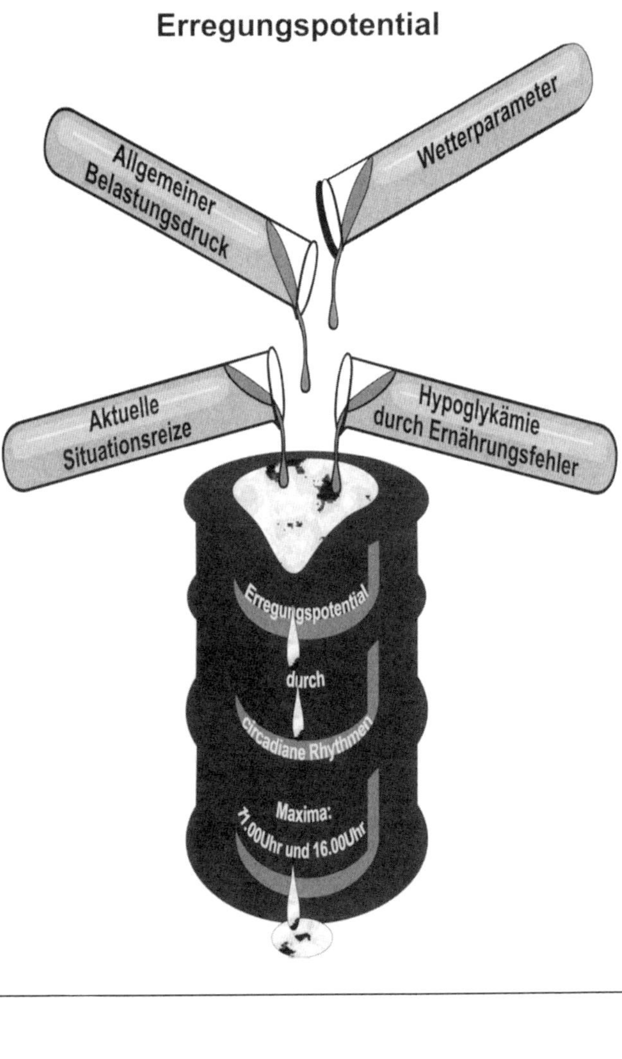
Erregungspotential
Allgemeiner Belastungsdruck
Wetterparameter
Aktuelle Situationsreize
Hypoglykämie durch Ernährungsfehler
Erregungspotential
durch
circadiane Rhythmen
Maxima:
11.00Uhr und 16.00Uhr

cagon, wodurch die letzten Reserven Glykogen aus der Leber herausgepresst werden sollen.

Da unsere Nerven für ihre eigene Funktion nur Glucose zur Energiegewinnung verstoffwechseln, und da bei zu wenig Glucose und dementsprechend bei zu wenig Energie unsere Nerven sehr viel schneller und leichter aktiv werden, steigert sich Unkonzentriertheit und Nervosität. Da gleichzeitig unser Organismus mit Adrenalin überschwemmt wird, ist die Bereitschaft zu Unruhe, Angst und Panik latent vorhanden. Alle Reflexe und alle Reaktionen sind übersensibel, weil bei Unterzuckerung Kalium aus der Zelle ins Blut strömt. Wird nun noch eine Aufgabe gestellt und damit psychische Belastung ausgelöst, sorgt das Corticotropin-releasing-Hormon für panikartige Verhaltensweisen mit unangemessener Übererregtheit.

Wir provozieren diese Zustände mit einer falschen Lebensweise innerhalb einer psychisch belastungsreichen Umgebung. Um das zu verstehen, brauchen wir genauere Kenntnis darüber, wie wir funktionieren.

Was passiert in diesen Momenten mit dem Körper? Wodurch werden diese Attacken primär ausgelöst?

Checkliste zur Verhinderung einer Übererregung

Erregungen werden von Membranen der Nerven erzeugt. Damit Erregungen an Membranen entlanglaufen können, müssen Ionen transferiert werden. Zur Wiederherstellung einer Ordnung der Ionen werden funktionierende Pumpen (ATPasen) und Energie benötigt.

Sind Membranen schlecht aufgebaut oder verletzt,

oder fehlt Energie, dann kann die Folge eine zeitweise unkontrollierbare Übererregung sein.

Da der Aufbau der Membranen in der Hauptsache von unserer Ernährung abhängt, spielt eine richtige Ernährung auch eine Rolle bei Panic disorder.

Psychische Belastung zwingt die Aktivität der Schilddrüse auf Hochtouren. Nun werden sehr große Mengen von Vitamin A gebraucht, damit das Schilddrüsenhormon Thyroxin nicht toxisch wirkt: Vitamin A ist Antagonist zu Thyroxin.

Unglücklicherweise hemmen die immer häufiger in unserer Nahrung auftauchenden Nitrate die Bildung von Vitamin A aus seiner Vorstufe Carotin.

Die Bildung und Bioverfügbarkeit von Vitamin A ist durch Vitamin E deutlich verbessert.

Da ohne ausreichende Vitamin-E-Versorgung Vitamin A durch freie Radikale zerstört wird, zieht Vitamin-E-Mangel automatisch Vitamin-A-Mangel nach sich, selbst dann, wenn genügend Vitamin A in der Nahrung enthalten ist.

Hohe Dosen von Vitamin C verhindern, zusammen mit dringend erforderlichen Flavonoiden, die für Membrankanäle gefährliche Cortisolausschüttung (abbauende, katabole Wirkung, Auslösung von Kapillarblutungen). Genaueres über Cortisol ist später zu lesen.

Außerdem löst Vitamin C Blei aus dem Körper. Blei wirkt stark psychogen (Angstauslöser).

Psychische Belastung verlangt eine etwa 20-fache Erhöhung der Zufuhr von Vitamin C.

Magnesium:

Freie Fettsäuren sind bei langer Anwesenheit im Blut schädlich.

(Normale Halbwertszeit: einige Minuten.)

Die Zirkulation der Fettsäuren ist an den Transporter Albumin gebunden. Werden diese Fettsäuren im Herzen, im Muskel oder im Gehirn benötigt, dann lösen sie sich vom Albumin und können unter Energiegewinn oxidiert werden. Voraussetzung für diesen Prozess ist Magnesium, denn die verantwortlichen Enzyme, die Thiokinasen, brauchen Magnesium als Cofaktor. Ebenso ist das Enzym zur Erzeugung der Zellenergie (ATP-Synthetase) auf Magnesium angewiesen.

Fehlt Magnesium, so stauen sich freie Fettsäuren im Blut und es kann durch Membranschädigungen (Verseifung) unter anderem zu Herzrhythmusstörungen kommen.

Freie Fettsäuren:

Die stark oberflächenaktiven freien Fettsäuren zerstören aufgrund ihrer Seifenwirkung Blutgefäßwände und Membranen.

Viele freie Fettsäuren schwimmen im Blut bei hohem Zuckerkonsum.

Außerdem werden schädliche Triglyzeride im Übermaß gebildet und ins Blut geschüttet, wenn zu viel Zucker aufgenommen wird und wenn gleichzeitig ein zu niedriger Sauerstoffgehalt der Gewebe vorhanden ist (Bewegungsmangel).

Zu viel Triglyzeride im Blut haben Auswirkungen auf

die Psyche: es entstehen »feindliche« Gedanken, offene Aggression, dominantes Verhalten.

Triglyzeride müssen schleunigst in die Zellen hinein verschwinden. Das funktioniert nur durch Aktivierung des Enzyms Lipoproteinlipase. Dieses Enzym wird allerdings gehemmt bei:

- Bewegungsmangel,
- Alkohol,
- psychische Belastung,
- Salz,
- zu viel Glucose und Insulin im Blut.

Ungesättigte Fettsäuren

Gehirn- und Nervengewebe bestehen zum größten Teil aus bestimmten ungesättigten Fettsäuren (zu 70 Prozent).

Auch die Nervenscheiden (Myelin) bestehen hauptsächlich aus ungesättigten Fettsäuren.

Je nach Angebot in der Nahrung werden die benötigten Fettsäuren für die Neubildung von Membranen und die Neubildung der Hormone selektiv vom Organismus ausgewählt.

Der tägliche Bedarf liegt etwa bei 1 Prozent der täglichen Energiezufuhr, das sind umgerechnet etwa 3–4 g. Wir nehmen mit Getreide, Gemüse, Fleisch, Eiern, Milch und Butter, Ölen und Bratfetten täglich etwa 8–16 g ungesättigte Fettsäuren auf, also eigentlich zu viel. Ob dies schädlich ist oder nicht, hängt davon ab, ob es die **richtigen Fettsäuren** sind. Mehr als 300 sind heute bekannt.

Prinzipiell gehören die ungesättigten Fettsäuren einer von drei möglichen Gruppen an:

- einfach ungesättigte (eigene Biosynthese möglich, z. B. Ölsäure aus gesättigter Fettsäure Stearinsäure)
- zweifach ungesättigte (Linolsäure, essentiell)
- dreifach ungesättigte (Linolensäure, essentiell)

Einige ungesättigte Fettsäuren sollten nicht erhitzt werden, sie wirken sonst toxisch auf Herz und Blutgefäße, wie Maisöl, Baumwollsamenöl, Sojabohnenöl (mit ca. 50 Prozent Linolsäure).

Empfehlenswert ist Hanföl, da alle Fette ausgewogen vorhanden sind (12 Prozent einfach ungesättigt, 50 Prozent zweifach ungesättigt, 18 Prozent dreifach ungesättigt und 3 Prozent Gamma-Linolensäure).

Die ganze Welt beneidet Eskimos und Japaner wegen ihrer Gesundheit. Gemeinsam ist Eskimos und Japanern, dass ihre Nahrung einen hohen Gehalt an ungesättigten Fettsäuren des Omega-3-Typs aufweist (verglichen mit Omega-6-Typ dreimal mehr). Wir dagegen ernähren uns fast ausschließlich mit ungesättigten pflanzlichen Omega-6-Fettsäuren (verglichen mit Omega-3-Typ achtmal mehr). Omega-3-Fettsäuren bringt gute Laune durch Stimulation des »Glücklichsein«-Hormons Serotonin.

Außer in Meeresfischen aus kalten Regionen (Makrelen, Dorsch, Lachs, Hering, Steinbutt, Anchovis) ist der Omega-3-Typ enthalten in: manchen Muscheln, Leinöl, Moosen, Farnen, Algen.

Das Gehirn und die Myelinscheiden der Nerven, sowie die Membranen der energieerzeugenden Kraftwerke bevorzugen Alpha-Linolsäure der n-3-Familie.

Antioxidantien

Alle Zellmembranen sind aus ungesättigten Fettsäuren aufgebaut. Diese Fettsäuren sind besonders anfällig für das Ranzigwerden, also für die Oxidation. Ranzige Fettsäuren können ihre Funktion in der Membran nicht mehr erfüllen, da freie Radikale gebildet werden. Freie Radikale legen die Enzyme lahm, die die Membran schön biegsam halten. Dadurch wird die Membran nun unflexibel (rigide).

Als Kampf gegen die freien Radikale wird vermehrt das natürliche Antioxidans Cholesterin in die Membranen eingelagert.

Fettsäuren-Radikale mit drei und mehr Doppelbindungen setzen einen Stoff (Malondialdehyd, MDA) frei, der die Zelle funktionsuntüchtig macht: MDA bewirkt Quervernetzung von Proteinen und Lipiden, wodurch schließlich die Membran für Calzium durchlässig wird und ernste Schwierigkeiten auftauchen.

Einhalt bieten hier nur Antioxidantien wie Selen, elektronenreiches, also reduziertes Cholesterin, Gluthation, SH-Gruppen-Aminosäuren, Beta-Carotin, Vitamin A, Teile der Vitaminfamilie B, Vitamine C und E, Flavonoide und vieles mehr.

Das überaus wirksame Gluthation und die von ihm abhängigen Enzyme werden vermehrt gebildet durch Nahrungsbestandteile wie Teile von Zitrusfrüchten (Zitrone, Apfelsine, Mandarine, Grapefruit), Stoffe im Kohlgemüse, Knoblauchknollen, Zwiebeln, Aminosäuren Cystein und Methionin, Liponsäure, Ubiquinol (Q_{10}).

Wichtig ist, dass alle Antioxidantien gleichzeitig in ausreichenden Mengen vorhanden sein müssen, denn sie regenerieren sich gegenseitig und erleichtern den Arbeitsaufwand des jeweils anderen, ohne sich gegenseitig ersetzen zu können.

Ohne Regeneration werden die einzelnen Antioxidantien in kürzester Zeit selbst zu freien Radikalen, und dann wird alles noch schlimmer.

Nervenernährung

Nervengewebe (und der Herzmuskel) haben den höchsten Glucoseumsatz. Da Zucker nur mithilfe der Vitamine der B-Gruppe umgesetzt werden können, brauchen und binden Nerven sehr viel Vitamin B. Ist gleichzeitig die Schilddrüse hoch aktiv, wie bei psychischer Belastung, dann ergibt sich bei Mangel an Vitamin B_1 eine katastrophale Lage. Denn der durch Thyroxin bedingte generelle Anstieg des Stoffwechsels benötigt auf der ganzen Linie die Vitaminfamilie B, selbst zur Zellenergiebildung (ATP-Synthese) sind die B-Vitamine unersetzlich wichtig.

Bei Mangel kommt es zur ganzen Palette der »vegetativen Dystonie« mit Angst, Schlaflosigkeit, im schlimmsten Fall mit Nervenentzündungen.

Vitamine der B-Gruppe werden vernichtet durch:

- Lebensmittelzusätze wie Sulfite (Salze der schwefligen Säure), auch im Wein,
- Schwarztee (Polyphenole binden B_1),
- kupferhaltiges Wasser aus entsprechenden Wasserleitungen im Haushalt,
- Vitamin C (Konkurrent in der Verwertung).

- Da die B-Gruppe in der Zelle immer an Eiweiß gebunden ist, verstärkt Eiweißmangel den B-Mangel.
- Dadurch wird die Glykogenreserve geplündert und es kommt vor allem morgens zu Unterzuckerung (Hypoglykämie-Anfall mit Angstzuständen).

Folgende Stoffe sind für eine gut funktionierende Membran unersetzlich:

Cholin, Inositol (im Lezithin enthalten) und Paraaminobenzoesäure (PABA).

Lernen und Konditionieren

Was in unserem Körper als häufige Wiederholung in Form elektrischer Aktivität über Nerven- und Muskelmembranen läuft, wird automatisch gelernt. Jedes oft wiederholte Gefühl, jede wiederholte Handlung, jede wiederholte Sinnesreiz-Antwort – alles wird gelernt und ist dann besonders leicht wieder auslösbar.

Das ist nicht alles. Sind die gelernten Situationen unangenehm und bedrohend, dann wird die normalerweise beliebig einsetzbare Kompensierung dieser belastenden Situation nicht nur blockiert, sondern auch noch die Höhe der Reaktionserregung gesteigert.

Archaisch gesehen ist dies durchaus sinnvoll. Bei Bedrohungen durften wir keinesfalls adaptieren, sondern mussten im Gegenteil immer wieder besonders achtsam reagieren, um bessere Überlebenschancen bei Gefahr zu haben.

Bei heutigem subjektiv verspürtem Dauerstress ist das Lernen der Reaktion oft die Ursache einer sich laufend verschärfenden Belastungsspirale. Die Reaktion selbst auf weitgehend normale Reize wird schließlich unangemessen beantwortet. Im fortgeschrittenen Stadium führen allein Gedanken an bestimmte Situationen zu vegetativen Überreaktionen. Oft sind Konditionierungen beteiligt.

Konditionierungen finden bei uns täglich statt. Man meint damit die Summation von zwei etwa gleich starken Reizen, die kurz hintereinander oder auch gleichzeitig einwirken. Der zweite Reiz hat dabei mit dem ersten inhaltlich nichts zu tun, er ist meistens rein zufällig beteiligt.

Das Besondere der Konditionierung ist nun, dass sich die Reaktionen auf die beiden Reize mit einer Antwort koppeln. Es spielt dann keine Rolle mehr, welcher der beiden Reize auftaucht – die Antwort ist immer die gleiche.

Ein Beispiel: Angenommen, eine Person wird durch die schlechten Nachrichten im Fernsehen geängstigt, während sie in ihrem gewohnten Sessel sitzt. Nach etwa 10 Tagen Wiederholung dieser Kombination reicht das Hineinsetzen in den Sessel alleine aus, um ängstliche Gefühle zu verspüren, dies auch dann, wenn der Fernseher noch gar nicht eingeschaltet ist (**Bild 29**).

Unsere Psyche ist mit diesen Konditionierungen aufs Engste verbunden. Die verschiedensten Bereiche des Lebens werden auf diese Weise gesteuert.

Typische Beispiele sind auch aus dem Medizinbereich bekannt. Die Behandlung mit Zytostatika hat als Nebenwirkung Übelkeit und Erbrechen. Eine Reihe von Patienten zeigt diese Nebenwirkungen nach mehrfacher Applikation schließlich schon vor der Spritze, zum Beispiel

Bild 29

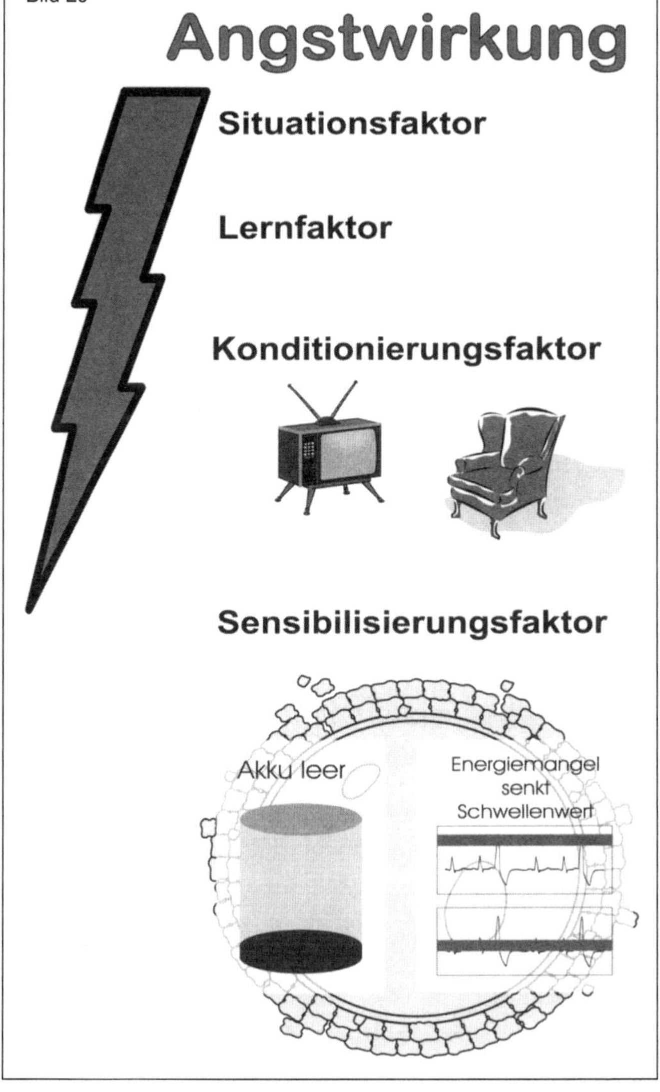
Angstwirkung
Situationsfaktor
Lernfaktor
Konditionierungsfaktor
Sensibilisierungsfaktor
Akku leer
Energiemangel
senkt
Schwellenwert

wenn die Tür des Krankenhauses geöffnet wird. Auch die Übelkeit im Bus ist oftmals eine Sache der Konditionierung.

Seltsam werden die Wirkungen von Drogen verarbeitet. Eine für den Süchtigen völlig »normale« Dosis, wie er sie sich in seiner Wohnung regelmäßig spritzt, wird in unbekannter Umgebung, wie auf der Bahnhofstoilette, zur Überdosis, manchmal mit tödlichem Ausgang. Diese Reaktion wurde auch an Raten in kontrollierten Versuchen getestet mit identischem Ergebnis. Eine in gewohnter Umgebung verabreichte unkritische Dosis Heroin hatte in ungewohnter Umgebung tödliche Wirkung.

Gelernte und konditionierte Falschreaktionen sind die sichersten Faktoren für die Dysfunktion der Psyche und am schwierigsten zu löschen.

Gute Erfolge sind mit der induzierten Bewusstseinstransformation zu erreichen. Beispiele dazu sind weiter unten aufgeführt.

Gesellschaftsbedingte Probleme für die Psyche-Dysfunktion

Unsere Gesellschaft suggeriert über alle Medien eine wachsende Gefährdung durch Unglück, Gewalt, Terror, Armut, Krankheit, Unfähigkeit der politisch Verantwortlichen. Damit verbunden ist mehr und mehr Angst bei gleichzeitig immer weniger Hoffnung.

Der Blick der Politik ist ausschließlich auf die jährliche Steigerungsrate des Bruttosozialprodukts gerichtet. Zur Erreichung dieses Phantomziels müssen wir funktionieren.

Die bisherige Politik ist nicht geeignet, uns das Erreichen des wirklichen Wohlstands, den der Psyche und des Körpers, deutlich zu machen.

Die Ruhe vermittelnde, höchst befriedigende Erkennung eines friedvollen Bewusstseins in mir ist keinesfalls von der Steigerung des Wachstums meiner Finanzen abhängig. Oder umgekehrt: Reichtum schützt keinesfalls vor lebensbedrohlichen Bewusstseinsmomenten.

Dass wir nicht allesamt in Panik ausbrechen, zum Beispiel aufgrund der anthropogen bedingten Durchlöcherung des Erd-Schutzschildes, folglich aufgrund des laufend stärker ansteigenden UV-Pegels, aufgrund des Jahr für Jahr stärker ansteigenden Ozonpegels – beides extrem lebensfeindlich –, aufgrund der immer schneller zunehmenden Erderwärmung auf vielen Teilen des Planeten, insbesondere der Polkappen, liegt an dem relativ ausgleichenden Moment, alle im gleichen Boot zu sitzen. Eine gemeinsame Bedrohung erzeugt ein Gefühl des solidarischen Erduldens innerhalb des allgemein suggerierten materiellen Wohlstandes.

Innerhalb der Masse empfinden wir gegenseitig besonders suggestiv, das heißt in der Masse werden unsere Bewusstseinsebenen leicht interindividuell gleichgeschaltet.

Dennoch: Immer mehr besonders sensible Menschen erfassen eher intuitiv das Unnatürliche unserer Lebensweise und reagieren psychosomatisch negativ.

Das etwas falsch läuft, wird deutlich an den statistisch ausgewerteten Selbstmordraten. Sie sind weltweit immer dort am höchsten, wo das Pro-Kopf-Einkommen am höchsten ist.

Fremdbestimmung

Unser Selbstgefühl wird durch die Gesellschaft vorbestimmt. Der Wert des Menschen ist abhängig von Geld, Macht, Haus und Auto. Selbst wenn wir meinen, sozial Gutes zu tun, sind wir gesteuert vom Glauben an die eigene Fähigkeit, etwas »zu Wege« zu bringen, was anderen nützt und was andere loben, und das bezieht sich ausschließlich auf materielle Taten.

Das geht so weit, dass wir überzeugt sind, Krankheiten und deren Heilung kommen von außen und muss von außen erledigt werden: Macht doch endlich was!

Eigeninteressen werden nicht definiert und aktiv vertreten. Wir sind nicht fähig, Nein zu sagen. Gefügig erledigen wir unsere Pflicht und opfern dafür einen großen Teil unseres Lebens. Eigene Erfolgserlebnisse, die dringend notwendig für eine Stärkung des natürlichen Selbstbewusstseins sind, bleiben aus. Ein zu geringes Selbstvertrauen führt in einen Teufelskreis, der positive Erfahrungen endgültig verhindert: Schwierige Umstellungen meiner Lebensweise und Aufgaben werden vermieden (»Das kann ich ja doch nicht«) und damit auch die Erfahrung, möglicherweise noch schwierigere Situationen zu bewältigen. Die negative Einschätzung der eigenen Begabung kann schließlich dazu führen, völlig den Boden unter den Füßen zu verlieren.

Zur Steigerung des Selbstwertgefühls müssen von außen kommende Dinge herhalten: Geld, Drogen, Vergnügen. Die Medien, die Politik, die Gesellschaft sagten mir, was gut und richtig für mich ist.

Haben wir genug Geld und Spiele, sind wir kritiklos und ruhiggestellt.

Die Fremdforderungen an uns übergehen die Notwendigkeiten und Nöte des Individuums.

Der Sinn-Aspekt

Das »Losigkeitssyndrom« ist weit verbreitet: Aussichtslosigkeit, Sinnlosigkeit, Lustlosigkeit, Freudlosigkeit, Energielosigkeit. Verbunden und teilweise ausgelöst ist das Losigkeitssyndrom durch die moderne Leistungsgesellschaft mit Einsamkeit, Alltagsroutine, eigenen Fehlern und Niederlagen, beruflichen und privaten Fehlschlägen, Reiz- und Informationsüberflutung. Unser höchstes Gut ist die Freiheit, aber unsere Zeit wird von anderen als uns selbst diktiert. Unseren angelernten Gewohnheiten sind wir sklavisch ergeben.

Welche Kraft treibt uns an, täglich unsere Pflicht zu erledigen? Wir brauchen Antrieb, Motivation. Fehlt dies, versinken wir in vollkommener Unlust, meist verbunden mit unsäglicher Müdigkeit (Form einer Depression).

Alle gesellschaftlich bedingten Faktoren zusammen erzeugen starke Orientierungsschwierigkeiten zur Zielfindung, da ohne Ziele positive Rückmeldungen ausbleiben.

Je größer unsere eigene Unvollkommenheit, desto mehr sind wir geneigt, die Fehler anderer zu sehen. Aber diejenigen, die eine tiefe Einsicht gewonnen haben und durch diese Fehler hindurchsehen können, erkennen die wahre Natur anderer Wesen.

Das Leben fließt nicht kontinuicrlich, sondern in Phasen. Erfahrungsmomente sind nicht unentwegt gleich, sondern dichter und verdünnt. Konflikte kommen, werden gelöst, Ziele werden angepeilt und erreicht. Auf diese Weise erreichen wir Stufen, die jeweils höher liegen, falls die Erfahrung uns etwas gelehrt hat, oder wir retardieren, falls wir keinen Nutzen aus der Erfahrung ziehen, oder wir fallen sogar regressiv auf die nächstniedrige Stufe zurück, falls wir uns dem Schicksal ergeben und keine Gegenstrategie entwickeln.

Dies alles entspricht einem Lernprozess, der niemals von Kindheit an gleichmäßig verläuft, sondern in Sprüngen. Jede Stufe hat ihre Konflikte und Widersprüche, die zur Erlangung der nächsthöheren Einheit gelöst werden müssen. Die Übergänge zu den Stufen sind Phasenübergänge.

Eine der stärksten Antriebe und Motivationen ist die Hoffnung.

> Nietzsche:
> »*Die starke Hoffnung ist ein viel größeres Stimulans des Lebens als irgendein einzelnes, wirklich eintretendes Glück.*«

Hoffnung – aber auch das Gegenteil, die Hoffnungslosigkeit, ist in der Gemeinschaft ansteckend und breitet sich schnell aus. Besitzt der Hoffende eine natürliche Autorität, dann wirkt er auf die ihn Umgebenden wie ein Prophet einer anderen Welt. Er erzeugt bei den Unsicheren mit geringem Selbstwertgefühl den Glauben an ein Vertrauen, das der Gewissheit entspricht. Im positiven Fall wird diese vertrauensvolle Gewissheit zum Antrieb der Lebensbewältigung.

Die große Gefahr liegt im Ausnutzen dieses Effekts für eigene Interessen, wie häufig bei traditionslosen Sekten.

Aber auch außerhalb von Sekten bleibt die Frage: Auf was hoffen wir eigentlich, um motiviert zu sein und um uns wohlzufühlen?

Der gewöhnliche Mensch ist ein »Herdentier«. Er ordnet sich am liebsten unter in die Gewohnheiten der Gesellschaft. Innerhalb dieser Gewohnheiten ist seine größte Hoffnung, eine wichtige Rolle mitspielen zu dürfen, die dann Anerkennung und Lob der Mitmenschen auslöst. Das ergibt Befriedigung für vermeintliche Leistung.

Die Stellung des Individuums innerhalb einer Gesellschaftshierarchie – die Existenz – spiegelt, für jeden offensichtlich, das Erreichen der »wichtigen Rolle« wider. Ist die Stellung innerhalb der Gesellschaft im Bewusstsein des Individuums zu niedrig, nagt diese Degradierung weiter am gesunden Selbstbewusstsein. Verbunden mit der kontinuierlichen Einschätzung der Lage trudelt das bereits niedrige Selbstwertgefühl in weitere Tiefen.

Angriff/Flucht oder Totstellreflex

Zur Kompensierung sind zwei psycho-physische Reaktionsantworten möglich; einerseits können Aggressivität (Frau/Mann) und/oder machtvolles Auftreten (bevorzugt Mann) oder andererseits »Totstellreflex« (bevorzugt Frau) auftreten (**Bild 27**).

Man könnte die zwei Reaktionstypen auch mit Sympathikotoniker/Vagotoniker bezeichnen.

Der Sympathikotoniker ist – archaisch geprägt – auf Flucht und Kampf eingestellt, wobei folgende Funktionsstörungen auftreten: Bluthochdruck, Mobilisierung von Zucker und Fettsäuren, die heute den Organismus bereits schwer schädigen, abnorme Hormonregulation, intellektuelle Ausfälle, Immunstörung.

Der Vagotoniker sucht – archaisch geprägt – seine Chancen im Umfallen und Flachliegen. Konsequenterweise ist dieses Verhalten dann ausgeprägt, wenn ein übermächtiger Gegner Flucht und Kampf nicht zulässt. Das ist mangels Muskelmasse bei der Frau (ihr fehlt die ausreichende Menge vom anabolen Testosteron) besonders ausgeprägt. Bei diesem Stressreaktionstyp treten folgende Symptome in den Vordergrund: Hypotonie, Neigung zum Kollaps, Schwindelgefühl, Depression, gestörte Hormonsteuerung, Immunstörung, Magen- und Darmgeschwüre, Blasenentzündungen.

Dieser Typ möchte durch die Umgebung behütet und umsorgt werden. Unsere Gesellschaft und Umweltbelastungen produzieren laufend mehr dieser Reaktionstypen, inzwischen auch zunehmend in der Männerwelt.

Dieses vereinfachte Konstrukt macht deutlich, wie sehr wir mit unserer Psyche an den selbst definierten Zielen der Gesellschaft hängen. Wir laufen dabei Phantomen nach.

Echte Hoffnung, echter heilbringender Glaube kann nur aus der Gewissheit der Erfahrung einer transzendenten Welt entstehen. Wer den Glauben an die Kraft der Transzendenz nicht erlebt hat, kann die wichtigste Quelle der Hoffnung und des Glaubens an einen Sinn des Lebens nicht widerspiegeln.

Die fehlende Hervorhebung der Abhängigkeit unseres Wohlbefindens und unserer Gesundheit von der selbstge-

steuerten Psyche (nicht von der fremdgesteuerten) durch das Lernen einer heilenden Bewusstseinstransformation nach Alten Weisheiten ist sicherlich mitschuldig an der ungünstigen Prognose zur Zukunft unserer Gesellschaft auf gesundheitlicher, sozialer und politischer Ebene.

Glaubt der Mensch fälschlich, alles Erreichbare erreicht zu haben oder das Erforderliche nicht erreichen zu können, schwindet der Sinn des Lebens und jede Aufgabe wird zur Qual; es entstehen Depressionen, Süchte und Neurosen.

Überlastungsdepression

Die Überlastungsdepression ist ein Krankheitsbild, das sich immer häufiger äußert und in einigen Bevölkerungsteilen rasant ansteigt. Etwa jeder Dritte in unserer Gesellschaft zeigt teils vorübergehend die folgenden Symptome.

Die betroffene Person fühlt sich total erschöpft, und schließlich kommt – wie beim Übererregungssyndrom – eine unerklärliche Unruhe und sehr häufig grundlos Angst auf, die sich auch zur Panik steigert.

Die Energie sinkt, und alle Quellen zur Anhebung der Energie versagen. Die sich äußernde Krankheitsform, die sich entwickelt, ist verschieden und häufig abhängig von der Persönlichkeit, wie sie durch die Umwelt geprägt wurde: Schlafstörungen, Herzbeschwerden wie Herzrasen, Übelkeit, Schmerzen im Magen oder Darmbereich, später Appetitlosigkeit. Die entsetzliche Abgeschlagenheit zwingt die Person, alle Aktivitäten auf ein Minimum zu reduzieren, meistens auf Kosten der sozialen Kontakte und des körperlichen Trainings.

Beide Verzichte verschlimmern die quälenden Zustände. Denn soziale Kontakte sind notwendige Gedanken-Ablenkungen, und körperliche Aktivitäten schütten der Depression entgegenstehende Hormone aus. Eine konsequente Selbstisolation erzeugt in der Alltagsroutine schließlich eine völlig absurde Denkstruktur, die das abnorme Verhalten verstärkt. Alles wird feindlich gesehen und für den eigenen Zustand verantwortlich gemacht.

Das ganze System lernt seine Lektion. Je länger der Zustand andauert, desto eindrucksvoller wird das Übergehen in Fleisch und Blut und ein Umlernen ist immer schwieriger.

Schließlich fehlen im Leben die wichtigen Gefühle Freude und Zufriedenheit. Dies ist der kritische Punkt. Ohne jegliches Glücksgefühl ist das Leben nicht mehr lebenswert. Die Gefahr des Suizids liegt in der Luft, er wird von der betroffenen Person durchaus als Entlastung in Erwägung gezogen.

Behandelt werden fast immer die Symptome, nicht aber die Ursache der Krankheit.

Die Vermittlung zwischen Psyche und Körper

Dieses Kapitel zeigt sehr überzeugend, dass unsere Psyche verantwortlich ist für unsere Gesundheit und umgekehrt die Dysfunktion uns krank macht.

Alle nachstehenden Schlagworte, die eine Belastung des Körpers umschreiben, können durch psychische Auffälligkeiten eingeleitet werden und sind für den Körper funktionsschädigend.

1. **Burn-out-Syndrom**
2. **Chronic Fatigue Syndrom (CFS)**
3. **Freie-Radikale-Überschwemmung**
4. **Redoxsystem-Ungleichgewicht**
5. **Katabole Stoffwechsellage**
6. **Hypophysen-Nebennieren-Dysfunktion**
7. **Bakterien/Viren-Attacken**
8. **Cytokin-Überproduktion**
9. **Übersäuerung**
10. **Fibromyalgie**

Der nachfolgende Text ist weitgehend stichwortartig abgefasst, weil vieles bekannt ist und in entsprechenden Fachbüchern nachgelesen werden kann.

Neu ist hier aber die Betonung darauf, dass alle folgenden pathologischen Funktionen kausal durch die falsche Bewusstseinslage ausgelöst werden.

Die wichtigste Vermittlerhormon-Kaskade

Wie übersetzen sich psychische Beurteilungen in körperliche Funktionen?

Es gibt in unserem Körper einige Schlüsselhormone. Geraten diese Hormone außerhalb eines bestimmten Levels, gibt es für den Körper große Probleme.

Wir werden mit bestimmten Hormonen konfrontiert, die in Kaskaden arbeiten und unsere psychischen (belastenden) Zustände in die Funktion des Körpergeschehens übersetzen.

Es sind vor allem die Hormone CRH, ACTH, Cortisol und DHEA. Am Rande interessiert noch Androsteron.

Wir werden gleich verfolgen können, wie diese Hormone in Abhängigkeit von ihrer Sekretionsmenge den Mineralhaushalt, den Basen- und Säurehaushalt, den Zuckerhaushalt mit allen Konsequenzen einer guten und schlechten Funktion unseres Körpers steuern.

Corticotropin-releasing-Hormon (CRH)

In der Hierarchie ganz oben steht das Corticotropin-releasing-Hormon (CRH). Für die psychische Bewertung aller exogenen Energiegrößen ist dieses Hormon besonders ansprechbar:

CRH sorgt für die Synchronisation der psychischen Belastungsreaktion mit dem vegetativen Nervensystem und der Immunreaktion.

Es wird in mehreren Hirnregionen gebildet. Die Menge, die im Hypothalamus ausgeschüttet wird, gelangt in die Hypophyse und stimuliert dort die Ausschüttung von ACTH. Dieses gelangt zur Nebennierenrinde und setzt dort Hydrocortison frei, allgemein Cortisol genannt.

Cortisol ist ein Hormon mit großem Einfluss auf sehr unterschiedliche Funktionen.

CRH steht mit dem sympathischen Nervensystem in engster Kommunikation, da Nervenfasern der CRH-sekretierenden Neuronen des Hypothalamus in den Hirnstamm auslaufen. Das sympathische Nervensystem innerviert seinerseits alle wichtigen Organe und alle Relaisstellen des Immunsystems, wie Thymus, Lymphknoten, Milz.

Auch der Locus caeruleus (Himmelblauer Ort) erhält Informationen von CRH-sekretierenden Neuronen und erhöht seine Aktivität.

Furcht und große Wachsamkeit sind die Folge. Die Stimulierung des Locus caeruleus wirkt zurück auf den Hypothalamus und stimuliert weitere Ausschüttung von CRH. Das System kann nun leicht überschießen. Damit das nicht sofort passiert, ist die eigene Erregung der beiden Zentren ein Hemmsignal auf sich selbst. Sicher ist diese Bremse allerdings nicht, wie die vielen Fälle von Panic Disorder zeigen.

Die Informationen von CRH gehen an ACTH.

ACTH (adrenocorticotropes Hormon)

ACTH ist ein Hormon, das die Synthese von Nebennierenrindenhormonen stimuliert. Das betrifft zwar vorwiegend die Glukokortikoide, aber auch die Mineralkortikoid- und Androgensekretion wird gesteigert.

Das Vorläufermolekül ist Proopiomelanocortin. Aus diesem Molekül entstehen neben ACTH auch das a-, b-Melanophoren-stimulierende Hormon (MSH), das b-Lipotropin (LPH), das b-Endorphin, das Metenkephalin.

Alle diese Hormone unterliegen der gleichen Stimulationsdynamik wie ACTH, werden also vorwiegend durch psychische Erregungen moduliert. Daneben können Infektionen, Traumen, Operationen, Geburt, Kälte, schwere körperliche Anstrengung auch eine Rolle spielen.

ACTH hat eine Halbwertszeit von 15 Minuten, täglich werden etwa 20 mg sezerniert. Die Ausschüttung unterliegt der Regelung durch CRH mit Verzögerungen von wenigen Minuten. Maxima der Sekretion sind morgens, Tiefstwerte finden sich abends.

Physiologisch gesehen baut ACTH das Cholesterin so

um (zu Pregnenolen), dass Steroide aufgebaut werden können. Weitere Effekte sind Freisetzung der Fettsäuren (Lipolyse), Hypoglykämie (schneller Effekt) und Insulinresistenz (langsamer Effekt). Schließlich entsteht hypokalämische Alkalose. Gleichzeitig werden vermehrt Androgene ausgeschüttet.

Cortisol

Ein Schlüsselhormon für unsere Körperfunktionen ist Cortisol. Dieses Hormon unterliegt einem angeborenen circadianen Rhythmus.

Der Cortisolausstoß (täglich 12–30 mg) erfolgt in 8 bis 12 Fontänen innerhalb des circadianen Rhythmus. Minimale Werte sind zwischen 18 und 24 Uhr, maximale Werte von 3–9 Uhr vorhanden, gesteuert von ACTH. Die Halbwertszeit von Cortisol im Plasma beträgt 90 Minuten.

Unter psychischer Belastung nehmen Häufigkeit und Höhe der Sekretionsspitzen zu. Länger andauernde psychische Belastung unterbricht die negative Rückkopplung der Hemmung von ACTH durch seine Folgeprodukte. Offensichtlich erfolgen hier ein Lernen und eine Konditionierung, die angeborene Regelkreise hierarchisch überdecken.

Die circadianen Rhythmen steuern auch die Empfindlichkeit des Hypophysenvorderlappens für CRH und die Empfindlichkeit der Nebennierenrinde für ACTH. Morgens ist die höchste Empfindlichkeit. Da auch hier Lernen und Konditionieren wirkt, kann bei psychischer Langzeitbelastung die Empfindlichkeit morgens pathologische Zustände annehmen. Gleichzeitig ist die Empfindlichkeit des

Systems für hemmende Rückkopplungen abends zwischen 18 und 24 Uhr besonders hoch. Das heißt abends ist der Erfolg der Aktivierung auch in psychischen Belastungssituationen weniger stark. Morgens dagegen wirken kleinste Reize seitens der Psyche überragend stark. Genau hier muss gegengesteuert werden.

Was passiert im Körper durch Cortisol?

- Energie wird schnell bereitgestellt.
- Die Stoffwechselwirkung des Cortisols liegt in der Bereitstellung von Kohlenhydraten (auf Kosten von Eiweiß; dieses wird abgebaut bei der Glukoneogenese) und Fett.
- Der Eiweißbestand wird abgebaut, was einige Organstrukturen schädigen kann (Osteoporose, dünne Haut, Muskelabbau). Eine Gegenregulation findet durch Androgene statt.
- Gleichzeitig wird die Verwertung vorhandenen Zukkers in der Peripherie gehemmt.
- Die Folge ist ein Anstieg des Blutzuckerspiegels.
- Cortisol bewirkt jetzt, dass die »Säuberung« des Blutes von Zucker (Clearance) über die Niere forciert wird. Das heißt, der Körper verliert jetzt Zucker.
- Die Glykogenreserven werden nun umgelagert, aus der Muskulatur heraus in die Leber (dies entspricht in der Wirkung einem Insulinmangel).
- Der Fettstoffwechsel ist gestört; das Körperfett wird abnorm verteilt; an einzelnen Stellen wird abgebaut, an anderen vermehrt eingelagert, zum Beispiel in die Leber, am Nacken, im Gesicht.

- Cortisol hat direkten Einfluss auf die Bindegewebe. Die Vermehrung der Zellen der Bindegewebe wird gehemmt. Alle Reaktionen der Funktionen des Bindegewebes (mesenchymales System) werden ebenfalls gehemmt (fehlende Regeneration). Damit verbunden ist die antientzündliche, antiallergische, antirheumatische Wirkung von Cortisol.
- Kalium wird durch größere Cortisollevel vom Inneren der Zelle in den Außenraum verschoben, woraus eine metabolische Alkalose resultieren kann. (Archaisch wurde durch die morgendliche Bewegung zwecks Nahrungssuche mit Säurebildung im Blut gegenreguliert).
- Die Calciumresorption im Darm ist gehemmt (antagonistische Wirkung zu Vitamin D). Die Ausscheidung von Calcium über die Nieren ist erhöht.
- Cortisol führt zu einer Leukozytose, zu einem Verschwinden der Eosinophilen im Blut, zu einer Erhöhung von Thrombozyten und Erythrozyten und einer Verminderung des lymphatischen Gewebes. Der Antithrombosefaktor (Antithrombin) wird abgesenkt. D.h. das Blut fließt schlechter und die Thrombosegefahr wächst. (Archaisch wurde dies ausgeglichen, weil wir für die morgendliche Nahrungssuche uns höchst sportlich und kreislauffördernd bewegen mussten).
- Verzögerung des Erythrozytenabbaus ergibt mehr Erythrozyten pro Volumen (Polyzythämie) und deutlich dickflüssigeres, also schlechter fließendes Blut.
- Die über die Lymphozyten bewirkte Hemmung des Immunsystems bewirkt erhöhte Anfälligkeit für Infektionen.
- Die Freisetzung von Cytokin IL-1 ist gehemmt.

- Die Synthese von Tumornekrosefaktor ist gehemmt.
- Die Zytotoxizität der T-Lymphozyten ist gehemmt.
- Cortisol fördert die NaCl-Einbringung in die Gefäße und erhöht deren Empfindlichkeit für Noradrenalin, sodass es zu Bluthochdruck und leicht zu morgendlichen Kopfschmerzen kommt. Umgekehrt hat ein Mangel an Cortisol einen Unterdruck zur Folge.
- Cortisol fördert die Säurebildung des Magens und baut den Säureschutz ab, es kommt leicht zu Geschwüren.
- ZNS: die Erregbarkeit des Gehirns ist gesteigert und die Reizschwelle für Stimulation wird gesenkt.
- **Cortisol veranlasst psychisch auffällige Momente** (**Psychosyndrom**)**. Je nach Dosis: Euphorie oder Dysphorie, Unruhe, Nervosität, Schlafstörungen, manisch-depressive Psychosen, Schizophrenie**
- Krampfanfälle bei Neigung zu Epilepsie sind vermehrt.
- Katarakte werden forciert ausgebildet.
- Regenerationshemmung auch bei Kindern.
- Brüchigkeit der Kapillaren ist erhöht.
- Die DNA-Synthese und die Zellteilung vieler Gewebe sind gehemmt. Im Zellkern gespeicherte Genfunktionen werden abgerufen.
- Osteoblasten werden gehemmt.
- Regelkreise sprechen schlechter an.
- Diese Wirkungen zeigen alle Kortikosteroide in unterschiedlicher Stärke, wie Cortisol (1,0), Cortison (0,7), Corticosteron (0,3), Aldosteron (0,2).

Glukokortikoide besitzen mineralkortikoide Wirkung, d.h.

- Förderung der Natriumretention,
- vermehrte Kaliumausscheidung (Hypokaliämie),

- metabolische Alkalose,
- Erhöhung der Phosphatausscheidung.

Positive Wirkungen

- Entzündliche Ödeme werden durch Abdichtung der Kapillarwände normalisiert.
- Dadurch wird auch die Wanderung von Lymphozyten und Mastzellen ins Gewebe verringert.
- Glukokortikoide hemmen entzündliche Reaktionen,
- schützen die Integrität der Zell- und Plasmamembranen,
- stabilisieren die Membranen der Lysosomen (Freisetzung lysosomaler Enzyme ist gehemmt),
- hemmen die Synthese von Prostaglandinen, Leukotrinen und Thromboxanen.

Man sieht, die Liste der Nachteile überwiegt.

Warum hat die Natur ein derart abbauend wirkendes Hormon in unsere Funktion eingebaut?

Erstens war es notwendig, morgens, wenn wir – archaisch gesehen – auf Nahrungssuche gingen, Entzündungen abzublocken und weitgehend schmerzlos zu sein. Ansonsten wäre die Motivation zur Nahrungssuche sehr gering, und dann bestände die Gefahr zu entkräften. Gleichzeitig brauchten wir für die Aktion der Futtersuche viel Energie, die nach dem Schlaf sozusagen sofort bereitstehen musste. Schließlich lag es nahe, dass wir uns verletzten im Kampf um Nahrung. Damit wir keinen größeren Blutverlust hinnehmen mussten, wurden die Gerinnungsfaktoren erhöht. Welch vorsorgende Intelligenz. Ein langsam fließendes

Blut wurde ausgeglichen durch hohen Kreislaufantrieb während der zwangsweise verbundenen Bewegung. Und so könnte man noch viele weitere Beispiele für die zeitweise Nützlichkeit des »destruktiven« Systems anführen. Aber: Wir haben zwar noch das System wie vor 30 000 Jahren, leben heute allerdings nicht mehr dem System angemessen.

Aber damit wir diesem System nicht unterliegen, hat der Körper eine wirksame Gegenregulation eingebaut, die immer gleichzeitig stimuliert ist und normalerweise mit Cortisol zusammen ausgeschüttet wird.

DHEA, »die Mutter der Hormone«

Dehydroepiandrosteron (DHEA) ist mengenmäßig das häufigste Steroidhormon im Organismus.

Wir müssen vorab zwei verschiedene Formen des Hormons unterscheiden. DHEA und seine Sulfatierung DHEA-S.

DHEA-S wird sowohl in der Nebennierenrinde als auch in peripheren Nerven und im ZNS synthetisiert. Die Produktion ist abhängig von CRH, Corticotropin und ACTH. Wenn diese Hormone bei psychischer Belastung hoch auflaufen, erschöpft sich DHEA und DHEA-S. Hält dieser Zustand längere Zeit an, hat das fatale Konsequenzen.

Sehen wir uns die Funktionen im Einzelnen an, es ist wichtig.

Man dachte bisher, DHEA und DHEA-S hätten hauptsächlich Prohormonfunktion. Aus DHEA-S entstehen die Geschlechtshormone (Androstendion, Testosteron, Dihydrotestosteron, und Östradiol, Östron).

Aber nur ein sehr kleiner Teil der Gesamtmenge wird so verarbeitet. **Der weitaus größere Teil dient der Homöostase und Optimierung der Körperfunktionen.** DHEA wirkt antagonistisch zu Cortisol und steigert die Aktivität der zellulären Immunabwehr.

- Ein ausreichender DHEA-Spiegel behindert Autoimmunerkrankungen.
- DHEA fördert die Fettverbrennung (nur bei Männern).
- Bei Frauen mit Östrogenmangel ergeben sich ungünstige Wirkungen wie Fettansatz und Hyperinsulinämie. DHEA verstärkt diese Negativmomente.
- DHEA unterstützt die Wirksamkeit des Wachstumshormons.
- Der altersbedingte Abfall von »insulinähnlichen Wachstumsfaktoren« IGF-1 wird gehemmt und bringt eine Steigerung der psychischen Fitness. IGF wird besser bioverfügbar.
- DHEA kann bei Männern Herzkrankheiten vermeiden (östrogene Wirkung), bei Frauen dagegen nicht (androgene Wirkung).
- DHEA senkt Cholesterin, erhöht HDL, erniedrigt LDL, bei Frauen das Gegenteil.
- DHEA-S erhöht die Wirksamkeit von Serotonin und steigert psychisch angenehme Gefühle.
- Interleukin 6, das Knochen abbaut, wird durch DHEA gehemmt.
- Biologische Abbau- und Folgeprodukte sind mitunter wesentlich potenter als DHEA. Die Lymphozytenvermehrung, die unter Cortisol gestoppt wurde, läuft bei Androstentriol wieder an. DHEA zeigte diesen Effekt nicht.

- DHEA hat antioxidative Eigenschaften.
- Hohe Insulinwerte verhindern die Ausschüttung von DHEA.

Verschiedene Reaktionsmuster bei psychischen Belastungen

Wir müssen bei psychischen Belastungen drei verschiedene Reaktionswege des Körpers unterscheiden, die allein dadurch unterschieden sind, wie lange wir subjektiv die Belastung fühlen und erleben:

Psychisch bestimmte Stressoren stimulieren die CRH-, ACTH- und Cortisolsekretion und aktivieren das sympathische Nervensystem.

Als Folgen dieser Belastungen sind also drei unterscheidbare Funktionsänderungen offensichtlich.

1. die akute Belastung
2. die kompensiert chronische Belastung
3. die dekompensierte Belastung

Während einer eher kurzfristigen psychischen Belastung wird gleichzeitig Cortisol und DHEA ausgeschüttet. Der Körper wird damit an die Belastungssituation optimal angepasst.

Nicht so bei den Punkten 2. und 3.

Chronische psychische Belastung

In unserer Gesellschaft sind Störungen des Hypothalamus-Hypophysen-Nebennierenrinden-Systems (H-H-NNR-System) durch die Psyche sehr verbreitet. **Die Störung des H-H-NNR-Systems ist nicht die Ursache, aber der Vermittler gravierender Funktionsstörungen.**

Änderungen des Lebensstils gelingen erst, wenn eine Stabilisierung der Funktionen durch externe unterstützende Maßnahmen eingeleitet wird.

Fast alle psychisch belasteten Menschen haben Defizite.

Durch chronische psychische Belastung und die damit verbundenen Anpassungsversuche des Körper- und Hormongeschehens werden die Rhythmen gestört. Auch gekoppelte Hormonproduktionen wie das anabole Hormon DHEA sind davon betroffen.

Chronische psychische Belastung entsteht, wenn zu viele psychisch bewertete Stressoren hintereinander eintreffen, ohne dass sich der Organismus zwischendurch erholen kann.

Der Körper muss nun ununterbrochen die Aktivierung des H-H-NNR-Systems aufrechterhalten. **Nach wenigen Tagen erschöpft sich in diesem Fall die DHEA-Sezernierung und Cortisol wird alleine ausgeschüttet.** Das hat fatale Folgen (siehe unten). Zusätzlich wird das weitere anabole Hormon Aldosteron in seiner Ausschüttung ebenfalls reduziert.

- **Ein erhöhtes Verhältnis Cortisol zu DHEA weist immer auf eine ungünstige katabole Stoffwechsellage hin:**
- Das sympathische Nervensystem ist daueraktiviert. **In**

dieser Phase konditioniert und lernt der Organismus besonders intensiv Furcht- und Angstreaktionen und Belastungsmomente. Die Haut ist eher blass, der Magen-Darm-Trakt ist ebenfalls schlecht durchblutet.

- Insulin wird von den Rezeptoren nicht mehr voll akzeptiert, es stauen sich Zucker und Insulin im Blut (Hyperglykämie und Hyperinsulinismus).
- Natrium sammelt sich an, und dadurch wird Wasser gebunden,
- **Fett setzt sich vermehrt an,** da ein weiteres Hormon, das Wachstumshormon (STH), aufgrund der Überzuckerung (Hyperglykämie) nicht mehr ausgeschüttet wird.
- Nützliche Proteine, auch Enzyme, werden vermehrt abgebaut.
- **Cortisol erhöht die Kaliumausscheidung** (Lakritz-Abusus erzeugt zusätzlichen Kaliummangel und führt dadurch zu Hypoaldosteron und ACTH-Mangel.)
- Eventuelle Durchfälle und Gastroenterismus sowie Colitis ulcerosa – alles auch kausal psychisch bedingte Störungen – haben weiteren Kaliumverlust zur Folge.
- **Ein über lange Zeit hoher Cortisolspiegel schädigt Teile des Gehirns, insbesondere den dem Lernen zugeordnete Hippocampus. Aber auch die Nervenzellen, die den Level von Cortisol im Feedback prüfen und regeln, werden durch einen zu hohen Cortisolspiegel geschädigt und degenerieren. Die Folge ist eine erhöhte ACTH-Sekretion und eine weitere Erhöhung der Cortisolspiegel.**
- Dadurch wird die NNR überbelastet und entzieht dem restlichen Körper die Vitamine und Minerale, die zur

  Bildung des Hormons in diesen großen Mengen notwendig sind. Betroffen sind vor allem alle B-Vitamine (besonders B_5) und Vitamin C.
- Die erhöhten Cortisolwerte bleiben schließlich bestehen ohne jeden circadianen Rhythmus. Dies führt sehr häufig zur endogenen Depression, die möglicherweise auch im Zusammenhang mit der beschriebenen Degeneration des Hippocampus auftritt.

Nicht-klassische Depression ist ein Zustand, auf den die beschriebenen Momente bei reduziertem Cortisolspiegel zutreffen.

Symptome sind:
Herabsetzung des eigenen Selbstwertgefühls und strukturierte Angst, auch Zukunftsangst.

Lösung der Probleme erwarten die Patienten von außen, keinesfalls bemühen sie sich selbst mangels eigenem Zutrauen. Gleichzeitig sind sie sehr leicht verletzbar und ziehen sich zurück. Wenn nun noch Schlafprobleme auftreten, was oft der Fall ist, dann werden diese Personen **schnell hypochondrisch, appetitlos, sexuell desinteressiert.**

Ursache hier: zu viel CRH und zu viel Cortisol.

(Über 95 Prozent des Cortisols ist an Proteine gebunden und nicht bioaktiv).

Mit einem Speicheltest ist der aktuelle Cortisolspiegel leicht messbar. Wenn notwendig: Phosphatidylserin und Vitamin C in hohen Dosen senken Cortisolwerte.

Was psychische Belastung mit hohem Cortisollevel alles bewirkt

- Immunstörungen
- Chronische Infektionen
- Autoimmunerkrankungen
- Osteoporose
- PMS
- Potenzstörungen
- Libidoeinschränkungen
- schnelles Altern
- degenerative Erkrankungen
- Herzerkrankungen
- Morbus Alzheimer
- Malignom
- Depressionen
- Schlafstörungen
- (erhöhte ACTH- und Cortisolspiegel ergeben verminderte REM-Phasen)
- Konzentrations- und Gedächtnisstörungen
- Glucoseintoleranz, evtl. Diabetes mellitus
- Hypoglykämiesymptomatik
- vegetative Dystonie
- psychosomatische Störungen
- Verdauungs- und Absorptionsstörungen
- Nahrungsmittelintoleranz, zu schnelles Essen und zu wenig Kauen
- Störung der Darmökologie
- geschwächte Darmimmunität
- Einnisten von Pilzen
- Entzündungsreaktion durch toxische Abbauprodukte, z.B. Indole in der Darmmukosa
- erhöhte passive Durchlässigkeit von großen Molekülen, dadurch Allergie
- gestörte Transportfunktion im Darm führt zu Mangel an Vitaminen, Mineralen, Aminosäuren und essentiellen Fettsäuren
- freie Radikale werden immer weniger neutralisiert und überschwemmen den Organismus

Dekompensierte Adaptation mit unangemessener psychischer Belastungsreaktion

Wenn die Cortisolreserven durch die andauernde psychische Belastung aufgebraucht sind, dann wird bei weiter anhaltender oder erneuter psychischer Belastung nur noch **vermindert Cortisol ausgeschüttet. Damit wird ein neuer Weg eingeschlagen.**

Abrupt niedrige Cortisolwerte kommen dann vor, wenn vorher eine Phase andauernder psychischer Belastung dominierte. Die Folge davon ist sehr oft ein Abrutschen in CFS – **Chronic Fatigue Syndrom.** Auslöser sind auch Infektionen, Intoxikationen, Schwangerschaft.

Die hormonelle H-H-NNR-Belastungsachse arbeitet nun zu schwach, Immunreaktionen werden zu stark – **das ergibt diverse chronische entzündliche Erkrankungen und extreme Müdigkeit.**

Auch DHEA ist betroffen; niedrige DHEA-Werte ziehen niedrige Level von Sexualhormonen nach sich.

Werden Rezeptoren für Cortisol nicht ausreichend bedient, dann nehmen entzündliche Autoimmunprozesse zu.

Die beiden folgenden Störungen, die sich epidemisch in unserer Gesellschaft verbreiten, sind mit einer Belastung der H-H-NNR-Achse kausal korreliert:

CFS: Für die erhöhte Immunreaktion spricht leicht erhöhte Temperatur, Gelenk- und Muskelschmerzen, allergische Symptome.

Fibromyalgie: Muskel- und Gelenkschmerzen, übermächtiges Schlafbedürfnis, manchmal Rheuma und Arthritis.

Gemeinsame Ursache: Mangel an Cortisol oder Mangel an CRH durch psychische Überlastung.

Da Cortisol die Atemkette in den Mitochondrien zur Bildung von ATP, also Zellenergie, stimuliert, wird bei fehlenden Cortisolleveln zu wenig Zellenergie aufgebaut. Es kommt zu

- einer erworbenen mentalen Ermattung und körperlicher Mattigkeit,
- verlangsamter Gegenreaktion bei zu niedrigem Blutzucker,
- starken Stimmungsschwankungen,
- Immunstörungen,
- (Symptome analog denen bei verminderter Glykogenspeicherung).

Symptome bei Reduzierung der Glukokortikoide im Überblick:

Tendenzen zu:

- stark erniedrigtem Zuckerlevel im Blut, (eine Insulininduzierte Hypoglykämie stimuliert die Cortisolsekretion)
- reaktive Hypoglykämie nach Kohlenhydratmahlzeit
- starke Insulinempfindlichkeit
- Hunger
- Schwäche
- Tachykardie
- Kopfschmerzen
- Apathie
- Arrhythmien
- zerebrale Dysfunktion
- Angst
- Schweiß
- Neurosen
- Muskelkrämpfe
- Azidose
- Hyperventilation
- Hyperkaliämie
- evtl. Verwirrtheit
- durch fehlende Säure im Magen Appetitlosigkeit
- Durchfälle
- Gewichtsabnahme
- Atemstörung

- Konvulsionen
- Halluzinationen, Bewusstseinsstörung
- endokrines Psychosyndrom
- vermehrte Ausschüttung von ACTH (adrenocorticotropes Hormon) und MSH (Melanozytenstimulierendes Hormon), Aldosteron ist weitgehend ACTH-unabhängig
- Vitiligo (Depigmentierung)
- intrazelluläre Hydration
- extrazelluläre Dehydration
- normozytäre Anämie
- Lymphozytose, Eosinophylie, Leukopenie
- endokrines Psychosyndrom
- Pigmentierung von Haut und Schleimhäuten

Symptome bei Ausfall der Mineralkortikoide:

Tendenzen zu:

- Allg. Müdigkeit
- Schwäche
- Apathie
- Bewusstseinsstörung, evtl. Verwirrtheit
- Hypotonie, Neigung zu Kollaps
- Muskelkrämpfe
- Übelkeit
- Tachykardie
- Arrhythmien
- Kopfschmerzen
- Hyperventilation
- Azidose

Einbeziehung des Immunsystems in die CRH-Dysbalance

Auch das Immunsystem ist, wie bereits mehrfach angedeutet, durch eine übermäßige psychische Belastung von negativen Folgen betroffen.

Die Aktivität der natürlichen Killerzellen ist vermindert, und Cytokin-2 wird von T-Lymphozyten vermindert produziert. Folge ist eine verminderte Vermehrung der Lymphozyten, Verkleinerung des Thymus und der Lymphknoten und eine verminderte Abwehrkraft; gleichzeitig entsteht eine Erhöhung der Autoimmunaktivität.

Das heute weit verbreitete Fibromyalgie-Syndrom (Schmerzen der Muskeln und des Bindegewebes, besonders bei Druck auf bestimmte Punkte) hat viele Ursachen, die in diesem Rahmen nicht besprochen werden können. Interessant in diesem Zusammenhang ist eine Minderdurchblutung durch Fehlen der Stickoxid(NO)-Produktion. Dies ist bedingt durch Blockierung der Cytokin-1-Beta-Sekretion.

Cytokin-1-Beta stimuliert auch die Freisetzung von CRH bei psychischer Belastungsreaktion und kann sich bei Dauerstress erschöpfen.

Neurone, die CRH im Hypothalamus sekretieren, haben Verbindung mit Regionen im Hirnstamm und dem Sympathikus des vegetativen Nervensystems.

Das sympathische NS innerviert Immunorgane wie Thymus, Lymphknoten, Milz und dämpft mithilfe dieser Stationen Entzündungsreaktionen.

CRH-Neurone haben weitere Verbindung zum Locus

caeruleus (Himmelblauer Ort). Aktivierung bedeutet Unruhe, Angst, »Hab-Acht«-Reaktion.

Die Mandelkerne im Limbischen System tönen den Affekt ebenfalls zur Angst; auch hier wird CRH sekretiert. Von diesen Zentren gehen Fasern zum Hypothalamus, Locus caeruleus und anderen Stationen im Hirnstamm.

Weiße Blutzellen produzieren kleine Proteine (Polypeptide), die das Immunsystem in seiner Aktivität koordinieren. Früher bezeichnete man diese Botenstoffe als Interleukine (von *inter*, lat.: zwischen, und *leukos*, griech.: weiß). Schnell wurde herausgefunden, dass Interleukine ihre Funktion nicht nur zwischen den weißen Blutkörperchen ausüben, sondern die meisten Organe, auch das Gehirn, ansprechen. Deshalb nennt man diese Moleküle heute Cytokine (von *kytos,* griech.: Höhlung der Zelle, und *kinein,* griech.: bewegen); sie werden aber noch nach alter Nomenklatur abgekürzt zu IL.

Cytokin-1 (IL-1) wird von Monozyten (einer Sorte Fresszellen), B- und T-Zellen, natürliche Killerzellen, Gliazellen und Hautzellen gebildet und stimuliert Immunzellen (Lymphozyten) zur Herstellung von Cytokin-2 (IL-2). Dadurch werden Plasmazellen zur Produktion von Antikörpern und zur Vermehrung cytotoxischer T-Zellen animiert.

Morgens sind Killerzellen normalerweise am stärksten angriffsbereit. Damit wird eine Abwehrbarriere gegen Viren, Bakterien und Tumorzellen aufgebaut, die durch Nahrung in den Körper gelangen. Gleiches geschieht in der zweiten Hälfte des Menstruationszyklus bei der Frau. Nachts sind B- und T-Zellen maximal tätig und bei Frauen zur Zeit des Eisprungs am schwächsten. Das ist sinnvoll, weil die befruchtete Eizelle dann nicht angegriffen und abgestoßen wird. **Durch psychische Belastung gerät der Rhythmus durcheinander.**

Cytokine können stimulierend oder hemmend wirken. Die Entscheidung ist davon abhängig, welches Reizmoment und welche Stoffwechsellage gerade vorhanden sind.

Cytokine vermitteln genau das, was wir auch bei psychischer Belastung fühlen, zum Beispiel Angst und Anspannung, oder genau das Gegenteil, Müdigkeit und das Bedürfnis, sich flachzulegen. Die Induzierung von Müdigkeit bei Infektionen (Cytokine bedienen Rezeptoren in der Medulla oblongata) ist sinnvoll, da der Organismus bei Tonuserniedrigung Energien sparen kann, die der Heilungsaktivität zugutekommt.

Normalerweise gelangen nur dosiert wenige Cytokine ins Gehirn, da die Blut-Hirn-Schranke weitgehend undurchlässig für diese Moleküle ist.

Aber durch die zerstörende Arbeit von freien Radikalen wird die Schranke durchlässig. Freie Radikale werden bei Entzündungen aktiviert, deshalb sind Entzündungen geeignet, Cytokine ins Gehirn zu schleusen. Was bewirken sie dort?

- Cytokine stimulieren andere Cytokine und bewirken eine kaskadenartige Reaktion.
- Cytokine verwenden bestimmte Nervenbahnen, um spezielle Information zu verbreiten. So wird der Vagusnerv (ein Teil des parasympathischen vegetativen Nervensystems) verwendet, um die Information der Cytokine in Muskeln und Drüsen des Brust- und Bauchraums zu verbreiten.
- Im Gehirn regulieren Cytokine das Wachstum und Absterben von Nervenzellen.

- Cytokine im Gehirn werden vom Immunsystem auch benutzt, um das Schlüsselhormon CRH freizusetzen.

Im Hinblick auf das Thema ist der letzte Punkt besonders interessant. Wenn freie Radikale den Weg für Cytokine ins Gehirn bereiten und dadurch vermehrt CRH stimulieren, dann ist Folgendes von Bedeutung: **Es wird immer deutlicher, dass freie Radikale auch durch technisch erzeugte elektromagnetische Schwingungen wie zum Beispiel bei der Kommunikation der mobilen Funkapparate (Handys) in ihrer membranzerstörenden Funktion aktiviert werden.** In diesem Fall kann Anspannung, Angst oder Müdigkeit allein durch Einwirkung technischer Frequenzen auftreten. Sollten die vielen Mitteilungen, die ich dazu erhalte, einen Kern Wahrheit enthalten, ist die Umsetzung dieses Mechanismus tatsächlich zu befürchten. Siehe auch den interessanten Bericht der Universität Bern[1].

Zu viele Cytokine im Gehirn schaden direkt den Nerven. Ein Beispiel dafür sind AIDS-Patienten.

Chronisches Erschöpfungssyndrom ist auch psychisch bedingt

Psychische Probleme machen sich bevorzugt in Schlafstörungen bemerkbar. Verantwortlich dafür ist wieder CRH, ACTH und Cortisol. Für die pathologischen Folgen ist

1 Universität Bern im Auftrag des Bundesamtes für Umwelt: »Gibt es Hinweise auf vermehrten oxidativen Stress durch elektromagnetische Felder? Eine Zusammenfassung neuerer relevanter Tier- und Zellstudien in Bezug auf gesundheitliche Auswirkungen.«

nicht die Störung des REM-Schlafs (Traum-Schlafs) entscheidend, sondern eher die Störung des Tiefschlafs.

Nur im Tiefschlaf wird fontänenartig das außerordentlich wichtige Hormon Melatonin ausgeschüttet, das wiederum die Ausschüttung des für eine Regeneration des Immunsystems wichtigen Hormons STH (Somatotropes Hormon oder Wachstumshormon) triggert. Gestörter Schlaf heißt gestörter Hormonhaushalt.

Wer schlecht schläft, muss mit einem supprimierenden Einfluss auf das Immunsystem rechnen. Erst nach 5 Tagen kehrt die Angriffsbereitschaft der Immunzellen wieder auf den Normpegel zurück.

»*Schlechter Schlaf mündet in einer bakteriellen Verseuchung des Blutes*« (Gesellschaft für Schlafforschung, Minneapolis).

Normal ist: In der Nachtruhe treten die Cytokine in rege Aktion. Wellenförmig überschwemmen sie das Blut, einschließlich des Tumornekrosefaktors. Es besteht ein hektischer Funkverkehr. Bei zu wenig Schlaf passiert laut Experiment Folgendes: Bereits nach 70 Stunden unregelmäßigen Schlafs verändert sich die Immunabwehr der Probanden chaotisch. Während die Anzahl der T- und B-Lymphozyten durchaus normal blieben, stiegen die Monozyten und Granulozyten in enorme Höhen. Monozyten und Granulozyten sind die Feindaufklärer der Abwehr. Sie kontaminieren die eingedrungenen Keime und schleppen diese zwecks Identifizierung in die Lymphknoten. Übermüdung versetzt diese Abwehr in permanente Alarmbereitschaft.

Ohne Schlaf gibt es keine Identifizierung und keine Elimination. Die Folge davon ist eine Anreicherung von Keimen im Blut. Das bedeutet, dass auch tagsüber Cytokine ausgeschüttet werden. Diese Cytokine koppeln an Rezeptoren der Medulla oblongata und erzeugen quälende Müdigkeit und legen den Menschen flach. Damit wird Energie gespart, die normalerweise im Tonus der Skelettmuskulatur verbraucht wird (Heilschlaf). Das ist archaisch gesehen sehr sinnvoll, denn im Fall einer Bakterieninvasion braucht der Organismus alle Energie zur Bekämpfung durch das Immunsystem.

Auf Dauer geht die Überaktivität der Cytokinausschüttung nicht gut, die Effekte schlagen ins Gegenteil um. Das System kann nicht unentwegt auf Hochtouren laufen. Irgendwann sind die Ressourcen erschöpft.

Das Immunsystem wird uneffektiv und erlahmt – die Bakterien, Viren, Keime und Mikroben können sich fast ungehindert ausbreiten und belasten den Organismus.

Das aber bedeutet weiter extreme Müdigkeit. Diese Phase wird oft als Ursache des CFS genannt, was nicht ausreicht.

Selbst dann, wenn sich das Immunsystem erholt, geht die Müdigkeit weiter. Warum?

Erholt sich das Immunsystem wieder, tritt ein neuer Mechanismus in den Vordergrund:

Die Bakterien werden nun erneut angegriffen. Wenn die Makrophagen die Bakterien dann angreifen und zerlegen, wird ein Stoff aus der Zellwand der Bakterien frei: das Muramyl-Peptid.

Das Peptid gelangt dann als mikrobieller Restmüll in das Blut und wird im Gehirn zur Müdigkeits- und Schlafdroge: dem Faktor S (für »Sleep«).

Das Peptid Faktor S hat es in sich. Die winzige Menge von nur 7×10^{-6} g reicht aus, wie Versuche zeigten, um 500 Kaninchen 6 Stunden lang in Tiefschlaf zu versetzen.

Dieser Faktor ist von unserem Konstrukteur etabliert worden, um den Heilschlaf bei Infektionen einzuleiten.

Das mag auch der Grund dafür sein (spekulativ), warum wir normalerweise nach dem Mittag- und Abendessen

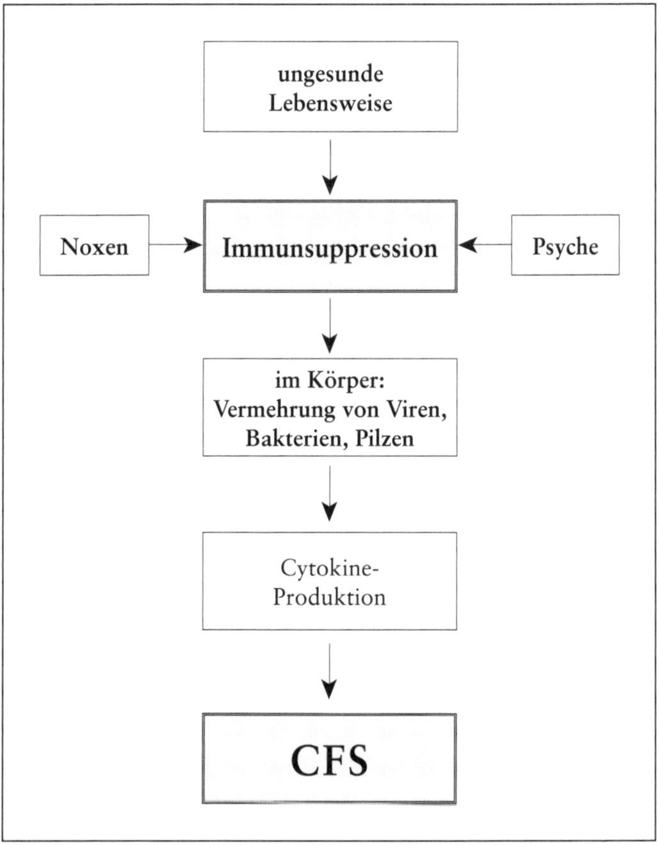

müde werden. Wir verschlingen dabei Myriaden körperfremder Eiweiße, Bakterien, Schimmelpilze. Ein Teil davon taucht auch im Blut auf und wird vom Immunsystem zerlegt.

Die Mehrzahl allerdings wird im Darm verarbeitet, besonders im Dickdarm, wo ganze Armeen von Makrophagen auf Fremdstoffe warten, um sie zu vernichten.

Immunsuppression kann auch durch andere Ursachen als Schlafstörungen entstehen; hier eine kurze Liste:

- erblich bedingt (Enzymausstattung)
- falsche Ernährung, belastete Nahrung (Schwermetalle, besonders Cadmium, Pestizide)
- Konserven-Nahrung (Blechzinn hemmt Resorption von Zink; Zink ist wichtig für mehr als 300 Enzyme)
- Medikamente
- Genussmittel (Alkohol, Rauchen)
- Lebensmittelzusätze
- Wasserverschmutzung
- Kleidung mit schädlichen Stoffen (Noxen)
- Wohnungseinrichtung mit Noxen
- Vitaminmangel; A, C, E, D_3, Fe, Se, Zn, Cu

Einfluss psychischer Belastung auf den Mineralhaushalt und die Folgen

Das zuvor Dargestellte ist schon unangenehm genug für unseren Körper, aber die wichtigste Aussage lautet: **Erhöhte Steroidproduktion (Kortikoide) ergibt einen Kali-**

ummangelzustand; der wiederum ist gekoppelt mit Alkalose. Und nun startet ein unangenehmer Circulus vitiosus: Kaliummangelzustände erhöhen die Mineralkortikoidproduktion.

Erschöpfen sich die Steroide nach anhaltender psychischer Belastung, fallen wir in einen entgegengesetzten Extremzustand, einschließlich einer Azidose.

Dieser Wechsel von »Zuviel – Zuwenig«, Alkalose – Azidose passiert häufig zeitlich direkt hintereinander mit allen quälenden Sensationen für den Betroffenen.

Fast alle Funktionsstörungen, die sich aufgrund psychischer Auffälligkeiten einstellen, laufen über diese Schiene.

Wir müssen die Zusammenhänge verstehen lernen, sonst kommen wir als Betroffene aus der Zwangsmühle nicht mehr heraus.

Also der Reihe nach:

Gestörter Mineralhaushalt und falscher pH-Wert sind gekoppelt

Zu wenig Kalium im Blut und Alkalose

Kalium befindet sich zu 98 Prozent in der Zelle. Frauen haben etwa 20 Prozent mehr Kalium, da sie mehr Fettgewebe haben.

Früchte enthalten viel Kalium. 3–4 Gramm täglich mit der Nahrung aufzunehmen ist gut.

Kalium ist im Inneren der Zelle für Elektroneutralität, Osmolarität, Enzymaktivität verantwortlich.

Hauptauswirkung einer Alkalose ist der **Kaliumverlust** (das Kalium wird in der Niere sekretiert und ausgeschieden); pH-Wert und Kaliumkonzentration innerhalb der extrazellulären Flüssigkeit zeigen eine inverse Korrelation.

Betrachten wir zuerst ein »Zuwenig« an Kalium (Hypokaliämie) im Blut.

Man muss davon ausgehen, dass bei Kaliummangel außerhalb der Zelle bereits größere Mengen von Kalium aus dem intrazellulären Raum übergetreten sind, sodass ein Ausgleich stattfindet und ein Mangel im Blut nicht gleich deutlich wird.

Intrazellulär ist dann aber deutlich zu wenig Kalium vorhanden. Natrium wird augenblicklich das fehlende Kalium ersetzen, was gefährlich ist. Für jeweils drei Kaliumionen, die die Zelle verlassen, treten zwei Natriumionen ein, die ein Wassermolekül nach sich ziehen. Wasser balloniert die Zelle, Funktionskompartimente werden an die Zellbegrenzung gedrückt; bei zu langem Andauern des Zustands kann dies zum Untergang der Zelle führen.

Die Zeit für einen Kaliummangel besteht natürlicherweise bevorzugt morgens, wenn ein hoher Cortisollevel aufläuft.

Außerdem immer dann, wenn psychische Belastungen auftauchen. **Kommt beides zusammen, besteht hohe Alarmstufe.**

Potenziert wird der Zustand durch Magnesiummangel. Heute ist Magnesiummangel recht häufig, wenn kein Gemüse aus freiem Anbau gegessen wird. Magnesiummangel führt zu Kaliummangel, weil bei zu wenig Magnesium die Ausscheidung von Kalium über die Niere verstärkt wird.

Will man den Kaliummangel mit Fruchtsäften ausgleichen, dann kann es passieren, dass die organischen Säuren im Obst aufgrund ihrer Metabolisierung zu Salzen die vorhandene Alkalose verstärken.

Bei Hypokaliämie ist normalerweise die Aktivität der K^+/Na^+-Pumpe (K^+ in die Zelle, Na^+ raus aus der Zelle) verringert, wodurch die intrazelluläre Natriumkonzentration ansteigt. Das hat zweifache Folgen. Zum einen entsteht Energie und wird freigesetzt, was durchaus günstig ist. Zum anderen verringert sich das Konzentrationsgefälle für Na^+, was den Auswärtstransport von H^+ aus den Zellen abbremst. Die Na^+/H^+-Pumpe arbeitet jetzt langsamer. Die Zelle wird mit mehr verbleibendem H^+ saurer. Die Säure verschiebt sich sozusagen von außen in die Zelle hinein. Eine intrazelluläre Azidose (die eine Freisetzung von Enzymen forciert, die Zellmembranen auflösen können) steht einer extrazellulären Alkalose gegenüber. Die HCO_3-Konzentration steigt an, der **pH-Wert steigt über 7,44** (normal sind 7,36.

Nun sind die Nerven- und Muskelerregungen gestört.

Symptome in diesem Stadium sind:

Tendenz zu:

- **Tonusverlust** der glatten und quergestreiften Muskulatur
- Apathie
- **Somnolenz**, in sehr schweren Fällen Bewusstlosigkeit
- häufiger Verstopfung (**Obstipation**); **Atonie der Magen-, Darm-, Blasenmuskulatur**
- **Hypotonie**
- **Tachykardie und Rhythmusstörungen**

Durch den Tonusverlust der Muskulatur findet eine zu geringe Atmungstätigkeit und Ventilation statt. Wir atmen zu flach. Nach einiger Zeit sammelt sich CO_2 im Blut an, immer mehr. Darauf kommen wir gleich zurück.

Zuerst soll eine andere Komplikation weiterverfolgt werden.

Mit der eben geschilderten Übersäuerung innerhalb der Zelle gehen **Hyperglykämie und Insulinresistenz** einher, da die Verarbeitung von Zucker (die Glykolyse) und die aerobe Laktatproduktion direkt proportional mit dem intrazellulären pH-Wert anwachsen. Das heißt beides läuft optimal bei mehr alkalischem Zellmilieu und wird bei saurem Zellinhalt unterbrochen. Wenn die Glykolyse gehemmt ist, staut sich Zucker außerhalb der Zelle und im Blut an.

Länger anhaltende Hyperglykämie ist reinstes Gift für das Blut (Gefahr der Verzuckerung von Proteinen), und die zwangsweise nachfolgende Hyperinsulinämie ist eine inzwischen weit verbreitete Zivilisationskrankheit.

Eine weitere Komplikation:

Durch übermäßige Alkalisierung kann im Blut die Konzentration freien Calciums rapide absinken. Dadurch verspannen sich Muskeln, was umso schlimmer ausfällt, je weniger Calcium durch Mangelernährung im Blut gespeichert ist. Verspannungen der Muskeln, hauptsächlich der Nackenmuskulatur, verbraucht außerordentlich große Mengen an Zellenergie und führt bei länger andauerndem Zustand unweigerlich zum Pathologischen Energiedefizit (PED) (ausführlich habe ich diesen Zustand im Buch *Risiko Wohlstandsleiden* besprochen; auch die negativen

Konsequenzen für die Psyche sind dort eingehend dargestellt).

Es kommt noch ungünstiger:

Durch die Alkalisierung wird die Sauerstoffabgabe vom Hämoglobin der roten Blutzellen vermindert, was zu Mangel an Sauerstoff im Gewebe, also weiterem PED, führt.

Wir haben nun verstanden: Alkalose verschiebt als Gegenregulation das Kalium aus dem Blut in die Zelle (Hypokaliämie im Blut, aber in der Zelle Hyperkaliämie).

Hyperkaliämie ist auch durch andere Ursachen möglich, etwa durch Glykogen- und Proteinaufbau, die das Kalium des Blutes stark binden. Das passiert:

- nach langen Ruhepausen, also frühmorgens,
- nach reichlicher Kohlenhydratzufuhr (Zuckerkonsum) und nachfolgender Insulinausschüttung, also nach dem süßen Frühstück,
- nach hoher Adrenalinausschüttung, also im circadianen Rhythmus um 11 Uhr herum und bei Aufregung.

Ein weiterer Faktor:
Adrenalin und Insulin erhöhen die Aktivität der K^+/Na^+-Pumpe, wodurch vermehrt Kalium in die Zelle gelangt. Dadurch kommt es zu einer zusätzlichen Kaliumerniedrigung (Hypokaliämie) im Plasma und im Zellaußenbereich.

Dies wird bevorzugt um 10 bis 11 Uhr passieren, wenn unser Ausstoßmaximum an Adrenalin innerhalb des circadianen Rhythmus stattfindet und wenn aufgrund eines süßen Frühstücks mit Marmelade, Honig und Zucker im Kaffee viel Insulin im Blut auftaucht.

Wichtig dabei ist, wie schnell Kalium im Blut absinkt. Je schneller der Absturz, desto gravierender die Symptome.

Unterliegen wir zeitgleich mit den bisher aufgezählten Faktoren auch noch einer stark aktivierenden psychischen Belastung, ist der Absturz rapide und es bahnen sich alarmierende Funktionsstörungen im Körper an.

Mit der Adrenalinausschüttung durch starke psychische Belastung ist eine lipolytische Aktivität verbunden, das heißt Fettsäuren werden freigesetzt. Diese freien Fettsäuren bewirken eine Komplexierung von Calcium. Die Verfügbarkeit des freien Calciums sinkt, wir geraten in eine Hypokalzämie. Für unsere Körperfunktionen bedeutet dies weitere Dysbalance.

Symptome in diesem Stadium sind:
Tendenz zu:

- **Verspannungen, evtl. Bronchospasmus**
- **Muskelschmerzen**
- **schneller Erregbarkeit, Unruhe, Angst**
- **Herzrhythmusstörungen**
- **Parästhesien**
- **Erschöpfung**

Der Umschlageffekt

Verbreitet ist eine psychogene Hyperventilation. Dabei wird zu häufig und zu tief ein- und ausgeatmet und CO_2 wird zu stark abgeraucht. Das Blut wird alkalisch mit pH-Werten um 7,44. Frauen haben diesen Zustand oft prämenstruell.

Progesteron stimuliert das Atemzentrum, sodass dieser Zustand auch während der Schwangerschaft oder der Einnahme synthetischer Präparate auftreten kann.

Die Abnahme der H^+-Ionen im Blut (pH-Anstieg) bewirkt, wie bereits erwähnt, einen Rückgang der Fraktion der Kalziumionen. Das bewirkt Tetanie, dies auch bei den Blutgefäßmuskeln im Gehirn. Dadurch vermindert sich die Hirndurchblutung.

Fällt die Säure im Blut weiter ab, verkrampfen sich auch die Lungenbronchiolen, wodurch Atemnot empfunden wird. Der Ausweg aus dieser Empfindung liegt für die betroffene Person in weiterer Hyperventilation.

Als Folge der Verengung der Blutgefäße nimmt in der Zelle die Produktion von Milchsäure zu. **Nun haben wir den Zustand einer kombinierten respiratorischen Alkalose mit aufgepropfter metabolischer Azidose.** (Siehe auch Kapitel »Übersäuerung«.)

Extrazellulär gleichen diese Zustände sich – was den pH-Wert betrifft – aus. Aber das Blut transportiert jetzt erhöhte Laktatwerte. Dieser Zustand kann ziemlich plötzlich in eine schwere metabolische Azidose kippen.

Symptome in diesem Stadium sind:
Tendenz zu:
- **Schwindel**
- **Konzentrationsschwäche**
- **evtl. Sehstörungen**
- **Atemnot**
- **Kopfschmerzen**
- **vor allem Angst, hohe Erregbarkeit, hohe Anspannung**

Wenn Kaliummangel (metabolische Alkalose) und Hyperventilation (respiratorische Alkalose) gleichzeitig vorkommen, ist eine spontane Kompensation der verschobenen Wasserstoffionen unmöglich. Die Säure-Basen-Stoffwechsellage gerät völlig durcheinander.

Hält eine respiratorische Alkalose länger an, so kommt es zur Verdickung der Kapillarwand und dadurch bedingter **Herabsetzung der Sauerstoffdiffusion.**

Allein die Psyche kann Auslöser der ganzen Funktionsmisere sein, aber jetzt, wo vieles durcheinandergeraten ist, wird die Psyche zwangsweise in den Strudel mit einbezogen. **Es kommt zum endogenen Psychosyndrom. Unruhe und hohe Erregbarkeit sowie Angst und Anspannung** sind verselbstständigt und von der betroffenen Person kaum mehr unter Kontrolle zu bringen. Der Teufelskreis ist angestoßen. Denn die psychische Belastung verschlechtert die körperlichen Funktionen. Je labiler die körperlichen Regelkreise aber werden, desto mehr können psychische Momente Macht über den Körper bekommen (**Bild 27**).

Übersäuerung

Die Übersäuerung im peripheren Arteriolen- und Kapillarblut hat verheerende Folgen. Da in *Risiko Wohlstandsleiden* darauf ausführlich eingegangen wurde, hier nur stichwortartig die wichtigsten Verbindungen.

Anfall von Säure mit Abfall des pH-Werts unter 7,36 hat viele Ursachen:

- Bei sehr hoher Stoffwechselsteigerung (z.B. bei zu viel Stimulierung des Schilddrüsenhormons, Hyperthyreose) entstehen vermehrt saure Metaboliten.
- Auch wenn sehr viel Energie herausgegeben wird, kommt es zur Beschleunigung des Energieumsatzes und zur vermehrten Säuerung.
- Gleiches passiert bei länger andauerndem Hungerzu-

stand. Sinkt die intrazelluläre Glucosekonzentration, wird der Fettumsatz gesteigert. In der Zelle sammeln sich daraufhin Fettsäuren, die nicht alle gleichzeitig metabolisiert werden können. Es sammeln sich dann b-Hydroxybuttersäure und Acetessigsäure, die H^+-Ionen freisetzen.

- Auch Beeinträchtigungen des Sauerstoffgehalts der Gewebe bei nicht ausreichender Atmung und bei schlechter Gewebedurchblutung führen zu Übersäuerung (metabolische Azidose). Der Grund liegt in einer verstärkten Produktion von Milchsäure in der Zelle bei gleichzeitiger Dissoziation von Milchsäure in Laktat und H^+-Ionen. Besonders stark ist dieser Mechanismus bei Glykogenspeicherstörungen (z.B. bei Alkoholkonsum am Abend).
- Wird nicht genügend Atemvolumen umgesetzt, dann bleibt zu viel CO_2 zurück. Nun muss extrazellulär die Hydrogencarbonat (HCO_3^-)-Konzentration als Puffer einer Azidose gesteigert werden. Gelingt dies nicht, kommt es zum pH-Abfall.

Exogene Säurebelastung

- Trinkt man Alkohol, so verwandelt sich der Methylalkohol schnell in Ameisensäure um.
- Auch die Einnahme der Aminosäure Methionin, die stark entgiftet, erzeugt Azidose.
- Wird das Ammonium-Ion NH_4^+ vermindert abgegeben, dann vermindert sich die Synthese des HCO_3^- als Puffer der Azidosc.
- Nimmt man größere Mengen von Salz (Natriumchlo-

rid, aber auch Calciumchlorid) zu sich, entsteht Übersäuerung, da die Kationen ausgeschieden werden und das zurückbleibende Anion Chlorid Wasserstoffionen aufnimmt.
- Gramnegative Bakteriämie bewirkt bei einer gleichzeitig vorhandenen Anämie oder Hypoxie eine Azidose.

Hyper- und Hypokaliämie

Im Folgenden wird nun die häufige Situation beschrieben: zu viel Kalium außerhalb der Zelle, was schnell ausgeschieden werden kann, bei zu wenig Kalium innerhalb der Zelle. Bei Übersäuerung außerhalb der Zelle ist die Ausschleusung von H^+-Ionen aus der Zelle über die Na^+/H^+-Austauschpumpe behindert. Dadurch gelangt weniger Na^+ in die Zelle. Das bedeutet, dass die K^+/Na^+-Pumpe weniger arbeitet und weniger K^+ in die Zelle eingekoppelt werden kann. Insgesamt wird dadurch der Kaliumlevel in der Zelle zu niedrig. **Azidose führt zu relativem Kaliummangel in der Zelle.** Kalium staut sich außerhalb der Zelle zur Hyperkaliämie. Diese wird noch dadurch verstärkt, weil bei Azidose die Kaliumausscheidung über die Niere vermindert ist.

Übersäuerung des Blutes bedeutet also Stau von Kalium. Zu viel Kalium im Blut sammelt sich auch an bei verstärktem Abbau von Eiweiß und Glykogen und bei zu wenig Aldosteronausschüttung.

Symptome: analog Hypokaliämie
Tendenz zu:
- Schwäche
- Parästhesien

- schlaffe Lähmungen der Muskulatur, vor allem der Atemmuskulatur
- arrhythmische Herztätigkeit

Der Körper versucht daraufhin gegenzuregulieren: das dabei wichtigste Mineralkortikoid ist **Aldosteron**; es beeinflusst Natrium, Kalium und den Wasserhaushalt in allen Geweben.

Mangel an Aldosteron ergibt: Hyponatriämie, Hypovolämie, Hyperkaliämie, Hypermagnesiämie, Hyperchlorämie und Azidose.

Anstieg der Kaliumkonzentration im Plasma stimuliert die Aldosteronproduktion, wodurch die Ausscheidung des Kaliums durch die Niere erhöht wird. Bei anhaltender Azidose kommt es deshalb zu einem Verlust an Gesamtkalium. Viel Aldosteron scheidet viel Kalium und Magnesium aus, Natrium dagegen wird vermehrt angesammelt. Das führt automatisch zu Wasseransammlung (Hypervolämie).

Symptome:
- Hypertonie
- Kopfschmerzen

Azidose mit Kaliummangel in der Zelle haben Auswirkungen auf das Ruhepotenzial. Die Azidose führt zur Depolarisation und zur

- **Übererregung aller elektrischen Reizleitungssysteme**

Plötzlicher Tod und Herzstillstand aufgrund von schweren Rhythmusstörungen sind bei extremen Werten keine Seltenheit.

Wir hatten weiter oben dargestellt, dass bei der Ausschüttung von viel Cortisol infolge psychischer Belastung die Atmung eher flach wird. Dieser Effekt kann das Blatt plötzlich dramatisch wenden. Es entsteht jetzt durch Ansammlung von zu viel CO_2 eine Azidose. Nimmt die Konzentration der Kohlensäure im Blut wegen zu geringer Atemtiefe zu (respiratorische Azidose bei leichtem Anstieg des CO_2-Partialdrucks auf 50 mmHg), dann entstehen Tendenzen zu:

- »**Herzrasen**« (Tachykardie),
- **Bluthochdruck** (Hypertension) und eine
- Engstellung der Pupillen.
- Steigert sich der CO_2-Level noch weiter, sprechen die Rezeptoren auf Cortisol und Adrenalin/Noradrenalin nicht mehr vollständig an.
- Dies kann zum **Blutdruckabfall** führen und im Extremfall einen Schock einleiten.

Bei CO_2-Partialdrücken über 60 mmHg kommt es zu Tendenzen von

- **Muskelzuckungen,**
- **Reizbarkeit,**
- **Schwäche,**
- **Reflexabbau,**
- **Ödemen** durch starke Gefäßerweiterung vor allem im Kopfbereich und folglich zu
- **Kopfschmerz.**

Als Gegenregulation der metabolischen Azidose **vertieft sich die Atmung** bei nur geringer Frequenzerhöhung. (Bei Azidose, die von der Niere zu verantworten ist, ist die Atmung eher flach.)

Zu viele freie Radikale müssen abgebaut werden

Wenn wir alles richtig machen, dann wird pro Tag jede Körperzelle mehr als 10 000 Mal von freien Radikalen irgendwo angegriffen.

Nur durch den Sauerstoff der Atemluft werden pro Minute ca. 2×10^{22} Sauerstoffradikale gebildet.

In unseren 6 bis 7 Litern Blut können pro Minute bis etwa 2×10^{21} Sauerstoffradikale unschädlich gemacht werden, dies aber nur, wenn wir gesund leben.

Wenn wir aber dem Alkoholabusus frönen, Kaffee trinken, wenig Schlaf bekommen oder der Ozonluft und starker UV-Strahlung (wegen des Ozonlochs in der Höhe) ausgesetzt sind, dann wird jede Zelle mehr als 80 000 Attacken erdulden müssen. Das schafft sie aber nicht, und so altern wir sprunghaft innerhalb weniger Stunden und Tage.

Wir haben pro Sekunde 10^{13} bis 10^{14} Zellneubildungen, wobei pro Tag natürlicherweise 10^{4} DNA Schädigungen durch freie Radikale auftreten, also pro Tag etwa 10^{16} – 10^{18} Schäden.

Wenn man sich diese Zahlen anschaut, dann kommt einem schnell zu Bewusstsein, mit welcher Schädigung, Alterung und Funktionseinbuße wir Tag für Tag rechnen müssen. Fatal werden die Effekte aber erst, wenn Substanzen fehlen, die freie Radikale abbauen können.

Die folgende Liste zählt eine Reihe von wirksamen Radikalfängern, sogenannte Scavenger, auf:

- **Vitamine:** A, Carotine, E, C, K (Phytomenadion)
- **Naturstoffe:** Tannine, Flavonoide und andere Polyphenole, Anthrozyane, Liponsäure
- **Proteine, Aminosäuren und Metabolite:** Glutathion,

Ceruloplasmin, Methionin, Cystein, Taurin, Harnsäure, Cholesterin (red.), Benzochinone
- **Minerale:** Selen
- **Hormone:** Melatonin, DHEA

Wer muss mit vermehrter Radikalbelastung rechnen?
- **Personen mit Funktionsstörungen** durch die oben dargestellten Störungen der H-H-NNR-Schiene wie Burn-out-Syndrom, Chronischem Erschöpfungssyndrom (CFS).
- **Personen mit falscher Ernährung,** wie zu viel Pommes frites, Grillen, Braten, Rösten, Alkohol, Limonaden.
- **Personen,** die häufig **mit Giften** in der Umwelt **in Berührung** kommen, wie Zigarettenrauch, Pestizide, Sprays, schlechte Kosmetika, schlechte Haarfärbemittel, Geschirrspülmittel-Rückstände, Kleber, Lacke, Auto- und Industrieabgase, Stickoxide der Kopierer, Funkwellen.
- **Personen mit** viel **Sport** oder **Abmagerungskuren.**
- **Personen mit chronischer psychischer Belastung.**

Alle wie auch immer gearteten den Menschen belastenden psychische Belastungsfaktoren sind mit freien Radikalen verbunden. Die **Wirkungen von negativen Außenenergien entstehen teilweise nur dann, wenn die belastete Psyche den Weg dafür ebnet.** Ebenso werden positiv wirksame Außenenergien wie Düfte und harmonische Farbkonstellationen ebenfalls erst dann wirksam, wenn die Psyche dies zulässt.

Entzündungen und Verletzungen sind starke Quellen freier Radikale.

Das Superoxid-Radikal-Anion ($O_2^{\cdot -}$) ist ein Nebenprodukt der mitochondrialen Atmung und bildet sich proportional zum Sauerstoffpartialdruck und der Energieproduktion. In Entzündungsgebieten sind Phagozyten als Quelle tätig, die Bakterien damit sehr erfolgreich gleichsam abschießen.

Sauerstoffmangel begünstigt die Entstehung freier Radikale; pathophysiologisch relevant durch Xanthinoxidase in postischämischen Geweben.

Ein weiterer Vertreter ist H_2O_2, ein Nebenprodukt enzymatischer Reaktionen. **Bei saurem pH-Wert** ist die Reaktion (Dismutation) stark beschleunigt ($2\ O_2^{\cdot -} + 2\ H^+ > O_2 + H_2O_2$).

H_2O_2 hat auch sehr viele positive Effekte im Körper: Es vernichtet Bakterien, Viren und leitet die Heilung von Geweben ein. Auch in Corona-Zeiten könnte es in 3-prozentiger Verdünnung zum Einatmen versprüht werden, um die Virenlast der Nasen- und Mundschleimhäute wirksam zu senken.

Was eine hohe Produktion freier Radikale bewirkt:

- Freie Radikale können durch Enzyme gebildet werden (z.B. Monooxygenasen). Sie haben aus unserer Sicht eine sehr kurze Lebensdauer. Diese Lebenszeit reicht aber aus, diverse Schäden anzurichten, denn sie liegt aus quantenmechanischer Sicht im Optimum der Reaktionszeit (zwischen 10^{-5} und 10^{-12} Sekunden).
- Radikale spalten in mehrfach ungesättigten Fettsäuren ein Wasserstoffatom aus der den Doppelbindungen benachbarten Methylgruppe ab, wodurch ein weiteres freies Radikal des Fettsäurerestes entsteht. An den radikalischen Kohlenstoff wird Sauerstoff angelagert un-

ter Bildung von Hydro- und Peroxiden. Diese zerfallen sehr leicht in einem autokatalytischen Prozess. Typische Bruchstücke sind **Malondialdehyde. Diese sind mutagene Substanzen und vernetzen Proteine.**

- Freie Radikale schädigen sämtliche Membranen (nicht nur Zellmembranen, sondern auch Mitochondrienmembranen, Zellkernmembranen, Membranen des endoplasmatischen Retikulums.
- Die Folge davon ist eine Enzymfreisetzung aus der Zelle heraus in den Flüssigkeitsraum, auch ins Blut.
- Das Elektrolytgefälle bricht an den Zellgrenzen zusammen.
- Es häufen sich wegen Störung des Transports von der Zelle ins Blut die gefährlichen Triglyzeride.
- Collagen-Auflösung
- Auflösung von Proteoglykanen, Hyaluronsäure
- Zersetzung von Lipiden
- Enzym-Denaturierung
- Inaktivierung von Hemmstrukturen wie Antitrypsin, wodurch Elastase (Enzym, das Bindegewebefasern angreift) aktiviert wird.
- Bildung von Molekülen aus Metaboliten der Arachidonsäure
- Zerstörung von Leukozyten
- Erhöhung der Gefäßpermeabilität
- Schädigung der Membranlipide und dadurch Lyse von Zellen.

Wir müssen uns deutlich machen, dass die fatalen Wirkungen freier Radikale aufgrund von elektrischen Ungleichgewichten auftreten, genauer gesagt aufgrund von elektronischen Ungleichgewichten.

Je mehr wir Substanzen in unseren Körper bringen, die hoch angereichert mit Elektronen sind, desto leichter fällt es uns, die Ungleichgewichte auszugleichen. Dies ist über die Redoxeigenschaften der Substanzen in mV messbar.

Je höher die Spannung im Plusbereich, desto schlechter ist die Substanz für unseren Körper.

Auch hierzu einige Beispiele (nach Labo Tech, Rostock-Warnemünde[2]).

Übersicht 10

OH*-Radikal	+2300
Ozon	+2000
Substanzen in Pestiziden	+2000
Substanzen in Autoabgasen	+1400
Sauerstoff	+820
Vitamin E	+110
Coenzym Q_{10}	+100
Vitamin C	+80
Flavonoide	0
Vitamin B_1	–100
Vitamin B_2	–120
Cystein	–220
Glutathion	–230
Vitamin B_3	–340

2 Die «Komplexe SerumRedoxprovokations-Analyse«, ein mögliches Analyseverfahren für die Feststellung von Schädigungen durch hochfrequente elektrische Felder Dr. Hermann Heinrich Geschäftsführer der Fa. LaboTech Labortechnik GmbH, Rostock Warnemünde

Vitamin B_3 ist laut dieser Zusammenstellung im Elektronengehalt hochpotent. Deshalb ist es nicht verwunderlich, dass, verglichen mit anderen B-Vitaminen, allein Vitamin B_3 bei höherer Dosierung eine sofortige Nebenwirkung zeigt – den Flush-Effekt. Der obere Teil des Oberkörpers, einschließlich Gesicht und Hals, wird heiß und rot. Ursache ist eine Öffnung aller Blutquerverbindungen (Anastomosen und Kollaterale) mit hoher Füllung der Kapillaren.

Der Effekt verschwindet ohne medizinische Behandlung nach etwa 20 Minuten von selbst.

Redoxstrukturen in unserem Organismus sind für die uneingeschränkte Funktion außerordentlich wichtig. Dies wird im medizinischen Bereich aber immer noch nicht ausreichend wahrgenommen. Deshalb hier ein paar Beispiele von Messergebnissen zur oxidierten beziehungsweise reduzierten Potenziallage einiger ausgesuchter Systeme.

Folgende Funktionen sind nur in **reduzierter Potenziallage** aktiviert:

- Zitronensäurezyklus zur Vorbereitung der Zellenergiebildung,
- Antithrombose-Mechanismus (Prostacyclin-Synthase),
- Immunprozesse wie Cytokin (Interleukin)-Bildung.

Folgende Funktionen sind nur in **oxidierter Potenziallage** aktiviert:

- DNA-Synthese,
- Mitosen (auch beim Tumor),
- Wachstumsfaktoren (auch beim Tumor).

Freie Radikale und elektromagnetische Schwingungen

Moleküle mit ungepaartem Elektron, also freie Radikale, haben Absorptionsspektren im Bereich 1 cm Wellenlänge (30 GHz Frequenz). Sie »pumpen« sich also zwecks längerer Lebensdauer durch elektromagnetische Felder in unserer Umgebung.

Wenn die Dauer einer Halbwelle einer elektromagnetischen Schwingung in die Zeitkonstante der Lebensdauer eines Radikals fällt, dann kann das Radikal Energie absorbieren. Die verschiedenen freien Radikale haben unterschiedliche Lebensdauer, und können deshalb viele verschiedene Schwingungen eine Aktivierung zur Folge haben.

Ein paar Beispiele:
Hydroperoxyl-Radikal (HO^*_2): ca. 10^{-3} sec,
Wasserstoffperoxid (H_2O_2): ca. 10^{-5} sec,
Singulett-Sauerstoff ($^1O_2$): 10^{-3} – 10^{-8} sec,
OH*-Radikal: ca. 10^{-9} sec.

Das bedeutet, Schwingungen, wie sie technisch überall in unserer Umgebung verwendet werden, zeigen hier Wirkung. Dies ist nicht nur Theorie. In vielen unabhängig arbeitenden Laboratorien wurden dazu Versuche gemacht. Stellvertretend sind hier die frühen Versuchsergebnisse von der Arbeitsgruppe Liburdy, 1994, erwähnt oder die Arbeiten der Universität Bern.[3]

---

3 David Schuerman und Meike Mevissen »Manmade Electromagnetic Fields and Oxidative Stress – Biological Effects and Consequences for Health.«, veröffentlicht im International Journal of Molecular Sciences, 2021.

Membranen unserer Zellen sind sensibel für elektromagnetische Felder im Mikrowellenfrequenzbereich (2,45 GHz) und werden durch die Aufnahme der Wellen durchlässiger für Ionen. Außerdem werden die Ionenpumpen an den Membranen gehemmt. Das führt zu pathologischen Zuständen.

Folgende Prämissen müssen für diesen Effekt erfüllt sein: zu wenig Cholesterin, zu viel und zu wenig Sauerstoff, zu wenig Antioxidantien, Kerntemperatur von etwa 37 °C, hohe Level von freien Radikalen.

Das aber bedeutet, dass in dem Augenblick, in dem die psychische Verfassung besonders schlecht ist, auch die Sensibilität für Magneto-/Elektrosmog gesteigert ist. Bei hoher Muskelverspannung durch psychische Belastung steigen mehrere Risikofaktoren der Funktionsstörungen wie Milchsäure, Sauerstoff- und Energiemangel und eben auch die freien Radikale. Dadurch steigert sich die Energieaufnahme aus Störquellen in unserer Umgebung. **Die Psyche ist in diesen Momenten Steigbügelhalter für die Negativwirkungen von technisch erzeugten Energien.** Das würde auch erklären, warum nicht jeder Mensch sensibel zum Beispiel für Handyfrequenzen ist und warum besonders die psychisch labilen Menschen davon überzeugt sind, durch Hochspannungsleitungen zu leiden.

Proton und Elektron (im Atom) stellen zwar ihre Spinachsen parallel, können aber in ihrer Spinachsenrichtung gegensinnig rotieren. Das ist dann ein Zustand niedriger Energie. Will man, dass beide gleichsinnig rotieren, dann muss ein bestimmtes Energiequant eingegeben werden, um das Elektron sozusagen umzuklappen. Der nötige Energiebetrag liegt bei 0,000 006 eV, das entspricht einer

Frequenz von 1,451 GHz. Diese Frequenz liegt in der Nähe des technisch genutzten Bereichs des Mobilfunks.

Einige Voraussetzungen für sanfte Heilmethoden im Überblick

- Nerven und Botenstoffe müssen die Voraussetzungen zum optimalen Funktionieren haben, das heißt es müssen stimmen: Glucosestoffwechsel, Cholesterinstoffwechsel, Proteinstoffwechsel, die Level von PABA, Cholin, Inositol, Flavonoiden, Enzymen (als Nahrung von der Pflanze besser, da viele tierische Enzyme basisches Milieu zur Funktion brauchen).
- Nerven dürfen Stress und Aufregung nicht gelernt oder konditioniert haben; ansonsten sind mindestens 14 Tage Entspannungstraining notwendig.
- Der Mensch darf nicht sozial isoliert sein, sonst »denkt er nach innen« und dann verändern sich Psyche und Körper bei fehlendem philosophisch-psychischen Verständnis negativ.
- (Technische) Außenenergien (Magneto-/Elektrosmog) dürfen nicht zu stark einwirken, insbesondere nicht nachts.
- Der für die Harmonie entscheidende Glaube (das richtige Bewusstseinsmoment) muss stimmen.

Wir wollen uns die einzelnen Punkte genauer ansehen. Dabei müssen wir die Umstände unserer heutigen Umgebung mit einbeziehen. Ich werde die Inhalte der Gespräche von Telefonanrufen vieler Betroffener versuchen wiederzugeben.

Die Rolle der Bewusstseinsmomente für die Psyche

»In sich hineindenken«

Die Durchsetzung in der Umwelt zum Zweck des Überlebens, wie Schutz vor Kälte und anderen feindlichen Naturgewalten oder Eroberung der täglichen Nahrung, gibt es nicht mehr. Sowohl die Strategien dafür als auch die Entbehrung bei Misserfolg und die Zufriedenheit über den Erfolg im oszillierenden Wechsel fallen weg.

Wenn notwendige Überlegungen zur Organisation der Außenwelt ausbleiben, wendet sich der Mensch im Wohlstand zunehmend der eigenen Innenwelt zu.

Das kann durchaus positiv ablaufen, wenn Konditionierung und Lernen mit hohem Energieniveau und hoher geistiger Kompetenz korreliert sind.

Umgekehrt verläuft der Prozess negativ, wenn sich Gefühle der Angst und Sorge einschleichen und die Energie des Körpers verausgabt ist. Meistens ist unser Bewusstsein aufgewühlt und zerstreut. Wie eine Kerzenflamme flackert es ungeschützt in den Windstößen unserer Gedanken und Emotionen. Diese Gedanken werden zur Last.

Jede Wiederholung eines belastenden Gedankens ruft die ganze Kaskade der katabolen Körperreaktionen – wie sie oben beschrieben sind – erneut hervor.

Wie stark wir in unser Inneres hineinwirken, zeigt folgendes Beispiel: Allein bei der Vorstellung von gleißendem Licht ziehen sich die Pupillen der Augen zusammen.

Eine Unterbrechung der Belastung ist durch zwei Reaktionen möglich:

1. **durch Ablenkung des Bewusstseins auf die Außenwelt** (Steuerung der Elektronenkommunikation nach außen);
2. **durch »Leerdenken«**, (**zum Beispiel Vorstellung einer weißen Wand**), durch Loslösung der Verfestigung.

Welche Bewusstseinsebene dirigiert unser tägliches Leben?
Wir können davon ausgehen, dass eine Ebene, die wir mit Gesundheitsbewusstsein bezeichnen wollen, bei der Menschheit intuitiv vorhanden war. Wenn wir heute von Vorwarnungsgefühlen nicht mehr viel verspüren, dann muss man sich fragen, ob die Warnsensibilität durch schleichende psychische und somatische Vergiftungsprozesse in uns verschüttet wird. Nicht dass diese Gefühle nicht mehr vorhanden wären, sie werden vom Bewusstsein nur nicht mehr erfasst.

Adaptieren wir uns an die Forderungen der Gesellschaft und an die Zerstörung der Umwelt durch die Nivellierung einzelner eigener Wahrnehmungsebenen?

Beobachten Sie die Tiere um uns herum. Wenn ein Tier im ungestörten Zustand ein Gefühl des Ruhebedürfnisses spürt, dann legt es sich hin und sinniert vor sich hin oder schläft. Wir könnten laut Untersuchungen beim Menschen eine große Anzahl von Infarkten verhindern, wenn wir dieses natürliche Verhalten in unserer Gesellschaft zulassen würden. Das erscheint aber unmöglich in einem nur auf Leistung des Einzelnen getrimmten System.

Eine andere Bewusstseinssituation betrifft andere Mitglieder der Gesellschaft:

Sie empfinden Ihr Leben als monoton und langweilig, alles erscheint Ihnen trivial? Wenn Sie so denken, haben Sie bereits einen Vorsprung vor dem Durchschnitt vieler Ihrer Mitbürger. Die kennen nichts anderes als ihren langweiligen Alltag und empfinden deshalb ihr Leben als völlig normal.

Eine andere Möglichkeit ist, das Leben mit zwanghaften Aktivitäten so vollzustopfen, dass keine Zeit mehr für sinnvolle Gedanken bleibt.

Noch ein anderer Typus:
Die so »objektive« äußere Welt wird durch uns moduliert. Je nachdem, ob wir glücklich, betrübt, nervös, missmutig, gesund oder krank sind, verändert sich das Erlebte und die Ansicht meiner Umgebung. Ich als Spiegel meiner Außenwelt merke aber bewusst nicht viel von diesem Wandel. Ich projiziere in die Welt, was ich gerade bin. Und damit die Welt auch genau das wird, was ich bin, arbeite ich unentwegt an ihrer Veränderung zu meinen Gunsten. Dabei toleriere ich kein Widerspruch von anderen, die nicht nach meinem Bild arbeiten. Schuld habe nicht ich, sondern die um mich herum, wenn ich nicht »bei Laune« bin.

Was also fehlt in unseren Bewusstseinsprozessen?

Unsere Gesellschaft bevorzugt den Schlauen, aber nicht den Weisen, sie fördert die kulturlosen, ungehobelten Machtstrukturen, aber nicht die ethischen, feinsinnigen, kultivierten Mitbürger. Die Medien sind die Sprachrohre des jeweiligen Gesellschaftsdenkens. Je mehr wir uns den heutigen Medien anvertrauen, desto mehr halten wir das dort demonstrierte Gehabe für die Realität des Menschenlebens.

Wir sind psychisch gefährdet und täuschen uns in der materiellen Wohlstandssicherheit.

Wir sind uns unserer körperlichen Bedürfnisse über Hunger und Durst hinaus kaum mehr bewusst. Schmerzen und Müdigkeit werden nicht mehr als Signale und Sprache des Körpers erkannt.

Betont wird nur noch der Intellekt. So behandeln wir nicht nur uns falsch, sondern entsprechend auch unsere Erde. Die Technologie entfremdet uns von unserem natürlichen Dasein. Naturvölker hatten immer ein tiefes Verständnis für die Verbundenheit zwischen Erde und Mensch.

Wir blenden den Körper in unserem Leben weitestgehend aus, obwohl wir von Geburt an mit allen Empfindungen und Bedürfnissen ausgerüstet waren.

Drogen und Pillen betäuben Reste der natürlichen Empfindung. Auch Kaffee unterdrückt das originale Gefühl für den vorhandenen Energiespiegel.

Da wir keine Verantwortung mehr für unseren Körper wahrnehmen, sind wir auf Fachleute und Autoritäten angewiesen.

Dabei ist dann manchmal übernommenes Wissen von Interessengruppen und Autorität wichtiger als die Methode und die Behandlung selbst.

Wer kultiviert die Sensibilität für Körpersignale?

Wir absolvieren unser Leben, wie es der Verstand uns eingibt. Wir folgen dem Rhythmus der Gesellschaftslogik. Wir sind aber nach wie vor Teil des ganzen Naturgeschehens. Rhythmen aus Licht und natürlichen Informationen steuern die Basis unserer Gefühle und unsere Funktion.

Viele sind heute davon überzeugt, dass es falsch ist, die Überlieferungen der Alten mit ihren wahren Weisheiten zu ignorieren. Man nennt diesen Weg gerne den spirituellen Pfad und schon besteht die Gefahr, durch unseriöse Offerten von skrupellosen Geschäftemachern getäuscht zu werden und in tiefe Abhängigkeiten verwickelt zu werden.

Was ist zu tun?

Wo und wie finden wir friedvolles Ruhen und ruhiges Verweilen, ohne in Abhängigkeit und betrügerischer Machenschaften zu gelangen?

Wenn wir die Welt um uns wandeln wollen, dann müssen wir unser eigene Wahrnehmungverändern (**Bild 30**).

Mohandas Gandhi: *»Du selbst musst die Veränderung sein, die du in der Welt zu sehen wünschst.«*

Bild 30 *Jeder hat die Möglichkeit, mithilfe einer Bewusstseinstransformation seine Persönlichkeit und die Steuerung seines Körpers zu verändern. Das wussten auch die Alten Weisen.*

Bild 30

Umschalter zu verschiedenen Persönlichkeiten

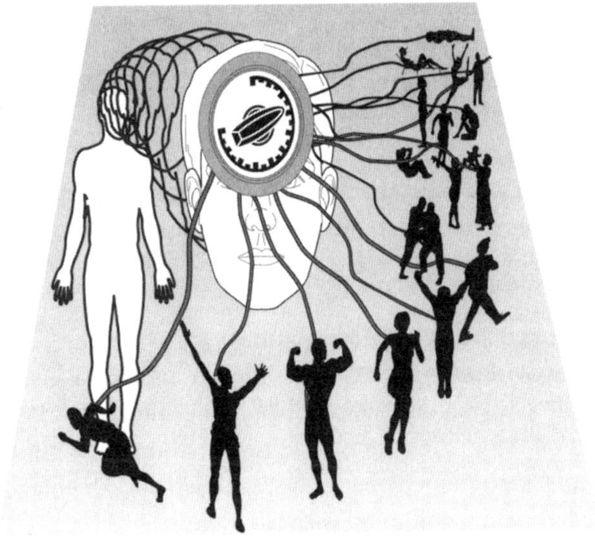

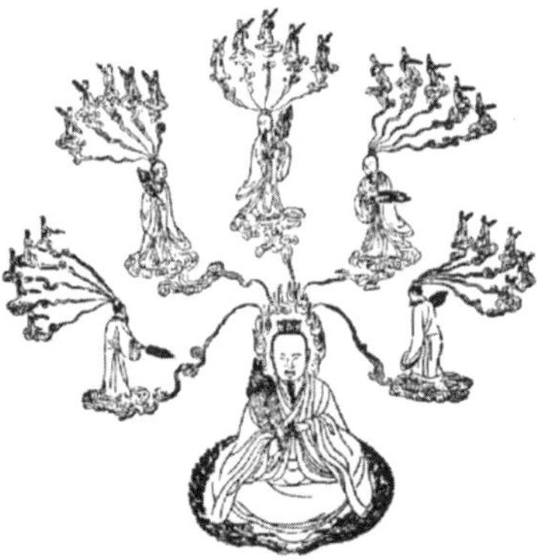

Verlag Eugen Diedrichs, München

Ansätze der Meditation

»Meditation« und »Medizin« stammen nicht von ungefähr aus der gleichen indogermanischen Sprachwurzel.

Mederi (lateinisch) heißt »heilen«, hatte aber ursprünglich die Bedeutung von »messen«. Dieses wiederum meint das richtige innere Maß, das Gleichgewicht, die Homöostase für die Gesundheit.

Die Medizin ist demnach eine Institution, die das rechte innere Maß herstellen sollte. Das aber ist auch das Ziel der Meditation.

Einsamkeit selbst ist Meditation:
Die Auswirkungen der Geistestätigkeit anderer Menschen im Alltag stören unser Bewusstsein ungemein. Hektik und der von Menschen gemachte Lärm stören den ruhigen Strom unseres Innenlebens, unser Fühlen und Denken, unsere Konzentration und Geistesklarheit.

Vorübergehende Einsamkeit beseitigt Ablenkungen und verursacht auf diese Weise einen Zustand des Insichruhens, einen Zustand natürlicher Konzentration. Was nun im Bewusstsein auftaucht, nimmt eine größere Wirklichkeit und Wichtigkeit an und kann mit voller Aufmerksamkeit betrachtet werden. Aber Einsamkeit muss im gesunden Wechsel mit sozialer Gemeinschaft stehen, sonst macht Einsamkeit krank.

Am angenehmsten ist die soziale Gemeinschaft, die selbst geübt ist in meditativen Zuständen. Wer meditative Ruhe und Gelassenheit besitzt, hat eine wohlklingende Stimme, hat eine elegante Gestik, kann zuhören, ist freundlich und tolerant gegenüber negativen Stimmungen, kurzum: strahlt Sympathie aus.

Jacob Boehme (1610), zitiert in Piero Ferrucci:
»Wenn Du kannst, dann stell für eine Weile jedes Denken und jedes Wollen ein, dann kannst Du die unsagbaren Worte Gottes hören. Wenn Du ruhig und still bist, dann bist Du wie Gott, bevor er die Natur und die Kreaturen geschaffen hat; dann bist Du, was Gott damals war; Du bist das, aus dem Er Dein Wesen und Deine Kreatur geschaffen hat. Dann hörst und siehst Du sogar, was Gott selbst in Dir sah und hörte, noch bevor Dein Wollen und Dein Sehen begonnen haben.«

Nimmt man hier statt Gott den Begriff Urform der Energie (wie in Teil I beschrieben) und setzt diesen Begriff gleich mit Geist, dann entspricht Boehmes Ausspruch der Tradition der Alten Weisen.

Übersicht 11

Ein-fall

Reflexion

Ent – schluss

= Funktionen des menschlichen Geistes in Ruhe

Keiner ist in der Lage, seine Einfälle selbst zu bestimmen und im Voraus zu wissen

Wir könnten nicht das Meditieren, die Achtsamkeit in der Ruhe ausüben, wenn dieser Kanal nicht von der Natur für uns vorgesehen wäre. Meditation schafft ungewöhnliche geistige Bereiche, die der Natur inneliegen.

Zitat von Einstein (aus Sogyal Rinpoche, S.126)
»Der Mensch ist ein Teil des Ganzen, das wir Universum nennen, ein in Raum und Zeit begrenzter Teil. Er erfährt sich selbst, seine Gedanken und Gefühle als abgetrennt von allem anderen – eine Art optische Täuschung des Bewusstseins. Diese Täuschung ist für uns eine Art Gefängnis, das uns auf unsere eigenen Vorlieben und auf die Zuneigung zu wenigen uns Nahestehenden beschränkt. Unser Ziel muss es sein, uns aus diesem Gefängnis zu befreien, indem wir den Horizont unseres Mitgefühls erweitern, bis er alle lebenden Wesen und die gesamte Natur in all ihrer Schönheit umfasst.«

Die höchste Meditation ist, in der Natur des Geistes zu ruhen (Zustand des *Rigpa*), durch Übung des ruhigen Verweilens sich der Natur des Geistes zu nähern.
Mysterium der *sunyata* in der buddhistischen Philosophie:
In der metaphysischen, dem Denken unfassbaren Leere liegt die Fülle aller Dinge beschlossen.

Damit das gelingt, muss der Geist, das Bewusstsein, aus dem Verfestigungsprozess entlassen werden. Das heißt, ich sollte vorübergehend aufhören zu denken und mich an vorbeistreifenden Gedanken nicht anhängen.

Eine Meditation ohne richtige innere Ökologie und richtiges inneres Klima gelingt nur schwer.

Inspiriert und friedvoll, gutmütig, großzügig, tolerant, selbstzufrieden zu sein sind nützliche Voraussetzungen, um die Nähe zum Zentrum des Geistes anzustreben. Nicht zweifeln, ob es mir gelingt, keine Anstrengung verspüren, einfach unerschütterliche Gewissheit erleben. Jetzt entsteht das für eine Körperbeeinflussung notwendige Urvertrauen. Die angestrebte Nähe zum Zentrum, dem Geist, ist erreichbar.

Marc Jongen:
»*Weitere und engere Kreise vollführt die Meditation um ihren Kraftquell, und je enger der Kreis, je näher das Zentrum, desto bedeutungsvoller die Gedanken, desto intensiver das Bewusstsein – desto größer allerdings auch die Gefahr, von der Einheit wie von einem schwarzen Loch verschluckt zu werden.*«

»Höhere Bewusstseinszustände« können nur durch Erfahrung erworben werden. Konsequenterweise können sie deshalb auch nur von denen verstanden werden, die diese Stadien selbst erreicht haben.

Innere Ruhe kann gelernt werden, so wie wir die alltägliche Hektik mangels geeigneter Barrieren zwangsweise in unser Vegetativum aufnehmen.

Ansätze der Meditation können in »Fleisch und Blut«

übergehen, wenn regelmäßig etwa 20 Minuten dafür täglich eingesetzt werden.

Die meisten brauchen 14 Tage, um falsch Einprogrammiertes zu verlernen, und weitere 14 Tage, um Neues zu etablieren. Jede Zelle lernt und verlernt, indem »Welcher-Weg-Information« Energien als Verknüpfungen festlegt und wieder auflöst, wenn die »Welcher-Weg-Information« gelöscht ist (Teil I). Voraussetzung ist tägliches Üben an den richtigen Dingen.

Meditation ist eine subtile Transformation nicht nur im Bewusstsein, sondern als Folge davon auch im Körper. Meditation als Erfahrung der »Nähe zum Universalen Geist« ist äußerst heilsam.

Das Transzendente mithilfe unseres Körpers zur Realität bringen, das scheinen nur die Menschen innerhalb der Gruppe aller Lebewesen bewusst zu empfinden. Man könnte sagen: dafür leben wir eigentlich.

Die Atmung als psychosomatische Festigung

Unsere wichtigsten Energiespenderquellen in der Umwelt sind: der freie Sauerstoff der Luft und die Kohlenhydrate der Pflanze.

- Wir müssen atmen, um den Elektronen (aus unserer Nahrung), die über die Atemkette in unseren Zellkraftwerken fließen, einen Landeplatz zur Verfügung zu stellen. Dabei wird Energie frei.
- Bei der Verbrennung von Kohlenhydraten zu CO_2 und H_2O werden pro O_2-Molekül 4 eV Energie, das sind etwa 5×10^{-19} Ws freigegeben.

- Die Lufthülle misst etwa 7 km mit durchschnittlich gleicher Dichte.
- Das Volumen der Luft ist etwa $3{,}5 \times 10^{18}$ m^3.
- Pro cm^3 Luft sind 5×10^{24} O_2-Moleküle enthalten.
- Die Atmosphäre der Erde enthält etwa 10^{43} O_2-Moleküle.
- Mit der Atmung werden pro Liter konvektiv eingezogener Luft mehr als 10^{22} Moleküle bei 0,5 l Einatmungsluftvolumen einschließlich einer ungeheuer großen Anzahl Elektronen ($10^{18}/mm^3$) in die Lungen aufgenommen.
- In der Atmosphäre sind also etwa 10^{21} bis 10^{22} Atemzüge enthalten.
- Alle Menschen dieses Globus könnten also täglich etwa 20 000 Mal Atem holen (alle anderen Sauerstoffverbraucher nicht berücksichtigt).
- Jeder Atemzug von jedem Menschen enthält etwa 10^{15} Atome, die von anderen Menschen schon einmal benutzt worden sind. So betrachtet sind wir untereinander über unsere Atematome und Atemelektronen alle miteinander verbunden.

Psychosomatisches »Startmodell« als Hilfsvorstellung

Interessant sind die freien Elektronen unserer Atmung. Frei heißt hier, sie sind energetisch noch nicht festgelegt. Wir atmen mit jedem Atemzug freie Elektronen ein.

Diese Menge Elektronen »wartet darauf«, in unserem Körper energetisch eine Aufgabe zu bekommen.

In den Überlieferungen steht der Atem (Sanskrit: *prana*) als das »Vehikel des Geistes«, weil *Prana* dem Geist Beweglichkeit verleiht.

Was könnte mit dieser überlieferten Weisheit gemeint sein?

Mit jedem Atemzug gelangen unzählige potenzielle Energiequanten in unseren Körper. »Potenziell« bedeutet hier, diese Energie ist noch nicht in Teilchen festgelegt, da noch keine Verfestigung stattgefunden hat. Diese Energie befindet sich deshalb noch im Zustand »Aller Möglichkeiten«.

Dies ist laut Teil I dieses Buches aber der Universelle Geist. Praktisch wird also – so kann man spekulieren – mit jedem Atemzug »Geiststoff« in den Körper gebracht, der im Bewusstseinsmomente (das waren die »Welcher-Weg-Informationen«) für jeweilige Realitätsbildungen festgelegt wird.

Wir wissen inzwischen, Elektronen und andere Quantenentitäten bekommen erst eine Existenz (von *ex sistere* = unterschiedlich sein, und *existere:* herausstehen, herausragen, hinausragen, also gewissermaßen »in die Existenz hineinragen«), wenn sie durch eine Kraft nach dem Prinzip »Gleiches erzeugt Gleiches« festgelegt werden.

Nun wollen wir uns ein Modell basteln, das allerdings bisher durch nichts eine Rechtfertigung erhalten hat. Das stört aber nicht, denn auch seine Nichtgültigkeit ist nicht erwiesen. Es könnte also durchaus so funktionieren, wie wir es konstruieren.

Wir hatten bereits in dem Vorgängerbuch *Gehirn-Magie* auf der Basis einer Idee des französischen Physikers Charon ausführlich dargestellt, dass Elektronen die eigentlich intelligenten Systeme sein könnten; wenn es so ist, dann müssten sie Speichermöglichkeiten für ihre »Erfahrungen« besitzen (keine Funktion in uns läuft ohne Beteiligung der Elektronen).

Wenn wir also mit jedem Atemzug »erfahrene« Elektronen in unseren Körper hereinholen, dann sind natürlich auch viele darunter, die bereits einen hohen Speicherinhalt besitzen (als String oder als Urmembran mit spezifischen Schwingungsmoden). Diese Elektronen stellen sich bevorzugt den Bewusstseinsentitäten »Welcher-Weg-Information« zur Verfügung, um Realitäten und Existenzen zu schaffen. Wenn wir spontan denken, verfestigen wir also die durch unsere Atmung neu in unseren Körper gelangten Elektronen in eine Starterposition zur Ansteuerung der Neuronenstrukturen. Eine hübsche Idee, ob sie richtig ist – wer weiß?

Der Atem als »Fahrzeug des Geistes« wäre in dieser Sichtweise jedenfalls völlig stimmig.

Wir können uns nun vorstellen, dass wir alle neu in unseren Körper gelangten Elektronen keinesfalls mit schlechten Bewusstseinsmomenten programmieren sollten, denn wir müssen ja davon ausgehen, dass sie in ihrer Starterposition dementsprechend ungünstige Hormonkaskaden in Gang setzen. Umgekehrt können wir uns vorstellen, dass wir bevorzugt positive Prägungen über unser Bewusstsein vornehmen wollen, um entsprechend programmiert zu sein.

Eine beliebte, da einfache Methode der Meditationseinleitung ist die Bewusstseinskonzentration auf das Atmen.

Der Atem fließt ganz natürlich ein und aus. Ganz natürlich fließen auch die Energien, teilweise festgelegt in Molekülen, teilweise frei als Elektronen ein und aus. Die freien Elektronen sind spezifische Schwingungsmoden der Urform der Energie und werden als Elektronen von unserer Welt festgelegt, weil natürlicherweise keine anderen Festlegungen in unserer Umgebung existieren. Das heißt aber nicht, dass unser Bewusstsein ebenfalls diesem Gesetz unterworfen ist und keine anderen Festlegungen vollbringen kann.

Festlegungen durch das Bewusstsein geschehen durch die Gewissheit aufgrund des Glaubens. Der Glaube wird allein dann zur Gewissheit, wenn die Erfahrung das Erreichen des angestrebten Ziels positiv signalisiert. Gedanken und Emotionen sind die Erfahrungen des Geistes, die, gleichsam in einiger Entfernung vom »Kern«, im Geistraum energetisch präsent sind.

Meditation sollte nicht zum Ritual werden, sondern ganz natürlich geschehen. Der Atem führt sich selbst, so wie es angenehm ist, die friedliche Atmosphäre kommt von alleine, ich fühle mich wohl und glücklich, ich bin entspannt und kristallklar wach, nun kann es passieren, dass der Geist sich selbst bewusst wird.

Leerdenken

Eine andere Methode zur Meditation ist das Ausnutzen der Lücke zwischen den einzelnen Gedanken.

Alle Übergänge von einem Ereignis zum nächsten sind mit Lücken verbunden. Auch zwischen Wachen und Einschlafen, zwischen Tiefschlaf und REM-Schlaf, zwischen Leben und Tod gibt es Lücken, die durch besondere Bewusstseinszustände markiert sind. Nur Gleiches kann Gleiches erkennen. Ist die Energie festgelegt, gibt es keine weiteren Möglichkeiten. Ist die Festlegung gelöst, sind alle Möglichkeiten wieder offen. Der Tiefschlaf ist die Phase der Entknüpfung, der Traumschlaf ist die Phase der Neuknüpfung.

Gedanken fließen nicht kontinuierlich, auch wenn es uns so vorkommt. Jeder momentan sich äußernde Gedanke besitzt ein Ende und der nächste Gedanke besitzt einen Anfang. Dazwischen gibt es einen ausgezeichneten Zustand.

> Im Visuddhimagga (VIII) heißt es (zitiert in Govinda, 1991):
> Die Lebensdauer eines Lebewesens sei genau genommen nicht länger als die Dauer eines Gedankens, einem Wagenrad vergleichbar, das im Rollen wie im Stehen den Boden jeweils nur in einem Punkt berührt.
> *»Das Wesen des vergangenen Bewusstseinsmomentes hat gelebt, aber lebt nicht jetzt, noch wird es in Zukunft leben.*

Das Wesen eines zukünftigen Bewusstseinsmomentes wird leben, aber es hat (in der Vergangenheit) nicht gelebt, noch ist es (jetzt) am Leben.
Das Wesen des gegenwärtigen Bewusstseinsmomentes lebt jetzt, aber es hat (in der Vergangenheit) nicht gelebt, noch wird es (in der Zukunft) leben.«
Immer ist es die Vergangenheit, die Probleme aufbaut, aber auch die Mittel zu ihrer Überwindung aufzeigt.
Die Aktivität des Bewusstseins, das im Selbstbewusstsein mündet, wird von seiner selbst gemachten Vergangenheit bestimmt.

Aus der Sichtweise des Lückenzustandes heraus, gehört der erste Gedanke der Vergangenheit an, während der nächste Gedanke der Zukunft angehört. Nur die Lücke ist in der Gegenwart. Alle Lücken sind Chancen für das Erreichen besonderer Bewusstseinszustände, wenn man sie erkennt und für Transformationen nutzen lernt.

Wenn der individuelle Geist nicht mehr in Beschlag genommen und ruhiggestellt wird, wenn Gedanken und Vorstellungen aufhören, gedacht zu werden, dann kann sich das individuelle Bewusstsein aufgrund seiner Freiheit dem Universellen Geist nähern.

Werden die eigenen Kräfte nicht mehr durch Bewusstsein gesteuert, dann kommt der Geist zur Ruhe, dann ergeben sich keine Ursachen mehr für neue zukünftige Wirkungen, dann gelangt der Geist zu sich selbst, dann erreichen wir den Zustand des Tao (China).

Wird der Mensch zu seinem Kern (zu seinem Zentrum zurück verbunden *(re-ligere)*, so ist das Ziel erreicht. Der innere Lenker ist der ureigenste Guru. Wir müssen seine Impulse wahrnehmen und ihnen nachgeben. Das ist nach alten Überlieferungen Heilung.

Ananda ist der Zustand der Ruhe, alle Spannungen sind harmonisch austariert.

Ruhe ist nicht Kraftlosigkeit, sondern harmonisch ausgeglichene Kräftekonstellation.
Ist Ruhe und Entspannung ein passiver Vorgang? Wir sind geneigt, dem zuzustimmen. Wenn ich mich entspanne, dann entkopple ich diverse Verbindungen zwischen Neuron und Muskulatur. Ich setze über das verlängerte Mark in der Medulla oblongata die Aktivität der g-Motoneurone herab (das sind Nervenfasern, die Muskelspindeln innervieren und den Tonus des Muskels dirigieren). Aber irgendwo muss auch dieser Vorgang seinen Anfang nehmen.

Im Sinne unserer oben aufgebauten Hypothese könnte es daher auch anders dargestellt werden. Erinnern wir uns: Bewusstsein ist in unserem Konzept »Welcher-Weg-Information«.

Das Bewusstsein diktiert aktiv in Form der »Welcher-Weg-Information« das Geschehen auf eine »höhere« Ebene der Verfestigung und löst dafür die Ebene der Van-der-Waals-Kräfte auf, die durch vorausgehende Gefühle, Gedanken und Glauben entstanden ist. Das funktioniert, da Bewusstsein als Energieentität auch in Resonanz mit »höheren« Energien liegt, die es beeinflussen will.

Anleitungen zur Selbstfindung nach alten Überlieferungen sind:

1. Phase: Konzentration (Sanskrit: *dharana*) zur Sammlung der geistig-bewussten Energien auf einen eng begrenzten Raum
2. Phase: Meditation *(dhyana)*
3. Phase: Kontemplation *(samadhi)*, das zu sich selbst Kommen

Harmonie der Sinne

Der Duft von Zedern aus dem Fläschchen lässt uns in unserer Stimmung nicht besonders hoch auflaufen. Dazu gehört mehr, und zwar ein richtiges Erleben, und das ist nur möglich, wenn wir den kompletten lebenden Baum vor uns haben.

Bild 31 *Wenn wir sehen, dann liegt das daran, dass die Sonnenphotonen Elektronen in Dingen unserer Umgebung anregen, die dadurch neue Photonen senden und diese die Retina unserer Augen anregen.*

Bild 31

Photonenkraftübertragung

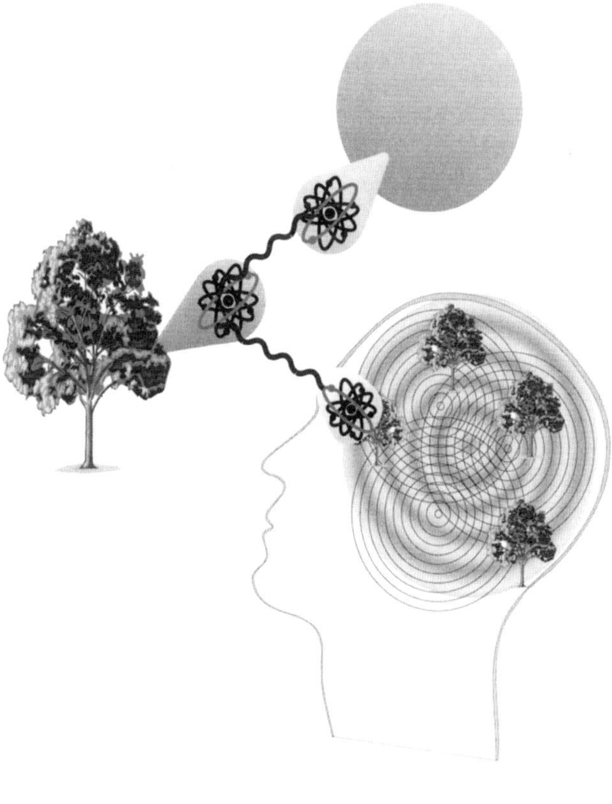

Das Gehirn wird nun mit mehreren Kanälen gleichzeitig gefüttert:

- die Duftsensation durch die verdampfenden ätherischen Öle in der Wärme (eigentlich die Anregung der Moleküle durch resonante elektromagnetische Energie [**Bild 18**]);
- die Form des Baums (eigentlich die Absendung von Photonen der durch das Sonnenlicht angeregten Elektronen des Baumes (**Bild 31**);
- und meine bewusste Interpretation: stolz, erhaben, vital, urwüchsig;
- die fühlbare Nähe zum Lebendigen;
- der Duft der Erde mit der damit verbundenen Infrarotstrahlung des Boden (**Bild 2**);
- der Luftzug im Gesicht ...

Alles zusammen wird registriert und synchron als Hologramm der elektromagnetischen Neuronenaktivitäten repräsentiert: Interferenz und Superposition.

Das Gefühl der Harmonie entsteht, weil die archaischen Kanäle eine positive Bewertung vermitteln, so wie ein Garten, ein Raum, ein Hort der Geborgenheit sein kann.

Ein weiteres Beispiel. Wenn wir einen Pfirsich essen, dann schmecken wir erst etwas, wenn wir uns auf den Geschmack konzentrieren. Dies ergibt eine Reihe weiterer positiver Wirkungen, die ohne Hinwendung ausbleiben. Um etwas erleben zu können, müssen wir unser Bewusstsein darauf einstellen (Zielfindung durch »Welcher-Weg-Information«).

Das heißt, verschiedene angeregte Neuronenkanäle und Bewusstsein im Gleichklang können Harmonie erzeugen.

Jedes Erkennen ist ein Erschaffen, denn es wird geistig erzeugt.

Unterscheiden ist die Voraussetzung für Erkennen.

Ohne Polarität und Differenz kann es kein Leben geben, keine Wahrnehmung.

Ein positives Merkmal des Lebens ist erreicht, wenn Differenzierung und Koordination ausgewogen zusammenliegen.

Ist Einheit erreicht, gibt es keine Polarität mehr, dann wäre auch jede Erkenntnismöglichkeit aufgehoben. Das göttliche absolute Wissen wäre erreicht (der Vedanta: *paravidya*).

Das Wort *sat* heißt unverwandelbares Sein; es taucht wieder auf in *satya*, was Wahrheit bedeutet. Der Vedanta spricht als Richtung zur Einheit von *sat-cit-ananda*, von Sein-Bewusstsein-Seligkeit.

Psychische Effekte der Natur

Kontakt mit der Natur, Waldspaziergänge, Flusswanderungen, am Meer meditieren, Malen, Musizieren – wir brauchen diese Zeit. Andere bevorzugen eine überragende stimulierende Umgebung, wie in Kirchen.

Am machtvollsten für eine psychisch wohltuende Beeinflussung wirkt immer wieder die reine Natur.

Warum ist Natur so ein gewaltiges Erlebnis für die Psyche? Sie reflektiert die Symmetrie.

Charles Townes, 1964 Nobelpreis für Physik:
»… bei den Gesetzen des Universums [muss] ein intelligentes Wesen involviert gewesen sein …«

Die Membran- und Stringtheorie erlaubt, die Materieteilchen und die Naturkräfte einschließlich der Gravitation auf reine Geometrie zu begründen. Schönheit und Symmetrie lässt sich auf die subatomare Aufwicklung des höherdimensionalen Raums zurückführen.

Indem uns die natürliche Symmetrie als Schönheit bewusst wird, entstehen Kräfte, die uns guttun.

Beispiel Schneeflocke:
Sie bildet schöne sechseckige Muster. Diese Struktur entsteht durch die geometrische Anordnung ihrer Moleküle. Diese Konfiguration ist wiederum bestimmt durch die Elektronenschalen der Moleküle. Die Elektronenschalen sind letztlich eine Folge der Drehsymmetrien der Quanten. Die Quanten sind spezielle Schwingungsmoden einer Urenergie. Die Urenergie selbst besitzt Schönheit als Dimension.

Alle Symmetrien des niederenergetischen Universums, die wir in chemischen Elementen vorfinden und aus denen wir bestehen, beruhen auf Symmetrien des Standardmodells, die sich ihrerseits aus Strings und Urmembran ableiten lassen.

Unsere alltägliche Welt, Pflanzen, Bäume, Blüten, Tiere und wir selbst, sogar der Regenbogen, alles ist fast perfekt symmetrisch. Dies ist die fragmentarische Manifestation der ursprünglich elfdimensionalen Raumzeit.

Die Geometrie ist sowohl für die Kräfte als auch für die Struktur verantwortlich und informiert unser Bewusstsein.

Max Planck:
»Können wir uns logisch überhaupt ein von der Natur unabhängiges Selbstbewusstsein vorstellen?«

Planen Sie Ihren nächsten Urlaub als Besuch eines Nationalparks. Wandern Sie, setzen Sie sich zur Rast an einen Fluss und versuchen Sie, an nichts zu denken, meditieren Sie also mit der Strömung.

Ein Wasserfall bringt zusätzliche Heilatmosphäre.

Hier ein kleiner Exkurs zu einem »Naturphänomen«.
Die in bestimmten Medien hoch gelobten Kornkreise als Ausdruck einer unbekannten Kraft in der Natur oder aus dem Kosmos sollte man distanziert betrachten. Meiner Meinung nach werden hier leistungsstarke elektromagnetische Signale über Satelliten reflektiert und offensichtlich nur nachts (damit niemand verletzt wird) in die landwirtschaftlich genutzten Feldbezirke bestimmter Regionen gelenkt. Ein Überbleibsel aus dem staatlichen Projekt »Krieg der Sterne« der USA (heute beendet), von Spaßmachern unerlaubt von einer Vorlage als Figur abgescannt, in den Orbit geschossen, dort an Antennen reflektiert und zurück zur Erde gestrahlt. Klappt das, dann staunt der gläubige Mensch.

Was ist die Ursache für das Wohlbefinden am Wasserfall?

Der Vorgang Wasserfall ist mit einer ganzen Reihe von gut registrierbaren physikalischen Besonderheiten verbunden, die Wirkung auf Menschen zeigen.

1. Das Wasser eines Wasserfalls erzeugt eine negative Ladung in der Luft und elektrische Feldstärken bis zu minus 1000 V/m. Im letzten Jahrhundert zeigte Phillip Lenard, dass größere Tropfen positiv geladen sind und kleinere negativ. Da die größeren Tropfen schneller absinken als die kleineren, bleiben die negativen Ladungen länger in der Luft und erzeugen das relativ starke elektrische Feld. Man hat festgestellt, dass Menschen in einem Raum mit negativer Ladung ein Gefühl des Wohlbehagens entwickeln. Objektivierbar war bei Kaninchen eine Anregung der Zilien des Flimmerepithels in der Lunge (Lungensäuberung forciert). In anderen Versuchen wurden Hormonausschüttungen durch Ionen provoziert (Serotonin).
2. An der biologischen Wirkung negativ elektrisch geladener Bestandteile der Atemluft ist nicht mehr zu zweifeln. Als wichtigste Therapieergebnisse der Behandlung mit ionisierter Luft sind laut älterer Literatur Verbesserungen und Heilungen zu nennen bei: Bronchialasthma, Erkältungskrankheiten, Keuchhusten, Emphysem, Heuschnupfen, Verbrennungen, Tuberkulose, außerdem Herabsetzung von Viskosität des Blutes und Blutdruck.

   Wasser, das über eine Kante herabfällt, kann in hohe Schwingungsamplituden geraten. Im fallenden Wasser-

strom erzeugen die Schwingungen eine stehende Welle (ähnlich wie bei einem Rohr mit einem offenen und einem geschlossenen Ende). Ihre Wellenlänge ist etwa um ein Viertel größer als die Höhe der Abrisskante. Das Produkt aus Frequenz und Höhe des Wasserfalls ist ein Viertel der Schallgeschwindigkeit im Wasser. (Bei einer Schallgeschwindigkeit im Wasser von 1445 m/sec und einer Höhe des Wasserfalls von 12 Metern ergibt sich eine Hauptfrequenz von etwa 32 Hz, also gerade noch gut hörbar.) Die Druckschwankungen, die durch die Kante hervorgerufen werden, übertragen durch Resonanz Energie an die Schwingungen im fallenden Wasser. Dadurch werden beträchtliche Amplituden erreicht, die auch auf den Untergrund übertragen werden und zumeist eine dominante Schwingungsfrequenz in beachtliche Entfernungen führen.
Über die Wirkung von mechanischen Schwingungsfrequenzen auf den Menschen gibt es eine reichhaltige Literatur. Nicht alle sind positiv.

Ein gewisses Problem beim Wohlbefinden am Wasserfall könnte die hohe Luftfeuchte darstellen, dies aber nur dann, wenn gleichzeitig Schwüle herrscht, wenn also bestimmte Infrarotstrahlung in höherer Amplitude auf den Menschen trifft. Wassermoleküle sind bei Energieanregung durch die Sonne intensiv strahlende Massen im thermischen infraroten Schwingungsbereich. Auch der O_2-Partialdruck sinkt in diesen Regionen.

Musik-Effekte

Musik aktiviert die archaischen Harmoniekanäle, und das funktioniert auch ohne die verschiedenen Sinne zu bemühen. Schall wird als Impuls-Frequenz-Spektrum ins Gehirn geladen.

Auch ohne den Ohrapparat ist das möglich.

Im Versuch diente als Vehikel Ultraschall, der die Schädelkalotte durchdringen kann. Dieser Ultraschall kann mit Musikfrequenzen moduliert und ins Gehirn gesendet werden: nun hören wir Musik. Das aber bedeutet, bestimmte Gehirnareale wären direkt für die Frequenzen der Musik sensibel.

Musik, die unserer jeweils favorisierten Stimmung adäquat ist, öffnet in uns die Bereitschaft für intuitives Erleben.

Schon in Indien zu Zeiten der Vedensammlung, auch im alten Ägypten und dann wieder im Mittelalter, wo die alten Lehren intensiv studiert wurden, kam man auf den Gedanken, Musik zur Heilung einzusetzen.

Johannes Kepler schrieb:
»... es pflegen etliche Ärzte ihre Patienten durch eine liebliche Musik zu kurieren. Wie kann die Musik in eines anderen Menschen Leib wirken? Also, dass die Seele des Menschen wie auch etlicher Tiere die Harmonie versteht, sich darüber erfreuet, erquicket und in ihrem Leib desto kräftiger wird. So dann nun auch die himmlische Wirkung und in den Erdboden durch eine Harmonie und Stille Musik kommt.«

Novalis, der Dichter und Mystiker der Romantik, erklärte:

»Jede Krankheit ist ein musikalisches Problem.«

Sie haben recht, wenn auch umschrieben. Es ist wirklich verblüffend, wenn von Billiarden möglicher physikalischer Schwingungen nur einige Tausend in der Natur und in uns Menschen verwirklicht sind – allein harmonikale, in Spins, in Quantelungen, im periodischen System der Elemente, in Kristallen, in organischen Bausteinen, in Planetenbahnen.

Es sind geordnete, formschön gebildete Klänge und damit Harmonie, ästhetische Strukturen wie bei den Chladnischen Klangfiguren. Alles in uns und um uns herum hat natürliche Schwingungsharmonie und ist deshalb natürlich schön, eine normierte Auswahl aus dem Chaos.

Jeder Rhythmus als Oszillation ist Harmonie in der Zeit (Harmonie kommt von griech. *harmos*, was »verbunden« heißt), ist also ein Zeitverbund, wie Pythagoras sagt.

Wir reagieren auf Musik und Rhythmus. Die quantenphysikalische Ursache dafür ist mit dem sogenannten Zenon-Paradoxon plausibel erklärbar (siehe mein Buch *Gehirn-Magie*). Dies besagt, dass Quantenzustände sich niemals ändern können, wenn eine Dauerbeobachtung stattfindet. Nur pulsierende Umgebung erlaubt Neuzustände von Quantenprozessen.

Der Rhythmus wird in die retikuläre Formation übertragen. Das ist ein komplexes Netz im verlängerten Wirbelsäulenmark (Medulla oblongata). Hier liegen auch das Kreislaufzentrum, das Atemzentrum, die Zentren zur Steuerung des gesamten Vegetativums, die Steuerung einiger Emotionen, das Vigilanz- und Motivations- sowie das Ermüdungszentrum. Dieses Nervennetz lässt sich im wissenschaftlichen Versuch sowohl durch Musikharmonien als auch durch pulsierende Rhythmen signifikant beeinflussen. Die Aktivitäten des Netzes werden als sogenannte Reglerneurone von langsamer getragener Musik und von niederfrequent rhythmischer Musik getriggert und reduzieren dadurch den Sympathikustonus mit allen energiesparenden Folgeeffekten einschließlich Herz- und Kreislauf-Harmonisierung.

Umgekehrt wurde erkannt, dass schnell wiederholte Tonfolgen wie beim »Bolero« oder auch beim Jazz allgemein erregend wirken.

Gut dokumentiert ist, dass Marschmusik durch die kennzeichnende rhythmische Wiederholung von bestimmten Tonfolgen Herz, Kreislauf und Atmung untereinander synchronisieren kann.

Auch die Wirkung von Wiegenliedern auf physiologisch motorische und vegetative Parameter von Erwachsenen wurde getestet. Hier zeigte sich ebenfalls eine deutliche Synchronisierung verschiedener interner Rhythmen, die insgesamt eine Beruhigung darstellten.

Schlaf ist die Folge derartiger Kopplungen. Umgekehrt sind bei schlafgestörten Personen diese Kopplungen zerrissen.

Damit erweist sich der heilende Effekt von niederfrequent rhythmischer und harmonischer Musik als eine trophotrope (Vagustonus erhöht) synchronisierende Einschwenkung in die Homöostase.

Auch für sinfonische Musik wurde die regelrechte Umschaltung des Nervensystems bereits vermessen. Der dabei auftretende Kopplungsgrad gelingt interessanterweise im Laufe des Tages nicht immer gleich gut. Gegen neun und 19 Uhr ergeben sich markante Zeitbereiche guter Synchronisation.

Stimme und Wort-Effekte

Worte waren früher weit mehr magiebehaftet als heute. Die Alten Weisen standen der Sprache noch sehr nahe, da jedes Wort als Tonfolge eines interpretierten Erlebnisses und einer Erfahrung intuitiv komponiert und verwendet wurde und beim Empfänger aufgrund gleicher Anlagen »Resonanz« erzeugte. Ursprünglich waren Worte Kraftzentren. Die Gewohnheit der Verwendung schwächt diese Kraft zwar mehr und mehr ab, dennoch reagiert die Materie unseres Körpers auch heute noch auf Tonfolgen und geistige Inhalte von Worten und Sprachen. Der Begriff »Persönlichkeit« ist abgeleitet von *persona*, die Maske, und *sonare*, tönen. Man kann auch direkt übersetzen: *personare* heißt »durchtönen«.

Die Stimme ist abhängig von dem Tonus der Stimmmuskulatur. Der Tonus ist direkt abhängig von unseren Emotionen. Innere Ruhe senkt den Tonus und ergibt eine tiefere Stimme, Aufregung erhöht den Tonus und macht die Stimme im Extrem schrill. Die emotionsgeladene Stimme wirkt suggestiv in die gleiche Gefühlsrichtung auf den Zuhörer – man kann sagen, die Emotion ist ansteckend. Dieser Effekt wird von Demagogen ausgenutzt.

Tanz als Heilquelle

Zwei verschiedene Vorgänge sind erst einmal zu unterscheiden; diese Vorgänge durchziehen alle aktiven Prozesse des Organismus und werden über das energieerfüllte »Vakuum« vermittelt:

1. Wahrnehmung von Information, also Aufnahme codierter Energie,
2. Reagieren, also Umsetzen in eine Handlung; der Körper öffnet sich zum Energieausfluss.

Energie senden und Energie absorbieren, oftmals verschlüsselt als Information – dieses Prinzip durchzieht das ganze Universum und ist bereits auf der untersten Stufe unseres Körpers, auf der die Quantenmechanik und Quantenelektrodynamik das Sagen haben, der alles bestimmende Vorgang.

Auch Tanz ist – wie alles im Organismus – ein ständiges Wechselspiel zwischen Energie-Nehmen und Energie-Geben.

Wir haben oben postuliert: das Bewusstsein steuert Energie.

Von außen nach innen fließende Energie erzeugt Gefühle. (Gefühle selbst sind primär pure Energie.)

Ein Teil der wieder ausströmenden Energie erzeugt Bewegung, treffend mit dem Wort Ausdruck beschrieben.

Gefühl und Körperausdruck

Die mit Gefühlen einhergehenden Körper- und Ausdrucksreaktionen, einschließlich der Ausdrucksäußerungen des Gesichts, also der Mimik, sind angeboren. Angeboren heißt, diese Ausdrucksäußerungen sind die Erfahrungen unserer Vorfahren. Es sind die von uns spontan induzierten Emotionen. Bereits in der Übersetzung dieses Wortes »Emotion« finden wir den entscheidenden Vorgang: nach außen bewegen.

Gefühle bewirken also Bewegung und Ausdruck. Das bedeutet, unsere Gefühle sind an der Form, also der Körperbewegung, beteiligt, und auf diesem Wege signalisiert die momentane Form und Gestalt unseres Körpers im Raum, welche Gefühle jeweils investiert wurden. Damit dient die Körperbewegung einschließlich der Mimik einer wirkungsvollen nonverbalen Kommunikation. Sie wirkt suggestiv informativ auf unsere menschliche Umgebung.

Verschiedene Gefühlsqualitäten sind in Mikrobewegungen einzelner Muskelpartien registrierbar.

Gefühle, die als Energie ausfließen, lassen in der Gestaltung die konstruktive Lebendigkeit entstehen.

> Goethe: *»Gestaltung und Umgestaltung, des ewigen Sinnes ewige Unterhaltung.«*

Umgekehrt werden während der Bewegung auch Gefühle gestaltet. Der Geist erschafft somit Form und Gestalt mit den dazugehörigen Gefühlen, das ergibt Gestik als schöpferischen Ausdruck der Lebendigkeit.

Zum schöpferischen Ausdruck werden wir inspiriert (Spiritus gleich »Geist«), indem eine Eingebung meist intuitiv wahrgenommen wird, diese Wahrnehmung wird zu impulsiver kreativer Geste, zu lebendigen Formen gestaltet. Das Wahrnehmen setzt eine gerichtete Empfänglichkeit voraus. Ein Ziel und eine Beziehung werden angepeilt (Adressing und Feedback). Resonanzen entstehen. Wahrnehmung schafft auf diese Weise Realität.

Auch in diesem Prinzip haben wir eine direkte Parallele zur Quantenphysik, wie sie von Heisenberg mit dem »Beobachterprinzip« etabliert wurde. Auch die Beobachtung setzt ein Ziel und eine Beziehung voraus und schafft subjektive Realität. Mit diesem Prinzip entstehen unsere Welt und alle anderen Welten. Das Prinzip ist bestimmend für alles, was existiert und geschieht.

Bewegungen sind also auch Gefühle, Triebe, Impulse. Sie werden getragen von der körperlich-seelisch-geistigen Ganzheit, und sie wirken dahin zurück. Eins ergibt das andere.

In den Gefühlen und Trieben sind alle Menschen untereinander gleich, unabhängig von Tradition, Kultur und Rasse. Gefühle sind die Erfahrungen unserer Vorfahren.

Tanz und Bewegung werden von Gefühlen getragen, jeden Moment neu. Mithilfe des Rhythmus und der melodischen Harmonie werden vielfältig Gefühle geweckt und ausgedrückt. Interkulturelle archetypische Ausdrucksmuster mischen sich mit individueller Körpergeschichte.

Denken, Fühlen, Wollen, Handeln verlaufen auf festgefahrenen Bahnen, die sich bewährt haben in einer gleichartigen Gesellschaft, und an denen nichts mehr geändert wird. Das ist dann der Charakter.

Der Mensch ist Schwingung, Klang, Energie

Auch Musik und Rhythmus sind grundlegend nichts anderes als Energie. Sie werden vom Körper wahrgenommen und treten als Bewegung wieder aus. Das Wahrnehmen von Harmonien und Rhythmen funktioniert ohne Denken und Überlegen. Wir werden eingehüllt vom Klang und Impuls, bis wir selbst dazugehören.

Keine Bewegung ist reiner Selbstzweck. Jede Bewegung stellt etwas dar. In der Bewegung, im Tanz wird das Geistige verkörpert. Die Grundtechnik des Tanzes wird gelernt, so wie wir laufen lernen. Das ist notwendig, damit die Koordination und Feinabstimmung der Bewegungen zum Rhythmus und zur Schwerkraft abgestimmt werden kann. Der Körper wird informiert und initiiert.

Traditionelle und professionelle TänzerInnen sind initiiert, die Schrittfolgen und Bewegungen wurden exakt nach Anleitung einstudiert und geübt, bis alles autonom abläuft. Jede Bewegung ist ein in sich abgeschlossener Ablauf.

Tanz in der Masse mit exakt gleichen Bewegungen wirkt auf den Zuschauer außerordentlich machtvoll. Der Machtfaktor ist die Einheit der Bewegungen vieler TänzerInnen, die Kohärenz. Technische Perfektion wird in vielen Körpern gleichermaßen verinnerlicht und nach außen getragen. Das ist der Moment, wo die Zuschauer in den Bann gezogen werden, ein fast hypnotischer Vorgang. In der Gemeinschaft werden einzelne Personen gestärkt und das wiederum stärkt die Gemeinschaft. Tanz ist Kommunikation.

Wir finden exakt gleiche Mechanismen in der Quantenphysik. Erst die Kohärenz, also der Gleichschritt der Energieentitäten, hat Macht und bewirkt effektive Kräfte.

Tanz ist deshalb so faszinierend, weil er die makroskopische Übernahme der submikroskopischen Quantenverhältnisse widerspiegelt.

Beim Tanz werden die Gliedmaßen in den Raum geschleudert. Der dazu notwendige Schwung ist eine Resonanzfunktion der zugrunde liegenden Eigenschwingung des jeweiligen Armes oder Beines. Nur wenn die Eigenfrequenz der Schwingung von Armen und Beinen in der Bewegung exakt getroffen wird, wirkt die Bewegung mühelos, harmonisch und natürlich.

Der Mensch selbst ist in jeder Lebensäußerung jeweils neue Schwingung, neuer Klang, neue Melodie, denn alles im Menschen schwingt ununterbrochen.

Beim Tanzen wird Atmung, Herzrhythmus, Werfen von Armen und Beinen zu einer harmonischen Einheit, die immer und immer wieder wiederholt wird, bis sich schließlich eine neue Welt für den tanzenden Menschen öffnet: die Trance. Gerade im Zustand, in dem nichts mehr geplant geschieht, sondern alles im Unterbewusstsein angesiedelt ist, wirkt der Tanz vollendet.

Ästhetisch schön ist, was aus dem Spiel dieser innerlich wirkenden positiven Kräfte hervorgeht.

Der Tanz der Urvölker entstand aus dem Ritus, dem Erkennen der Energien.

Traditionelle Tänze der Naturvölker werden mit nackten Füßen durchgeführt, um die Kraft des Erdbodens bei der Berührung einwirken zu lassen. Während des rhythmischen Loslassens des Bodenkontakts fließt die Energie in alle Teile des Körpers.

Choreograf, Benin, Westafrika: »... *Der Körper nährt sich von der Energie, die er vom Boden durch die Füße aufnimmt. Um hoch in die Luft zu fliegen, muss man zuvor tief in den Boden gehen.*«

Warum tanzt der Stein nicht?

Unbewusst werden Musikimpulse umgesetzt. Anfangs bewusst wird eine dazugehörige Bewegung aufgrund intuitiver Improvisation geplant, bis auch sie »in Fleisch und Blut« übergegangen ist und deshalb unbewusst abläuft. Zwischen diesen Extremen – unbewusst auf der einen Seite, bewusst auf der anderen Seite – laufen alle Tanzbewegungen ab.

Was heißt für uns bewusst und unbewusst?
Um das deutlich zu machen, müssen wir einen kleinen Exkurs in mein Buch *Gehirn-Magie* machen.

Wir bestehen aus nichts anderem als aus Atomkernen und Elektronen.

Unsere Atomkerne sind innerhalb kürzester Zeit (1–200 sec) nach dem Beginn des Universums, nach dem Urknall, entstanden, alle unsere Elektronen sind sogar noch früher (0,1 sec nach dem Urknall) entstanden und seitdem unsterblich. Unsere Bausteine haben also sicherlich schon eine Supernova mitgemacht, waren schon in Steinen, Pflanzen, Tieren.

Ewig lebende Atomkerne und die unsterblichen Elektronen des Universums gehen in unserem Körper nach Belieben ein und aus, bevorzugt durch Nahrung und Atemluft.

Unser genetisches Gedächtnis gibt die Matrix für den Bau unseres Körpers vor. Die Gene erzeugen aus vorgefertigten Molekülen, den Aminosäuren, Resonanzkörper für elektromagnetische Schwingungen. Sender dieser weitreichenden elektromagnetischen Schwingungen sind letztlich wieder unsere Elektronen (Ladungen), zum Teil frei, zum Teil in Molekülen gebunden. Liegt Resonanz zwischen Atomen vor, so entstehen Kräfte, die Moleküle aufbauen.

Herrscht Resonanz zwischen Molekülen, so entsteht schließlich Materie. Heutige Physiker sagen dazu Verfestigung. Unser Körper ist eine derartige Verfestigung. Durch den sinnvollen, weise gesteuerten Energieaustausch, vor allem auch mit der Umgebung, kann der Organismus leben, dies auch ohne Bewusstsein. Die weise Kraft in uns steuert und regelt über Resonanzen, sie hält den Körper in Funktion.

Heisenberg und die Kopenhagener Schule nannten unsere Wirklichkeit »Realitätsbildung durch Beobachtung«. Beobachtung ist auch eine Form der Resonanz.

Die Gefahr liegt in der Dauerbeobachtung. Eine Dauerbeobachtung friert einen Zustand ein, es gibt keine Veränderung mehr, dies auch dann nicht, wenn Anregungskräfte vorhanden sind. Dieser Effekt ist im Experiment reproduzierbar (**Bild 32**).

Zum Beispiel ein Stein: Alle Resonanzstellen sind festgelegt, alle »Beobachtungen« innerhalb des Steines bleiben immer gleich. Quantenzustände können sich nicht ändern. Ein Stein bleibt, wie er ist.

Ganz anders der menschliche Organismus:

Gefühle modulieren die Funktion – unbewusst, als Bewertung der momentanen Umweltsituation. Immer und

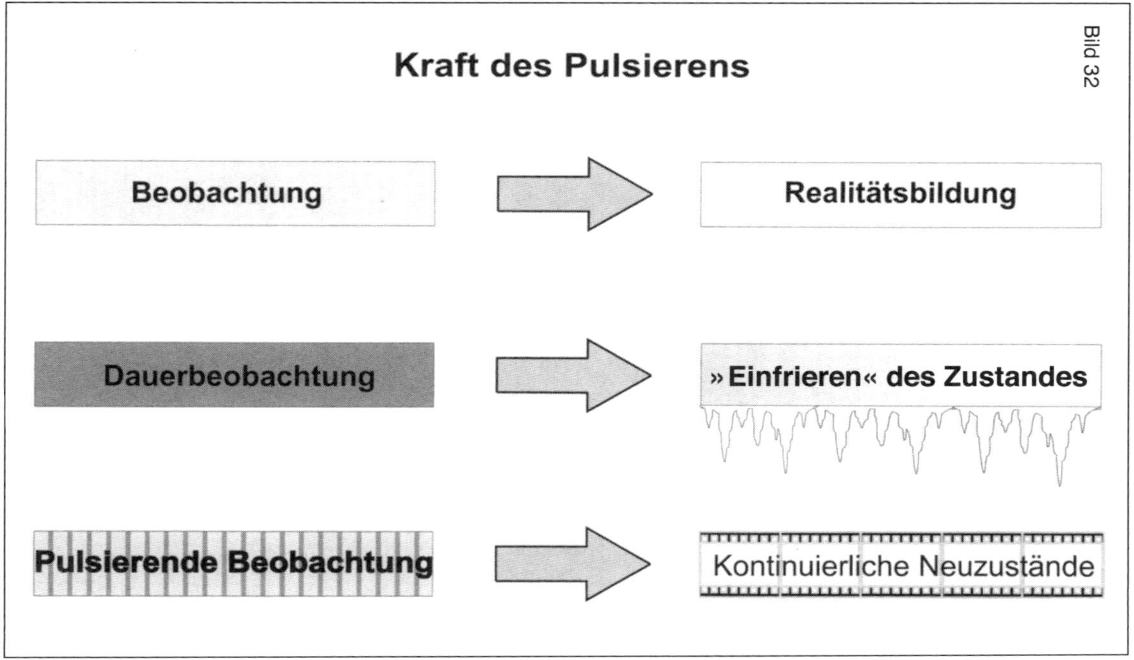
Kraft des Pulsierens
Beobachtung
Realitätsbildung
Dauerbeobachtung
»Einfrieren« des Zustandes
Pulsierende Beobachtung
Kontinuierliche Neuzustände

Bild 32

immer wieder wird meine Umwelt von mir abgetastet und durch mein Gefühl bewertet. Meine dann auftauchende Gefühlsmodalität steuert direkt meine Körperenergie. Die Körperenergie bereitet die Reaktion auf die Umweltsituation vor.

Da sich permanent etwas in mir und in meiner Umgebung ändert, kann von einer Dauerbeobachtung auf der Ebene des Funktionierens keine Rede sein.

Als Polarität zum unbewussten Gefühl wirkt das Bewusstsein. Durch das Bewusstsein wird der kollektive archaische Automatismus unterbrochen. Mein individueller Wille spielt nun eine maßgebliche Rolle bei der Modulation der Funktion. Betroffen von der Wirkung durch den Willen ist erst einmal die Muskulatur. Ein Hauptziel der Konstruktion Mensch ist das Explorieren zur Nahrungssuche. Aber die Intelligenz des Geistes und der Natur verfolgt mit einem Prinzip immer mehrere Ziele – im Gegensatz zur Technik:

Und nun kehren wir zurück zum Tanz.

Stimulierung körpereigener Drogen

Der bewusste Wille steuert meine Bewegung. Für die Feinabstufung der Bewegung ist ein Hormon im Gehirn unersetzlich – das Dopamin. Bewegungen und Gestik werden durch den Neurotransmitter Dopamin gesteuert. Ohne Dopamin gibt es keine fein abgestimmten, grazil koordinierten Bewegungen – sichtbar beim Parkinson-Syndrom, das auf Dopaminmangel beruht, wodurch Bewegungen roboterhaft werden.

Die Natur baut in dieses wichtige Geschehen eine Verstärkerschleife ein. Feinbewegungen sind nur durch Dopamin möglich, aber jede Feinbewegung stimuliert ihrerseits die Ausschüttung von Dopamin.

Das Bewegen der japanischen Kugeln in einer Handfläche, das dauernde Verschieben der Rosenkranzperlen, parallel zu den Gewohnheiten im arabischen Raum mit der Gebetskette, das Spielen von Musikinstrumenten, aber auch das grazile ausdrucksstarke Tanzen: alle derartigen Bewegungen stimulieren die Ausschüttung von Dopamin.

Das so produzierte Dopamin ist eine Droge. Es macht uns zuerst motiviert, freudig und glücklich, darüber hinaus wach, sensibel, optimistisch. Weitere Steigerung des Dopaminlevels beflügelt die Gedanken zu Kreativität und schöpferischer Phantasie (**Bild 33**).

Neuroleptika[4] blockieren die Rezeptoren von Dopamin, sodass Dopamin keine Rolle mehr spielen kann. Das führt zur Persönlichkeitszerstörung (OLG Hamm, 3 U 50/81).

Aus Dopamin wird Noradrenalin. Folge: Motivation und Lust, das Bewusstsein wird geschärft.

Aus Noradrenalin wird Adrenalin. Folge: Energie wird freigesetzt (Lipolyse).

---

4 Neuroleptika sind starke Psychopharmaka, die zur Behandlung von Psychosen eingesetzt werden. Diese Medikamente können hirnschädigend wirken und verursachen dann nicht selten irreversible Dauerschäden wie zum Beispiel das Parkinson-Syndrom, Depression, Spätdyskinesien und psychisch-geistige Abstumpfung.

Tanzen steigert auch aufgrund der Bewegung die Produktion der Motivationshormone Adrenalin und Noradrenalin im übrigen Körper. Folge: Reaktionen laufen exakter und schneller ab.

Während des Tanzes ist die Durchblutung des ganzen Organismus gesteigert, und besonders die Lymphdrainage wird hochgradig gepumpt. Das bedeutet eine optimale Versorgung der Gewebe mit Sauerstoff, Nährstoffen und eine optimale Entsorgung von belastenden Abfallstoffen. Gleichzeitig überschwemmen einige der selbst stimulierten körpereigenen Drogen den ganzen Körper.

Zu viel Dopamin und Noradrenalin führt gradlinig in die Ekstase und in einen Trancezustand. Gut bekannt durch die Wirkung von Kokain (die »göttliche Pflanze«, wie Sigmund Freud sie nannte) und von Marihuana, die beide Dopamin und Noradrenalin aufstauen.

Ohne jede exogene Droge wirkt auf besondere Weise der ekstatische Tanz oder der Tanz unter besonderer Berücksichtigung feinmotorischer Abstufungen. Östliche Traditionen pflegen diese Tänze seit uralten Zeiten.

Dopamin hemmt Prolaktin.

Prolaktin ist depressionsfördernd. Also hemmt Dopamin die getrübten Stimmungen. Folge: Freude und Lust.

***Bild 33** Dopamin wird durch feine Bewegungen ausgeschüttet. Dopamin selbst ermöglicht Feinbewegungen und verschafft uns gleichzeitig phantastische Gefühle. Es stoppt das »Depressionshormon« Prolaktin und stimuliert die Motivationshormone Noradrenalin und Adrenalin. Aus allem resultiert die pure Lust am Leben.*

Bild 33

Feinmotorik und Gefühle

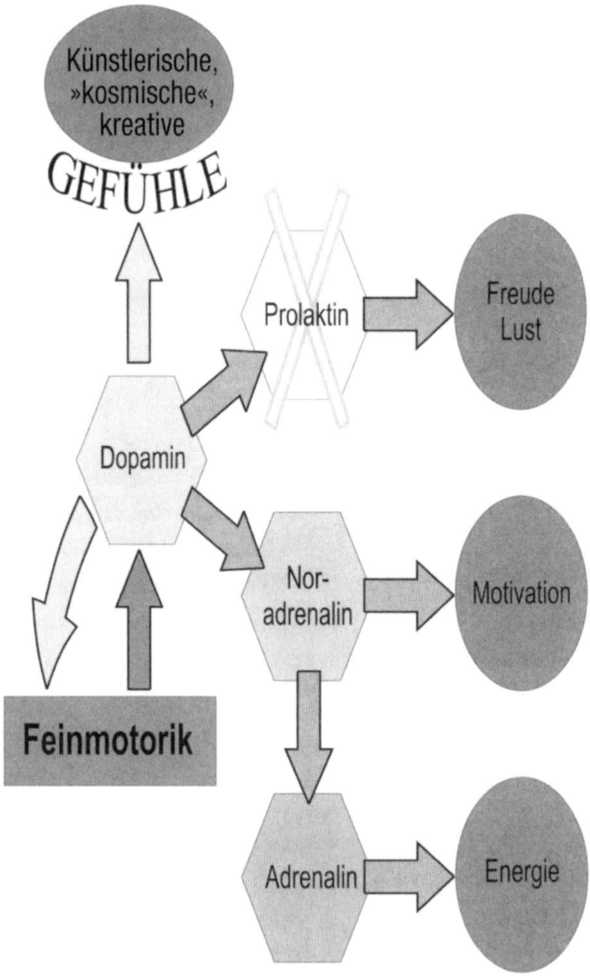

Tanz stimuliert auch die überaus wirkungsvollen Endorphine.

Er wirkt analog Opium und Morphium, aber noch weit angenehmer, denn er verbreitet Euphorie und Amnesie und verändert das Bewusstsein. Er heilt Psyche und Körper. Das Immunsystem erhält einen positiven Antrieb. Schmerzreduzierung, Freude und Lust resultieren daraus.

Man weiß, dass mit den Wirkungen von Endorphinen auch körpereigene LSD-Fragmente (wahrscheinlich das Psychodelikum Phencyclidin analog Angel Dust) ausgeschüttet werden. Sie schalten den dämpfenden Einfluss von Serotonin ab und katapultieren gleichzeitig Dopamin und Noradrenalin in höchste Level.

Das bewirkt größte Wachheit und mystisch phantastische Wahrnehmung – eine neue Realität neben dem Alltagsbewusstsein.

Unser Normalbewusstsein stellt uns als biologisch funktionierende Maschinen und unsere Umwelt als getrennte Objekte dar. Im Einfluss der Aktivität von LSD-Rezeptoren taucht offensichtlich eine neue Wahrnehmungsqualität auf; wir sind Teil eines universalen Ereignisses, ohne Raum und Zeit – eine manchmal sehr gefährliche Situation, zum Beispiel meinen wir, fliegen zu könnn.

A. Hofmann (Entdecker von LSD): »*Das Erlebnis des Einsseins wird heute als heilendes Grundelement in die psychiatrische Praxis eingebaut.*«

Tänzer können das Erlebnis ohne Psychiater bekommen.

Im Extremfall gerät der tanzende Mensch in ein irreales albtraumhaftes Erleben. Die Umgebung wird verfärbt,

Gesichter und Personen zu Fratzen oder zu Tiergestalten. Visionen tauchen auf, fremde innere Stimmen geben Befehle. Genie und Wahnsinn berühren sich – alles Folgen stimulierter körpereigener Drogen.

Wir ziehen auf dieser Stufe gleich mit den Gepflogenheiten der Schamanen.

Starke akustische und visuelle Impulsmuster reizen einen für Erregungszustände wichtigen Nervenkern, den Locus caeruleus (Himmelblauer Ort) an der Basis des Gehirns. Dadurch werden alle mit diesem Kern verbundenen Hirnregionen von einer elektrischen Flut überschwemmt.

Besonders intensiv wirkt hier impulsartige rhythmische Musik und daran geknüpfte Kreisbewegung.

Musik mit Rhythmen von 200 Schlägen pro Minute kann eine tanzende Person in Trance versetzen.

Das Extrem des Trancezustandes ist besonders machtvoll.

Die zeitlichen Abstände zwischen dem bewusst Wahrgenommenen werden immer größer, die Wahrnehmung selbst wird eingeengt. Die Spontaneität nimmt zu. Kein erkünstelter, bewusster Tanzschritt mehr. Die Spaltung von Bewusstsein und Körper vollzieht sich, es läuft alles selbsttätig. Der Körper wird zum Instrument einer durchbrechenden Kraft. Eine Energieeruption schleudert das Ich weg. Die Ich-Welt-Grenze wird aufgelöst.

Ab sofort sind die Bewegungen unwillkürlich. Der Mensch tanzt nicht mehr selbst, er wird getanzt.

Ekstase vermittelt das Erlebnis einer außergewöhnlichen Machtfülle. Einswerden mit der Universalen Energie und völlige Hingabe durch Übergabe des eigenen Bewusstseins.

Im Zentrum allen Körpergeschehens: der Glaube

Ein Zuschauer, der die gleiche Musik mit demselben Rhythmus hört, fällt aber nicht in Trance. Was ist also das Agens, das hier wirkt?

a) Es ist die bereits dargestellte Stimulierung psychedelisch wirkender Neurotransmitter und Hormone, die allerdings nur die tanzende Person spürt, und
b) es ist der investierte Glaube.

Während der Wille rein bewusst gesteuert wird und Zugriff auf die intellektuellen Gedanken und auf die Skelettmuskulatur hat, und während das Gefühl rein unbewusst kommt und geht, verwendet der Glaube beides: Wille und Gefühl, Bewusstsein und Un(ter)bewusstsein. Diese Kombination ist bei der Körperbeeinflussung die stärkste und mächtigste Kraft (**Bild 19**).

Jeder Gedanke, jedes Gefühl, das im Glauben mündet, ist ein Ganzkörpergeschehen. Alle Zellen unseres Körpers fühlen und wollen.

Die exakt richtige Atmosphäre entsteht beim Tanz. Rhythmus und Melodie schalten mein analytisches Denken ab, die fein abgestuften Bewegungen stimulieren körpereigene Drogen, Gefühle werden verstärkt. Die daraus folgende Bewusstseinstransformation vermischt sich mit traditionellen Initiierungen und gibt dem Glauben das notwendige Forum, um die Materie des Körpers zu dirigieren oder sogar bewussten Geist und Materie zu trennen, den Körper zu verlassen.

Musik und Rhythmus fordern diese Zustände heraus.

Tanz ist Macht.
Jede Bewegung suggeriert.
Tanz transformiert das Bewusstsein Richtung Trance.
Der Raum, die Zeit verschwindet.
Wir gehen auf in der Quantenwelt.

Früheres Wissen war reich in der Erfahrenswelt des Glaubens (rituelle Heilkulte, Heiltänze im Schamanismus). Wir heute, umzingelt von Technik und materiellen Zielen, verkümmern darin.

Schamanismus

Eine normale Eigenschaft unseres Nervensystems ist das Wechseln zwischen verschiedenen Wahrnehmungszuständen. Das ist für uns täglich so selbstverständlich, dass wir es nicht ohne Weiteres bemerken.

Die Änderung des Wahrnehmungszustandes ist fließend, eine Art Kontinuum mit vielen Weichen und Auffächerungen, sodass wir uns letztlich eine Art Lichtenbergsche Figur vorstellen können (im **Bild 34** als Baum).

Der Ausgangspunkt des Bewusstseins ist undefiniert. Man könnte sich vorstellen, dass dieses grundlegende Bewusstsein der Stamm des Baumes ist.

Das grundlegende Bewusstsein scheint gleich bei allen Menschen, vielleicht bei aller Materie oder sogar bei der Urform der Energien. In die Nähe dieses Stammes, dieses Grundbewusstseins, kommen wir wohl manchmal im Traum. Die vielfältig aufgezweigte Krone ist das Wach- oder Tagesbewusstsein, in dem wir uns für gewöhnlich aufhalten. Das Wachbewusstsein reagiert auf alle für das

Bild 34

Lichtenbergsche Figur als Symbol für die Verzweigung der Bewusstseinsmomente

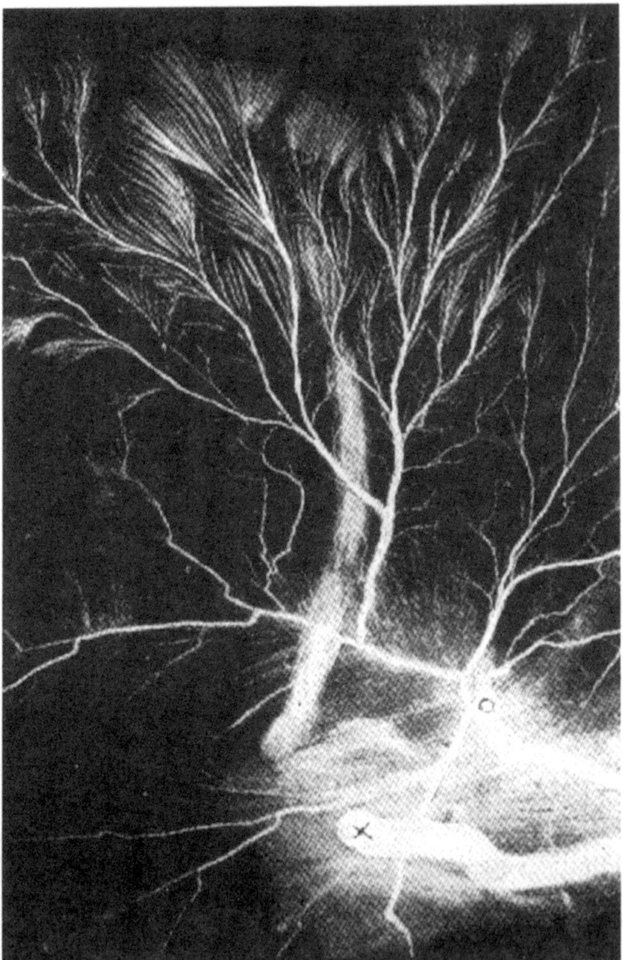

Leben notwendigen Außenreize vollkommen rational aus unserer Sicht.

Rational heißt, die meisten bewussten Handlungen sind, den Erfordernissen entsprechend, streng kontrolliert. Im Traumbewusstsein gelingt dies nicht.

Die Fähigkeit der willentlichen Bewusstseinstransformation in Richtung Stamm unseres Baumes machte früher und macht heute den Schamanen aus.

Dabei bringt sich der Schamane aktiv in einen Zustand ähnlich dem Traumbewusstsein, also in einen vom Wachbewusstsein nicht mehr kontrollierten Zustand. Es werden Dinge wahrgenommen, die das Wachbewusstsein nicht erkennt. Wir sagen dazu Halluzinationen; alle Sinne geben Signale ohne für die Umstehenden erkennbare Reizungen oder Energieeinwirkungen.

Diese besonders intensive Bewusstseinstransformation gelingt durch verschiedene Methoden: durch Zeremonien, Riten oder Drogen, durch Hyperventilation und Deprivation wichtiger auf den Körper wirkender Reize wie Licht und Geräusche. Gerade die letzte Methode wurde in der westlichen Welt aufgegriffen, indem man den Menschen in einem mit warmem Magnesium-Salzwasser gefüllten und ansonsten hermetisch von der Außenwelt isolierten Tank »schweben« ließ. Bei einigen dieser isolierten Menschen stellten sich regelmäßig Halluzinationen ein (Satori-Tank).

Weitere Methoden bei Schamanen waren exaltiertes Tanzen, permanente rhythmische Trommeln und Gesang.

Das Besondere an der Bewusstseinstransformation ist die Fähigkeit, Kranke zu heilen.

Heilung setzt den Wechsel der Bewusstseinsebene voraus, sowohl beim Heiler als auch beim Patienten. Dabei entsteht eine eigenartige Abhängigkeit, die an die in Teil I beschrieben Vorgänge wie Feedback und Nichtlokalität erinnert. **Was vom Heiler in den Patienten hineinprojiziert wird, kommt gespiegelt zurück. Die Erwartungen, die der Patient in den Heiler hineinprojiziert, kommen ebenfalls gespiegelt zurück. Das heißt beide, Heiler und Patient, sind in ihren Erwartungen verstrickt und verstärken damit intensiv** den heilenden Einfluss auf die Materie, denn Bewusstsein und Materie unseres Körpers ist eine komplementäre Einheit.

Die Schamanen der frühen Indianer haben aus gutem Grund mit aller Macht versucht, die weißen Eindringlinge in ihr Land mit Magie zu vertreiben. Es wirkte nicht, obwohl die Methoden unter den Stämmen ihre Wirkung zeigten. Das lag daran, dass die Weißen keinen Glauben investierten. Eine Hälfte der Verstrickung fehlte.

Als Begründung für ihre Heilfähigkeit geben die Schamanen an, sich mit dem Tiergeist, dem Pflanzengeist, dem universellen Geist des Kosmos oder dem Geist der Erde verbunden zu haben, um die Seelen der Kranken zu retten. Die spirituelle Deutung ist eine Verbundenheit mit Energien, die in Gegenständen für uns normalerweise völlig unspürbar, aber immer präsent ist. Der Gebrauch der Energien ist für den Menschen von Vorteil, wenn er sie beherrschen kann. »Geraten dagegen die Energien außer Kontrolle, können sie tödlich sein.«

Dieser ganze schamanistische Mechanismus erinnert stark an die im Teil I dargestellten altindischen Überlieferungen und den Buddhismus. Auch die Wirkungserfolge scheinen aufgrund der bisher hier aufgezeigten quantenphysikalischen Plausibilitäten nicht abwegig.

Man vermutet, dass die schamanistischen Glaubensinhalte, einschließlich ihrer Kosmologie, sich vor 5000 bis 25 000 Jahren entwickelt haben. Demnach waren die ersten Weisen die Schmiede der Steinzeit (Clottes,1997).

Diese Zeitangabe wäre identisch mit den frühesten denkbaren Ursprüngen der indischen Überlieferungen.

Laut Lindenberg (1978) haben die keltischen Druiden die Weisheiten nach Indien gebracht. Aus dieser Schule entwickelte sich später eine Priesterkaste, die Brahmanen. Die heiligen Bücher der Indoarier entstanden später als die »Veden«. (*Veda* heißt Wissen, Weisheit).

Es bildeten sich in der damaligen Zeit schließlich Gruppen von Menschen, die mit eigenen Texten herumreisten. Die wichtigste Gruppe waren die »Upanischaden« (das bedeutet: die ergebungsvoll Danebensitzenden; also Jünger, die ihren Meistern zuhörten). Ihre geheimen Unterweisungen waren der »Vedanta«, was »das Ende des Wissens« bedeutet.

Einige Gruppen zogen mit ihrem speziellen Wissen aus Indien aus und verbreiteten sich vor allem über die ostasiatische Welt, aber auch bis Nordsibirien (Eskimos) und Nordamerika (Indianer). Sie praktizierten ihre angelernten Kräfte in den Volksstämmen als Schamanen.

Die von Schamanen praktizierte archaische Heilung als Urmedizin ging – wie sollte es damals auch anders sein – den inneren Weg des Glaubens und der Suggestion durch Bewusstseinstransformation.

Schlüssel zu verborgenen Kräften durch ein integriertes Bewusstsein, das hatten die Magier, Schamanen, Zauberer früherer Zeiten.

Die Alten Weisen fanden heraus, dass die Änderung des Bewusstseins spezifische Materiebeeinflussung zur Folge hatte, auch über den Körper hinaus. Die Urheiler haben sich den Energien verschrieben, die sie als identisch erkannten mit den Naturgesetzen, ausgehend von einer kosmischen Intelligenz. Es ist die »Vision des Wissens«, die erfahren wurde.

Albert Einstein:
»In einem gewissen Sinne halte ich es also für wahr, dass dem reinen Denken das Erfassen des Wirklichen möglich sei, wie es die Alten geträumt haben.«

Als Wissenssuchende waren auch die Schamanen Wissenschaftler, sie schöpften ihr Wissen intuitiv aus der transformativen Erfahrung.

Was vor einigen Jahren noch als pure Metaphysik bezeichnet wurde, wird heute durch reproduzierbare Ergebnisse aus Quantenexperimenten immer plausibler.

Zitat von Einstein (aus Sogyal Rinpoche, S.126)
»Der Mensch ist ein Teil des Ganzen, das wir Universum nennen, ein in Raum und Zeit begrenzter Teil. Er

erfährt sich selbst, seine Gedanken und Gefühle als abgetrennt von allem anderen – eine Art optische Täuschung des Bewusstseins. Diese Täuschung ist für uns eine Art Gefängnis, das uns auf unsere eigenen Vorlieben und auf die Zuneigung zu wenigen uns Nahestehenden beschränkt. Unser Ziel muss es sein, uns aus diesem Gefängnis zu befreien, indem wir den Horizont unseres Mitgefühls erweitern, bis er alle lebenden Wesen und die gesamte Natur in all ihrer Schönheit umfasst.«

Vorsicht ist geboten bei Scharlatanen, die sich das Mäntelchen der Weisheit umhängen, um Kasse zu machen. Davon gibt es inzwischen wahrscheinlich mehr als altgediente wirkliche Schamanen.

Quintessenz Bewusstseinstransformation

Alle Methoden, die wir uns bisher flüchtig angesehen haben, sind im Endeffekt gleich: sie erzeugen eine Bewusstseinstransformation.

Auch unser Bewusstsein hat eine Evolution. Wahrnehmung und Psyche sind stets auf Weiterentwicklung bedacht. Alte Formen müssen zerstört werden, um Raum für Neues zu schaffen.

Wenn alte Lebensweisen nicht mehr angemessen sind, müssen wir die Dinge neu erschaffen. Das funktioniert nur, wenn wir mit unserem Bewusstsein Verfestigungen auf der Quantenebene schaffen, bewahren und wieder auflösen.

Dies entspricht der Trinität: Schöpfer (Hindu: Brahma), Bewahrer (Vishnu), Zerstörer (Shiva). Shiva ist der kosmische Tänzer – Schutzherr von Musik, Tanz und der bildenden Kunst. Sein Tanz hält das Universum in Bewegung.

Leben ist Wandel. Die Welt wird dadurch geändert, indem wir unser eigenes Bewusstsein auf eine veränderte Wahrnehmung fokussieren. Wenn sich unsere Wahrnehmung ändert, ändert sich auch unsere Umgebung.

Bewusstsein ist Erkennen und Verstehen. Transformation des Bewusstseins und Wachstum der Erfahrung ist ein natürlicher Bestandteil der Entwicklung von uns Menschen, vielleicht auch aller anderer Lebewesen.

Erfahrungswachstum erfasst alle vier Ebenen unseres Daseins: physisch, emotional, geistig, spirituell.

Leben ist eine Reise des Bewusstseins, bei der Erkennen und Verstehen ständig wachsen. Wir sind uns dieses Entwicklungszuwachses nicht bewusst.

Bewusstsein und Erfahrung ist kein Produkt, sondern ein Prozess. Der Prozess verläuft in Zyklen, Stärke wechselt ganz natürlich mit Schwäche.

Jeder ist Teil eines kollektiven Bewusstseins, deshalb üben wir einen subtilen, aber wirkungsvollen Einfluss auf das Massenbewusstsein aus. Umgekehrt, wenn sich das Massenbewusstsein ändert, werden die einzelnen Menschen mitgezogen.

So wie jedes individuelle Bewusstsein die individuelle Realität erzeugt, so erzeugt das kollektive Bewusstsein die kollektive Realität. Die Glaubenssätze des Massenbewusstseins manifestieren die Gesellschaft: Im Namen des Volkes.

Unsere Gedanken, Gefühle, physischen Körper und unsere uns umgebende materielle Welt stehen untereinander in Beziehung und beeinflussen sich gegenseitig. Alles ist miteinander verbunden. Leben macht sich in seiner Verbindung besonders deutlich bemerkbar.

Jeder erzeugt seine eigene Erfahrungswelt und führt diese so in die Realität.

Was uns im Leben begegnet, ist ein Echo unserer Werte, Vorstellungen, Glaubenssätze, die unser Bewusstsein beherbergen.

Wir sind die Macht, die unser Leben erschafft. Wir sind kreative Wesen, die Wirklichkeiten erschaffen. Bereits unser physischer Körper ist vom Leben als Realität erschaffen worden.

> Shakti Gawain: *»Ja, ich bin ein starkes kreatives Wesen. Ich lerne, wie es ist, eine physische Gestalt zu besitzen. Ich lerne, wie man Wirklichkeit erschafft. Ich erkenne und akzeptiere von nun an, was ich erschaffen habe. Wie kann ich aus meiner Wirklichkeit lernen, wie kann ich sie weiterentwickeln und verbessern?«*

Wodurch fühlen wir uns lebendig und stark, was schenkt uns Befriedigung und Erfüllung? Was lässt Lebenskraft strömen? (**Bild 35**)

Bild 35

Bewusstseinstransformation

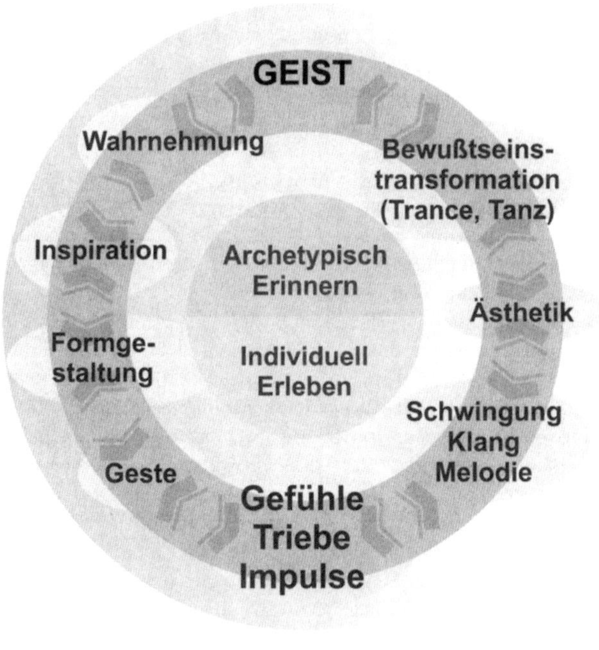

Jede Situation ist eine potenziell wertvolle Erfahrung. Probleme sind Geschenke, die uns Wachstum und Höherentwicklung ermöglichen. Krisen sind Lektionen.

Unsere inneren Wirklichkeiten werden von unseren emotionalen Mustern und Reaktionsweisen geformt und beeinflussen so auch unsere äußeren Wirklichkeiten.

Negative Gedanken sind Teil von uns und müssen akzeptiert werden. Positives Denken, um mit dieser Technik negative Gedanken abzuwehren, hat nur kurzen Erfolg. Geleugnete und unterdrückte Gedanken und Gefühle lassen sich nicht dauerhaft unterdrücken, eher stauen sie sich an, um dann schließlich umso mächtiger hervorzubrechen.

Gefühle und Glaube sind Lebenskraft, die uns ständig durchströmt.

Blockierte Gefühle sind blockierte Lebenskraft und das ergibt physische Störungen, sogenannte Funktionsstörungen.

Gefühle können nur dann voll erfahren werden, wenn das Gegenteil der Gefühlsmodalität erlebt worden ist. Freude durch Traurigkeit. Geborgenheit durch Angst (vgl. mein Buch *Gehirn-Magie*).

Unsere Ahnungen sind ein völlig natürlicher Bestandteil unseres Daseins. Sie sind das Fenster zu unserem Zentrum, unserem Wesenskern, unserem Sein, und alle diese Begriffe – so haben wir es in Teil I dargestellt – sind identisch mit der Urform der Energie. Energie bedeutet eine Quelle der Kraft bei der Realitätsbildung. Diese Kraft existiert in jedem von uns. Vom Zentrum aus wird in jedem Augenblick unser Leben gesteuert. Hier wirkt ein weises Wissen als innere Führung, moduliert durch das Bewusstsein mit Erfahrung.

Wir sind nicht darauf vorbereitet, unserer Intuition

Vertrauen entgegenzubringen. Wir müssen üben, unserer inneren Eingebung zu folgen mithilfe unseres Glaubens, kontrolliert durch unsere Erfahrung. Ändern wir unsere Glaubenssätze, dann ändern wir in wundersamer Weise unsere Wirklichkeiten.

Derartige intuitive Konzentrationen haben nichts mit religiösen Momenten zu tun.

Erfahren wir die Nähe unseres inneren Wesenskerns, dann erlangen wir ein Gefühl der Geborgenheit, des Vertrauens.

Wir haben nur Chancen für ein gesundes Leben und Erleben, wenn wir unsere physischen (animalischen), menschlichen (geistigen und spezifisch gefühlsmäßigen) und spirituellen (universellen) Wesensteile harmonisch zusammenbringen.

Alles, was im Universum existiert, möchte akzeptiert werden. Alle Teile der Schöpfung möchten integriert werden.

Vor nichts können wir davonlaufen, alles ist da und hat seine Berechtigung.

Ein Teil des Universums ist in uns.

Einstein in einem Interview zu seinen Biografien:
»Meiner Definition von Gott liegt eine tiefe intuitive Überzeugung zugrunde, dass es eine Kraft geben muss, die über dem Denken steht und sich im unerschöpflichen Universum manifestiert.«

Spirituelle Erfahrung verbindet uns mit unserem tiefsten Wesenskern und gleichzeitig mit der universalen Quelle. Es ist die Energie der Quanten selbst, die mir die Erfahrung vermittelt, zeitlos und raumlos.

Erahnen wir die Signale auf allen Ebenen, auf denen wir empfänglich sind, im wahren Spirituellen, Geistigen, Emotionalen und Physischen und können wir die Perzeption bewusst werden lassen, dann können wir die Signale beantworten, also unsere Bedürfnisse befriedigen. Wenn die wahren Bedürfnisse befriedigt werden, verschwinden die falschen, die Pseudobedürfnisse. Wir fühlen uns dann als Teil des Ganzen, Ängste weichen.

Der Glaube, dass die Ursachen für Probleme und die möglichen Lösungen in erster Linie in der äußeren Welt existieren, ist falsch.

Projizieren wir unsere Macht nach außen, dann geben wir sie ab in die Außenwelt, anstatt sie dort wirken zu lassen, wo sie etwas für uns bewirken kann, in uns.

Wir sind Manifestationen unseres eigenen Bewusstseins. Könnten wir alle so handeln und denken, gäbe es keine Außenprobleme mehr.

Das Tao des Feinkörpers

Innerhalb der Rubrik »sanfte Heilmethoden« sind auch bestimmte Bilder geeignet, Beruhigung auszuströmen und wache Aufmerksamkeit hervorzurufen.

Hier zum Schluss des Buches ein ungewöhnliches Bild (**Bild 36**) zum Verweilen.

Der Bildinhalt zeigt, wie sich die Alten Weisen Aufbau und Funktion unseres Körpers vorgestellt haben. Da unser Körper nach altasiatischer Tradition ein Energiegebilde ist, Energie sich aber als Zeichnung nicht darstellen lässt, deshalb wurden Energiegleichnisse ausgewählt.

Laotse sagte: (wir haben ähnliche Aussagen von Alten Weisen bereits in Teil I kennengelernt)
»Vor der Entstehung des Himmels und der Erde gab es nur ein unbestimmtes Etwas. Wie ruhig! Wie leer! Es steht für sich allein, unveränderlich; es wirkt überall, unermüdlich. Man kann es als Mutter aller Dinge unter dem Himmel betrachten. Ich kenne seinen Namen nicht, aber ich benenne es mit dem Wort Tao.«

Lassen Sie sich aufgrund überlieferter alter Erklärungen an einige wichtige Ursprünge des Bildes heranführen. Es ist offen für eigene Interpretationen.

Um das Bild einigermaßen zu verstehen, muss etwas ausgeholt werden:

Interessant für uns ist, dass die Wirkung in unserem eigenen Körper nachvollziehbar wird, wenn wir uns etwas ausführlicher mit der Überlieferung beschäftigen und Einsicht in die zugrunde liegenden Mechanismen erhalten. Gelingt uns dies, sodass wir glauben können, an dieser Darstellung ist etwas Wahres, dann wirkt das Bild auch bei uns sehr stabilisierend auf das Vegetativum.

Persönlichkeit eines Menschen und Autorität hängen eng miteinander zusammen. Beide Eigenschaften üben Macht auf andere Menschen aus, ohne dies zu beabsichtigen. Die Ursache ist eine »Ausstrahlung von Wissen«, Konsequenz einer großen inneren Harmonie. Derartige Projektionen von besonderen Qualitäten bestimmter Menschen laden dazu ein, sich geistig anzulehnen und die eigene Seele zu öffnen, besonders, wenn man Ruhe und inneren Frieden braucht.

So einen Eindruck hinterlassen auch bestimmte Berge als Persönlichkeiten.

Der Berg Meru (er wird auch Kailash genannt) innerhalb des Gebirgszuges des Himalaja (bzw. Transhimalaja) ist eine derartige »Persönlichkeit«.
Er bildet den höchsten Punkt des tibetischen Plateaus, des »Daches der Welt« (6650 m) und ist die Nabe der beiden ältesten überlieferten Kulturen: China und Indien.
Hindus und Buddhisten sehen hier das Zentrum der Welt.
Die Achse des Universums ist Meru.
Da wir Menschen mit unseren psychisch-physischen Funktionen ein identisches Abbild des Kosmos darstellen, also ein Universum im Kleinen sind, deshalb ist Meru neben der Universumachse auch die Achse unseres Körpers, also das Zentrum des Rückenmarks (in der Wirbelsäule) (Sanskit: *meru danda*).
So, wie die verschiedenen Bewusstseinszentren *(chakra)* mit der Wirbelsäule verbunden sind, so ist der Berg Meru mit den verschiedenen universalen geistigen Bereichen verbunden.
Sonne und Mond symbolisieren die bewussten und unbewussten psychischen Energien. Die Symbole befinden sich am Ende des zentralen Energiestromes im Rückenmark der Wirbelsäule, der von un-

ten nach oben aufsteigend fließt. Im Prozess des Yoga und der Meditation wird dieser Strom über verschiedene Bewusstseinsebenen von einem psychischen Zentrum zum nächsten geführt bis die höchste Ebene des erleuchteten Bewusstseins erreicht ist.

Zwei heilige Seen – Manasarovar und Rakastal – befinden sich am südlichen Fuß des Berges Meru. Manasarovar hat die Form der Sonne und Rakastal die Form einer Mondsichel. Die Namen der Seen spiegeln ihre Bedeutung wider. Im Wort Manasarovar steckt *manas. Manas* bedeutet »Geist« oder »Bewusstsein«, Sitz der Wahrnehmung und der Erleuchtung mit den verborgenen Kräften des Lichtes; im Wort Rakastal steckt *rakas. Rakas* oder *raksasa* bedeutet »Dämon« und die verborgenen Kräfte der Nacht.

In diesen Seen haben einige der großen bekannten Flüsse wie der Brahmaputra und der Indus ihren Ursprung. Die alten Überlieferungen sprechen davon, dass die Flüsse den heiligen Bergbereich siebenmal umschlingen, bevor sie in verschiedenen Richtungen weiterfließen.

Diese uralte Überlieferung aus vedischen Zeiten oder weit früher ist nicht uninteressant; sie könnte das verdeutlichen, was wir bereits laut neuester Theorie in der Physik dargestellt haben, dass nämlich die Urform alles Bestehenden sich in sieben Einfaltungen, man könnte auch sagen »Verschlingungen« als zusätzliche Dimensionen zu der Raumzeit darstellt. Und diese Dimensionen sind der Ausgang der besonderen Eigenschaften unserer heutigen Welt, die wir allein aufgrund unseres Bewusstseins (hierin stecken wohl einige dieser Dimensionen) erschaffen (vgl. Kapitel »Siebenkugel« in Teil I).

Der Manasarovar-See liegt geografisch deutlich höher als der Rakastal. Der Rakastal ist deshalb der Wurzelbereich und Ausgangspunkt aller psychischer Kräfte (Sanskrit: *muladhara-chakra*), während der obere See die Blüte und Frucht aller Verwirklichungen darstellt und mit dem Scheitelzentrum des Menschen *(sahasrara-chakra)* gleichgesetzt wird – dem Zentrum der höchsten geistigen Entwicklung.

Die Energie stammt während der Meditation aus dem Atem. Regelmäßiges tiefes Ein- und Ausatmen wird zum Feinfeuer. Dies wird in den unteren Ofen gebracht, wo es durch Zirkulation verstärkt wird.
Der Meditierende beginnt die Zirkulation, indem er sich vorstellt, dass die Energie von der Basis der Wirbelsäule bis zum Scheitel des Kopfes aufsteigt und an der Bauchseite herabgleitet, um erneut in die Basis der Wirbelsäule einzufließen.
Im Bild ist angedeutet, dass zwei Kinder sich bemühen, die Wasserräder zu bewegen, um die Energie in den Wirbelsäulenkanal zu pumpen.

Bild 36

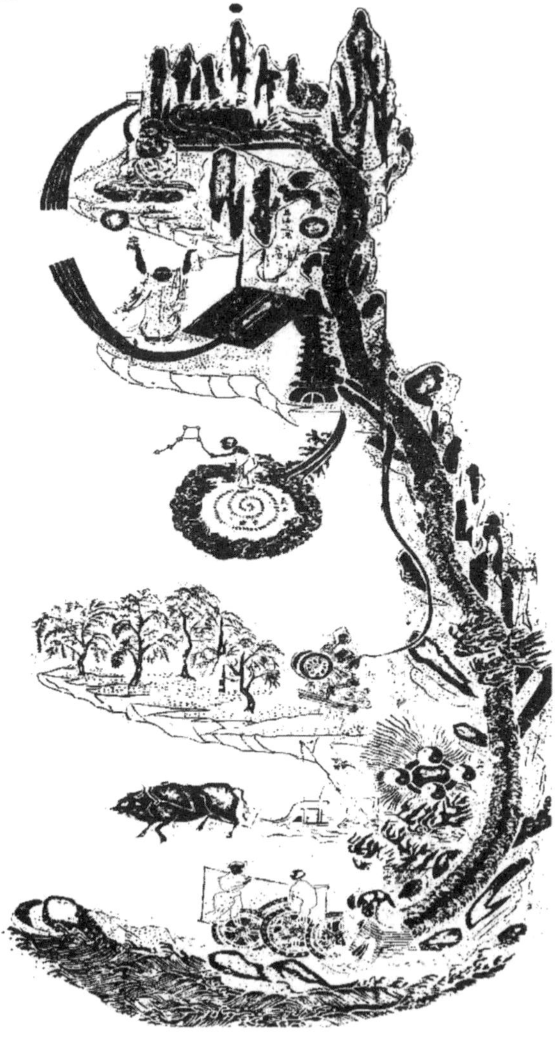

Die erste wichtige Station ist der Schmelztiegel (vier regelmäßig angeordnete Yin-Yang-Symbole), wo die Energie einer Reinigung (einer Harmonisierung) unterzogen wird.
Nach einiger Zeit wird die Zirkulation stärker und die Energie ist nicht nur im Denken vorhanden, sondern wird real. Durch drei Tore führt der Energiestrom nach oben: Das unterste an der Basis der Wirbelsäule, das zweite im Rücken, und das dritte, das Jadetor, am Übergang zum Kopfbereich.
Die Zirkulation durchschreitet insgesamt zwölf Stufen. Das Yang nimmt zu, wenn die Energie aufsteigt, Yin nimmt zu, wenn sie vorne wieder absteigt.

Ist die Energie genügend aufgeheizt, dann verbindet sie sich mit dem kosmischen Chi über eine Regenbogenstraße.
Als Gebirge im Hintergrund ist hier der heilige Berg Kunlun dargestellt.

Bild 36 *Hier ist eine Darstellung des »Feinkörpers«. Es ist eine Steinabreibung aus der Ch'ing-Dynastie, datiert 1886, aus dem taoistischen Tempel Baiyunguan in Beijing.*
Dieses Bild diente dem taoistischen Adepten als Meditationshilfe. Damit sollte aufgrund uralter Überlieferungen vermittelt werden, wie der Energiefluss in Verbindung mit Außenkräften im Menschen verläuft.

Die sitzende Gestalt oben vor dem See ist Laozi (oder Laotse, Begründer der taoistischen Philosophie), während darunter eine Person mit hoch erhobenen Armen die Weisheit von Laozi erfleht.
Der Hauptfluss des Energiestromes im Wirbelkanal hat zwei interessante Nebeneingänge.

a) Ein feuriger Wirbel, der mit dem (auf dem Kopf stehenden) Großen Bären über ein Kind verbunden ist und in einer doppelten Bahn Richtung Wirbelkanal verschwindet, und
b) ein Spinnrad mit einer Frau, wobei der »Faden«, im Energiekanal mündend, laufend stärker wird.

Solange keine Übersetzung der vorhandenen Schrift vorliegt, können wir nur spekulieren, was mit diesen beiden Motiven angedeutet werden soll. Es ist durchaus denkbar, dass die beiden Energiesysteme »Chakren« und »Akupunkturpunkte« hier ihre Repräsentanz haben.

Aktive Führung des Bewusstseins »Nähe zum Zentrum«

Zur Einführung benötigen wir die Formeln des autogenen Trainings. Grund: unsere heutige Lebensweise ist voller Lärm, Hektik, Leistungs- und Verantwortungsdruck. Dadurch werden unentwegt Stresshormone ausgeschüttet, Verkrampfungen der Skelettmuskulatur, Verkrampfungen der Blutgefäße, der Drüsentätigkeit sind schließlich fest etabliert.

Stresshormone fallen nicht plötzlich auf ihren Grundlevel ab, wenn wir autogenes Training praktizieren. Sie haben Halbwertszeiten ihrer Präsenzdauer. Obwohl Adrenalin eine Halbwertszeit von nur etwa zwei Minuten hat, wird es etwa 20 Minuten dauern, bis alle überschüssigen Adrenalin-Effekte im Körper eliminiert sind.

Der Rückgang der Stresshormone macht sich in drei vordergründigen Körperreaktionen bemerkbar.

a) Die Muskulatur entspannt sich über die gesamte Zeit des Trainings nicht kontinuierlich, sondern in Intervallen mit jeweiligen Latenzzeiten von etwa fünf Minuten. Das Gefühl der Schwere kennzeichnet die Reduktion des Tonus, wodurch Schwerkraft als Massegewicht den Mechanorezeptoren verstärkt mitgeteilt wird.
b) Die Blutgefäße (vor allem der vorher kalten Füße) dehnen sich spürbar, dies ebenfalls in Intervallen. Man bemerkt eine eher rhythmische Volumenzunahme des Fußes mit parallelem Einströmen von Wärme.
c) Die Körperoberfläche beginnt an unterschiedlichen Stellen (nicht unangenehm) zu kribbeln, besonders dort, wo vorher Durchblutungsmangel herrschte. Oftmals ist das Kribbeln im Gesicht verstärkt spürbar.

Erst wenn mit diesen Reaktionen der Körper signalisiert, dass er sich von den Stressstrapazen erholt hat, ist die Bereitschaft für weitere Maßnahmen sinnvoll.

Das »Auswärmen« von Problemstellen (Verspannungen)

Wenn Sie gut im Training der autogenen Beruhigung stehen (tägliche Übung von mindestens 20 Minuten ohne jeden Kompromiss), dann spüren Sie regelmäßig im Sonnengeflecht (Oberbauchbereich mit dem Nervennetz des Sympathikus) eine deutliche diffuse Hitze, die sich lokal etwa handflächengroß ausmachen lässt. Sollten Sie Anfänger sein und überhaupt keine Wärme in diesem Bereich spüren, dann legen Sie ihre rechte Hand auf den beschriebenen Bauchbereich und konzentrieren Sie sich auf die Wärme, die von der Hand in den Bauchbereich diffundiert.

Dieser Wärmefleck ist unser »Hitzespot-Cursor«. Indem Sie sich auf ihn konzentrieren, nehmen Sie ihn ins Bewusstsein auf. Mit Ihrem Bewusstsein fahren Sie den Cursor nacheinander zu allen Körperbereichen, die Ihnen Kummer bereiten. Besonders die vielen Verspannungen können Sie erreichen. Lassen Sie die Hitze in diesen Bereichen so richtig aufblühen. Sie spüren und erleben, wie Verspannungen sich auflösen. Nachdem Sie den Erfolg deutlich wahrgenommen haben, nehmen Sie die Hitze wieder zurück, indem Sie mit dem Hitzespot-Cursor zum nächsten Schwachpunkt fahren. Fangen Sie mit dem sanften »Auswärmen« der Problemzonen ganz unten, also bei den Füßen an und gehen Sie Stück für Stück hoch bis zum Kopf.

Übung zur Bewusstseinstransformation

Prägen Sie sich die Übersicht in **Bild 37 gut** ein. Durch unsere Vorstellung, Imagination, unseren Glauben, also mithilfe von Bewusstseins- und Wahrnehmungstransfor-

Bild 37

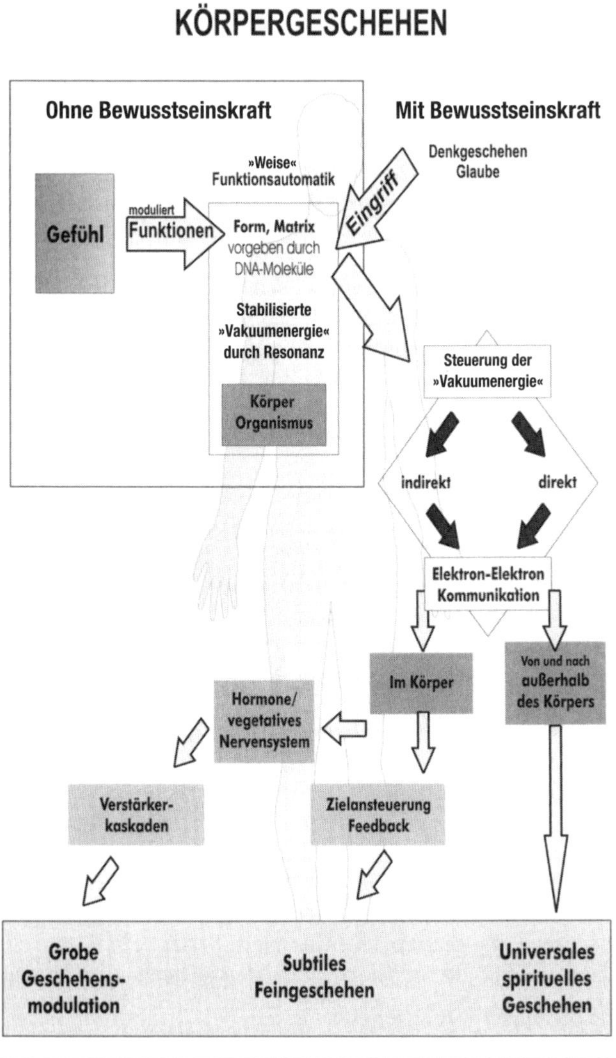
KÖRPERGESCHEHEN
Ohne Bewusstseinskraft
Mit Bewusstseinskraft
Denkgeschehen
Glaube
»Weise«
Funktionsautomatik
Gefühl
moduliert
Funktionen
Eingriff
Form, Matrix
vorgeben durch
DNA-Moleküle
Stabilisierte
»Vakuumenergie«
durch Resonanz
Körper
Organismus
Steuerung der
»Vakuumenergie«
indirekt
direkt
Elektron-Elektron
Kommunikation
Im Körper
Von und nach
außerhalb
des Körpers
Hormone/
vegetatives
Nervensystem
Verstärker-
kaskaden
Zielansteuerung
Feedback
Grobe
Geschehens-
modulation
Subtiles
Feingeschehen
Universales
spirituelles
Geschehen

mationen, sind wir in der Lage, unsere Körpermaterie und ihre Funktionen zu verändern.

Jeder konditionierte belastende Gedanke verkrampft die Muskeln Ihres Körpers. Da alles, was tagsüber gehäuft auftritt, auch nachts stattfindet, gibt es auch im Schlaf Phasen starker Verspannungen, besonders der Nackenmuskulatur. Das wiederum bewirkt eine Verschlechterung der Durchblutung zum Gehirn. Nicht weggeschwemmte Metaboliten sammeln sich an und weiten die Blutgefäße lokal so lange, bis sie undicht werden für Proteine. Es kommt zum Ödem und Sie wachen morgens mit Kopfschmerzen auf und fühlen sich völlig zerschlagen.

Deshalb empfehle ich, abends vor dem Einschlafen nachfolgend beschriebene Vorstellung als Imagination einzusetzen.

Wir erinnern uns: Im Teil I hatten wir ein Modell der Wirkung unseres Bewusstseins aufgestellt. Angelehnt an die sieben Dimensionen (zusätzlich zu unserer vierdimensionalen Raumzeit), die von der Urenergie (der Membran) eingenommen werden, können wir unsere hauptsächlichen Bewusstseinsebenen als sieben ineinandergeschachtelte Kugeln ansehen (**Bild 14**) oder sieben Ebenen einer Architektur, wie die Stupas (**Bild 25**). Im Zentrum ist der Sitz der Urenergie mit dem Zustand »Alle Möglichkeiten«. Diese ist identisch mit dem Universellen Geist. Die sieben Schalen oder Ebenen, von außen zum Zentrum verlaufend, entsprechen, konform mit der physikalischen Theorie (virtuell-reale Quantentransformation) sprunghaft höheren Quantenenergie-Ebenen (höheren Schwingungsfrequenzen).

In unserem Alltagsleben befindet sich unser Bewusstsein auf der äußeren, also niederenergetischen Ebene. Das ist die Ebene, auf der die Zeit noch eine wichtige Rolle spielt. Unser Bewusstsein denkt auf dieser Ebene alles in Teilen von Zeitabschnitten. Wir fühlen uns dadurch selten richtig frei, aber meistens unter Druck. Gleichzeitig ist alles Erleben flüchtig, da es durch immer neue Geschehnisse abgelöst wird.

Stellen Sie sich vor, wie Sie diese Ebene verlassen und sich mit Ihrem Bewusstsein auf den Weg zum Zentrum machen. Sie machen sich auf den Weg zum Zustand »Alle Möglichkeiten«. Jede Ebene, die Sie auf diesem Weg neu erleben, ist weniger an die Materie und unsere gewohnte Welt gebunden. Sie verlassen unsere Tagesbewusstseinsebene, Sie verlassen das Erleben der alltäglichen Welt. Jede Ebene der sieben Hohlkugelschalen, die Sie Richtung Zentrum erreichen, ist ruhiger, energiereicher, raumzeitloser, ungebundener. Wenn Sie diesen außerordentlich angenehmen Zustand der 2. oder vielleicht schon 3. Ebene erreicht haben, tauchen Sie ein und erleben Sie ihn ausführlich.

Erschrecken Sie nicht, wenn Sie Ihren Körper in tiefer Entspannung nun nicht mehr spüren. Genießen Sie das Gefühl des Schwebens. Sie sind so leicht, dass Sie keine Massen, also keine Schwerkraft mehr empfinden. Auch der Widerdruck Ihrer Unterlage ist verschwunden.

In diesem Zustand werden auch alle Anspannungen vollkommen aufgelöst. Das ehemals belastende Bewusstsein hat die Materie des Körpers freigegeben, indem es sich von der äußersten Schale zu den nächsten Schalen Richtung Zentrum zurückgezogen hat.

Sollten zwischendurch eigenartige Schauer von starkem Kribbeln die Arme und die Beine entlanglaufen oder auch der Rücken und das Gesicht wohlig warm spürbar werden, so sind das Zeichen von guter Perfusion des Blutes bis in die äußeren Hautschichten hinein; auch Hormone pulsieren vermehrt durch den Körper und entfachen hier und da kleine Sensationen.

Sie können, wenn Sie sich sehr wohl fühlen, noch die nächste Ebene Richtung Zentrum aufsuchen. Machen Sie dies aber nie aus Neugier oder Entdeckungsdrang, sondern immer nur mit der notwendigen Verantwortung. Denn Sie müssen sich klar darüber sein, dass sich Ihr Bewusstsein immer mehr an den Zustand »Alle Möglichkeiten«, an den Universellen Geist in Ihnen herantastet. Das ist ein sehr erhabener feierlicher, aber vor allem machtvoller Zustand, den man nicht kurz aufsucht, um ihn mal eben kennenzulernen, sondern den man erleben und lieben lernen muss.

Falsch eingebrachte Wahrnehmungszustände auf diesem Weg müssen unbedingt vermieden werden.

Diesen eben beschriebenen Weg sind auch die Alten Weisen gegangen, angereichert mit den notwendigen Erfahrungen.

Am Ende des Weges ist dann das, was die Alten und Buddha »Erleuchtung« nannten. Ob wir das auch schaffen? Auf keinen Fall dürfen wir diesen Weg erzwingen.

Auch das Erreichen der 2. und 3. Ebene ist für uns ausreichend.

Der Erfolg für den Körper und die Seele ist sehr schnell spürbar. Sie fühlen sich gesünder, kraftvoller, Sie sind toleranter gegenüber Ihren Mitmenschen, die ganze katabole

Cortisol-Kaskade, wie vorher dargestellt, greift nicht mehr. Sie sind glücklicher und werden bemerken, dass sich auch Ihre Umwelt verändert.

Nehmen Sie sich vor, diese sich ausbreitende Harmonie nie mehr zu verlieren.

Sukkhe bhavantu, die Worte zu Beginn des Buches, heißen übersetzt: »Mögen Sie glücklich sein!«

Danksagung

Das bewährte Team aus Familie und guten Bekannten, das bereits bei den vorherigen Büchern durch Diskussionen so hilfreich war, stand auch diesmal bereit. Zusätzlich half Herr Dipl. chem. Peter Scheller bei der Herstellung einiger Bilder.

Literatur

Bohm, D. 1988: Wholeness and the Implicate Order. London (ARK)

Bohm, D. 1987, in: Unfolding Meaning: A Weekend of Dialogue with David Bohm. London (ARK)

Bohm, D. 1987: Die implizite Ordnung. Grundlagen eines dynamischen Holismus. Goldmann, München

Brauen, M. 1992: Das Mandala: Der heilige Kreis im tantrischen Buddhismus. DuMont, Köln

Burkert, W. 1962: Weisheit und Wissenschaft. Studien zu Pythagoras, Philolaos und Platon. Hans Carl, Nürnberg

Calder, N.1980: Einsteins Universum. Umschau, Frankfurt a.M.

Clottes, J.; Lewis-Williams D., 1997: Schamanen: Trance und Magie in der Höhlenkunst der Steinzeit. Jan Thorbecke Verlag, Sigmaringen

Dalai Lama 1987: Das Auge einer neuen Achtsamkeit. Traditionen und Weg des tibetischen Buddhismus – Eine Einführung aus östlicher Sicht. Goldmann, München

Dalai Lama 1993: Einführung in den Buddhismus. Die Harvard-Vorlesungen. Herder, Freiburg

Dalai Lama 1996: Der Weg zur Freiheit. Zentrale tibetisch-buddhistische Lehren. Knaur, München

Dossey, L. 1987: Die Medizin von Raum und Zeit. Rowohlt, Reinbek

Driesch, H. 1954: Alltagsrätsel des Seelenlebens. Rascher, Zürich

Duff, M. J. 1998: Neue Welttheorien: Von Strings zu Membranen. Spektrum der Wissenschaft 4, 62–69

Dürr, H. P.; Gottwald, F. T. (Hrsg.) 1997: Rupert Sheldrake in der Diskussion. Das Wagnis einer neuen Wissenschaft des Lebens. Scherz, Bern

Einstein, A. 1954: Ideas and Opinions. Modern Library New York

Einstein, A. 1946: New York Times. 25.5.1946, 13

Einstein, A. 2005: Mein Weltbild. Ullstein, Berlin
Eliade, M. 1974: Schamanismus und archaische Ekstasetechnik. Suhrkamp Wissenschaft, Frankfurt
Eliade, M. 1992: Schmiede und Alchemisten, Mythos und Magie der Machbarkeit. Herder, Freiburg
Eliade, M.; Couliano, I. P. 1997: Handbuch der Religionen. Artemis & Winkler. Düsseldorf / Zürich
Essen, G. W.; Thingo, T. T. 1989: Die Götter des Himalaja. Buddhistische Kunst Tibets. Prestel, München
Evans-Wentz, W. Y. (Hrsg.) 1991: Das Tibetanische Totenbuch. Ein Weisheitsbuch der Menschheit. 14. Aufl., Walter, Olten / Freiburg
Ferucci, P. 1994: Unermeßlicher Reichtum: Wege zum Erwachen. Rowohlt, Hamburg
Gawain, S. 1993: Wege der Wandlung. Selbstheilung durch Transformation. Heyne, München
Gawain, S. 1995: The Creative Visualization Workbook. New World Library, Novalto, USA
Gebser, J. 1986: Gesamtausgabe. Novalis, Schaffhausen
Gandhi, M. 1983: Mein Leben. Hg. von C.F. Andrews, Suhrkamp, Frankfurt a.M.
Goethe, J.W. v. 1960: Poetische Werke, *Zahme Xenien*. Phaidon, Berlin
Goethe, J.W. v. 1995: Faust – Texte und Kommentare, Hsg. von Alfred Schöne. Deutscher Klassiker Verlag, Frankfurt
Goleman, D. (Hrsg.) 1998: Die heilende Kraft der Gefühle. Gespräche mit dem Dalai Lama über Achtsamkeit, Emotion und Gesundheit. dtv, München
Golzio, K. H. 1998: Weltreligionen: Der Buddhismus. Patmos, Düsseldorf
Govinda, A. 1973: Der Weg der weißen Wolken. Otto Wilhelm Barth, Bern
Govinda, A. 1978: Der Stupa, Psychokosmisches Lebens- und Todessymbol. Aurum, Freiburg

Govinda, A. 1991: Grundlagen tibetischer Mystik. 8. Aufl., Otto Wilhelm Barth, Bern/München/Wien

Jahn, R.G., Dunn. B.J. 1999: An den *Rändern* des Realen. Über die Rolle des *Bewusstseins* in der physikalischen Welt. Zweitausendeins, Frankfurt

Jongen, M. 1998: Das Wesen spiritueller Erkenntnis. Eine Reise ins Innere des Geistes. Eugen Diederichs, München

Kaku, M. 1995: Hyperspace: Eine Reise durch den Hyperraum und die zehnte Dimension. Byblos, Berlin

Kaku, M. 1997: Zukunftsvisionen: Wie Wissenschaft und Technik des 21. Jahrhunderts unser Leben revolutionieren. Lichtenberg, München

Kalweit, H. 1987: Urheiler, Medizinleute und Schamanen. Die Wiederkehr archaischer Lebenstherapie. Heyne, München

Knauer, P. 1991: Der Glaube kommt vom Hören. Ökumenische Fundamentaltheologie. Herder, Freiburg

László, E. 1995: Kosmische Kreativität. Neue Grundlagen einer einheitlichen Wissenschaft von Materie, Geist und Leben. Insel, Frankfurt

Liburdy, R. P. 1994: Electromagnetic Field and Biomembrane. In: Ho, M. W.; Popp, F. A.; Warnke, U. (Hrsg.): Bioelectrodynamics and Biocommunication. World Scientific, Singapore/New Jersey/London/Hong Kong

Lindenberg, W. 1978: Riten und Stufen der Einweihung: Mittler zur Anderwelt. Aurum, Freiburg

Meister Eckhart 1995: Predigt: Qui audit me, non confundetur Sir 24,30. Deutsche Predigten und Traktate. Herausgegeben und übersetzt von Josef Quint. Hanser, München

Neuser, W.; Neuser von Oettingen, K., 1997: Quantenphilosophie. Spektrum, Heidelberg

Newton, I. 1913: Optik. Oder Abhandlung über Spiegelungen, Brechungen, Beugungen und Farben des Lichts. I., II. und III. Buch (1704). Harri Deutsch Verlag, Haan-Gruiten

Nietzsche, F. 1977: Der Antichrist. Ecce Homo. Dyonisos Dithyramben. Goldmann, München

Novalis 1993: Das allgemeine Brouillon: Materialien zur Enzyklopädistik 1798/99. Meiner, Hamburg
Paul, G. L. 1963: The production of blisters by hypnotic suggestion: another look. Psychosomatic Med. 25, 233
Planck, M. 1949: Vorträge und Erinnerungen. S. Hirzel, Stuttgart
Rawson, P.; Legeza, L., 1962: TAO. Die Philosophie von Sein und Werden. Droemer Knaur, München
Reichert, D. 1991: Humane Medizin ... den ganzen Menschen heilen. Reichert Organisation, Oberhausen
Saux, H. L.; Abhishiktananda, S., 1994: Die Spiritualität der Upanishaden. Diederichs, München
Schäfer, H. 1984: Dein Glaube hat dich gesund gemacht. Religion und Medizin im Wechselspiel. Herder, Freiburg
Schumann, H. W. 1993: Buddhismus: Stifter, Schulen und Systeme. Diederichs, München
Schumann, H. W. 1995: Mahayana-Buddhismus. Das Große Fahrzeug über den Ozean des Leidens. Diederichs, München
Schwenk, T. 1984: Das sensible Chaos. Freies Geistesleben, Stuttgart
Sogyal Rinpoche 1993: Das tibetische Buch vom Leben und vom Sterben. Otto Wilhelm Barth, Bern / München / Wien
Tompkins, B. 1982: Das geheime Leben der Pflanzen. Scherz, München
Uhlig, H. 1994: Buddha. Die Wege des Erleuchteten. Lübbe, Bergisch Gladbach
Vaughan, F. 1993: Heilung aus dem Inneren. Rowohlt, Hamburg
Walters, P.; Hey, T., 1998: Das Quanten-Universum. Die Welt der Wellen und Teilchen. Spektrum, Heidelberg
Weber G. 1997: Intellektuelle Behinderung: Grundlagen, klinisch-psychologische Diagnostik und Therapie im Erwachsenenalter. WUV-Universitätsverlag, Wien
Wilhelm, R.; Jung, C. G., 1992: Geheimnis der Goldenen

Blüte. Das Buch vom Bewußtsein und Leben. 5. Aufl., Eugen Diederichs, München
Zehentbauer, J. 1992: Körpereigene Drogen. Die ungenutzten Fähigkeiten unseres Gehirns. Artemis & Winkler, München
Zeilinger, A. 1997: Einsteins Schleier. Die neue Welt der Quantenphysik. C.H. Beck, München

Weitere Quellen

http://anthrowiki.at/GA_7
http://ediss.sub.uni-hamburg.de/volltexte/2013/6465/pdf/Dissertation.pdf
http://www.estudantedavedanta.net/vivekachudamani-of-sri-shankaracharya.pdf
http://natur-wissen.com/
http://www.palikanon.com/majjhima/m043n.htm
http://*www.spiegel.de/spiegel/print/d-7425417.html*
http://www.spiegel.de/spiegel/print/d-8453486.html
http://www.zenseite.de/
https://www.bafu.admin.ch/bafu/de/home/themen/elektrosmog/newsletter.html

Fairview Sleep Centers – Minneapolis, University of Minnesota, Medical Center, Fairview SLEEP 1994, the 8th Annual Meeting of the Associated Professional Sleep Societies, LLC (APSS) at the Minneapolis Convention Center.

Die »Komplexe SerumRedoxprovokations-Analyse« – ein mögliches Analyseverfahren für die Feststellung von Schädigungen durch hochfrequente elektrische Felder

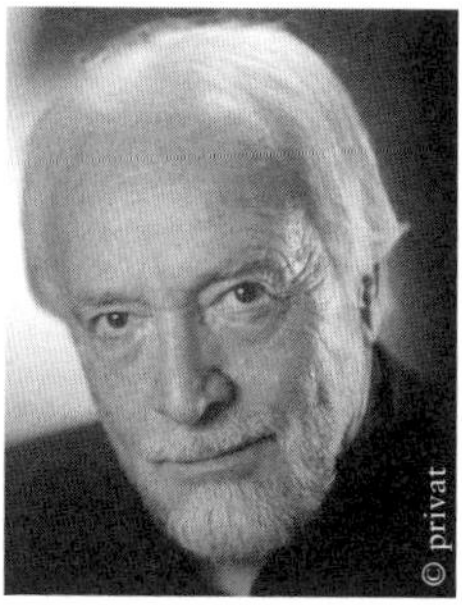

Über den Autor:

Ulrich Warnke, geboren 1945, studierte Biologie, Physik, Geografie und Pädagogik. Als langjähriger Dozent an der Universität des Saarlandes hatte er Lehraufträge für Biomedizin, Biophysik, Umweltmedizin, Physiologische Psychologie und Psychosomatik, Präventiv-Biologie und Bionik. Seit 1989 leitet er die Arbeitsgruppe Technische Biomedizin. Er ist Gründungsmitglied der Gesellschaft für Technische Biologie und Bionik e.V. sowie ein gefragter Referent.